PHARMACEUTICAL SERVICE MANUAL

| 약 | 료 | 지 | 침 | 안 |

MEDICATION USE GUIDELINE

약료지침안

MEDICATION USE GUIDELINE

약국은 처방전에 적힌 약을 조제해서 환자에게 교부만 하면 되는 곳이 아닙니다. 약사가 약국에서 복약지도를 하니까 약국이 처방전을 조제해서 교부하는 것 이상의 직능이 수행되는 곳이라고 믿는 분들이 많을 것으로 생각됩니다. 그런데 복약지도라는 것이 약사법에 의하면 의약품의 명칭, 용법·용량, 효능·효과, 저장 방법, 부작용, 상호 작용이나 성상(性狀) 등의 정보를 제공하거나 일반의약품 판매 시 구매자에게 의약품을 선택할 수 있도록 도와주는 것으로 제한되어 있습니다.

약사법을 기준으로 보면 약국에서 약사가 하는 일은 참으로 말초적인 업무에 불과하다는 생각이 듭니다. 정말로 약국 약사는 이렇게 말초적인 업무만 하고 있는 걸까요? 그렇지 않습니다. 병원이나 의원에 가면 전문의가 진료를 하는데 그 분들은 십중팔구 '전문 바보'인 경우가 허다합니다. 특정 분야에 전문적 의학을 공부하고 술기를 익혀야 하는 전문의들에게 전문 바보는 어쩌면 당연한 귀결이고 그것이 현실입니다.

약국 약사는 전문적 의학 측면에서는 부족한 점이 많습니다. 그러나 약국은 다양한 질환이 있는 환자를 경험하면서 폭넓은 지식을 갖출 수 있는 곳이고, 따라서 토탈 케어를 수행하기에 가장 적합한 요양기관입니다.

약국에서의 토탈 케어는 복약지도와 pharmaceutical care 및 nutraceutical care, healthcare coordination 등 다양한 직능을 아우르는 용어입니다. 최근 들어 약료라는 새로운 용어가 약학대학 교수님들 입에 자주 회자되는데 이 용어는 pharmaceutical care를 번역한 표현입니다. 그런데 약료는 약물요법의 준말도 되고 약물치료법에서 파생된 용어이기도 해서 '치료' 개념을 담고 있는 약료를 약사가 수행한다는 것에 부정적인 생각을 갖는 의료계 인사가 적지 않습니다.

저자는 오래전부터 약국이 토탈 케어를 수행하기에 참 좋은 요양기관이라는 생각을 해왔습니다. 생각만 하지 말고 실천으로 옮기기로 다짐하고 가천대학교 약학대학 학생들의 연구활동을 지도하면서 학생들과 함께 복약지도를 넘어 약국 토탈 케어에 대한 지침서를 마련하기로 했습니다. 4년에 걸쳐 18개 질환에 대해

지침서를 만들어 일부는 대한약국학회지에 투고하여 게재하기도 했습니다. 그러던 중 한국의약통신 정동명 사장님의 권유도 있고 해서 그동안 집필해 온 지침서를 책으로 펴내기로 마음먹었습니다.

이 책은 의사협회 산하의 학회에서 발간하고 있는 진료지침에 비하면 중복이 되는 부분도 상당히 있습니다. 그러나 진료지침은 어디까지나 의료인이 진료하는데 도움이 되는 지침이라면 이 책은 약국 약사가 약료(토탈 케어라고 부르는 편이 좋겠음)를 수행하는데 도움이 되고자 마련된 책입니다.

마지막으로 이 책이 세상에 나올 수 있도록 물심양면으로 도움을 주신 한국의약통신 정동명 사장님과 편집으로 수고해 주신 박진아 작가님께 감사를 드립니다.

2018년 03월

유 봉 규

이 책을 집필하는데 도움을 준 가천대학교 약학대학 학생의 명단은 아래와 같습니다. 지금은 모두 약국, 병원, 연구실 등 다양한 약료현장에서 약사로 활동하고 있습니다.

강민구, 강민정, 강태형, 고지원, 김민철, 김승수, 김영미, 김태준, 김한욱, 김효정, 박주은, 박준하, 손서영, 신지용, 오유경, 유재욱, 유주연, 윤정현, 이서경, 이선주, 이세라, 이예슬, 임유철, 장청윤, 전근우, 전성민, 차민철

CONTENTS
이 책 의 차 례

PART 10

PART 11

PART 01

갑상선 기능 저하증

갑상선 기능 저하증
Hypothyroidism

1. 갑상선 기능 저하증의 정의[1][2]

갑상선 기능 저하증이란 갑상선 호르몬의 생성 장애로 인해 체내에 갑상선 호르몬의 농도가 저하된 상태이다(Figure 1).

2. 갑상선 기능 저하증의 분류[3][4]

갑상선 기능 저하증은 다양한 원인에 의해 발생하며, 발병 원인에 따라 일차성과 이차성으로 분류된다. 일차성 갑상선 기능 저하증은 갑상선 자체의 이상으로 인하여 호르몬의 생성에 장애가 생기는 경우로, 약 95%의 성인 갑상선 기능 저하증이 이에 해당된다. 이차성 갑상선 기능 저하증은 뇌하수체의 질환이나 시상하부의 질환에 의해 발생하는 경우로 드물게 발생한다(Table 1).

---

1) 가톨릭대학교 서울성모병원 평생건강증진센터, 건강정보, available at https://www.cmcseoul.or.kr/healthcare/bbs/view.do;jsessionid=Rdli2zhdohhRpWZ11WljclpFmmTm2Dai3py1igHzC4zJrSOw6cGq8SkuXMJ7PYdQ.CMCWEBP2_servlet_CMCAPP4?idx=141(accessed on February 1, 2018)

2) 약물치료학. 갑상선 질환. p.885, 신일북스(2014).

3) Wang C, Crapo LM. The epidemiology of thyroid disease and implications for screening. Endocrinol Metab Clin North Am 1997;26:189–218

4) Robert CG, Ladenson PW. Hypothyroidism. Lancet 2004;363:793–803

Figure 1. Harvard Women's Health Watch Treating hypothyroidism Published: December, 2009

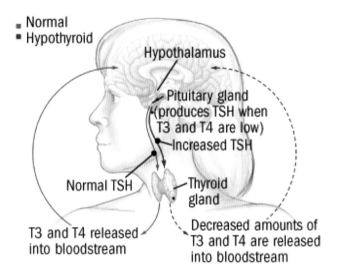

http://www.health.harvard.edu/newsletter_article/treating-hypothyroidism

Table 1. 갑상선 기능 저하증의 원인별 분류

갑상선 기능 저하증	원인
일차성 갑상선 기능 저하증 (Primary hypothyroidism)	1. 갑상선종을 동반하는 경우(goitrous hypothyroidism) 　가. 만성 림프구성 갑상선염(chronic lymphocytic thyroiditis) 또는 　　　하시모토 갑상선염(Hashimoto's thyroiditis) 　나. 아급성 갑상선염 및 무통성 갑상선염의 기능저하증 　다. 갑상선 기능 억제 약물투여: thioamides, lithium, percholate, 　　　p-amino salicylic acid, thiocyanate 　라. 만성적인 요오드 결핍 　마. 선천적 갑상선 호르몬 생성 장애 　바. 침윤성 갑상선 질환 2. 갑상선종을 동반하지 않는 경우(thyroprivic hypothyroidism) 　가. 1차성 점액수종(primary myxedema): 위축성 자가면역성 갑상선염, 　　　하시모토 갑상선염의 말기 　나. 갑상선절제술 후 및 방사선 요오드 치료 후 　다. 선천적 갑상선 무형성 또는 이형성
이차성 갑상선 기능 저하증 (Secondary hypothyroidism)	1. 범뇌하수체저하증(panhypopituitarism): 　가. Seehan증후군, 뇌하수체 종양 수술 후, TSH 단독 결핍 2. 시상하부성 갑상선 기능 저하증(tertiary hypothyroidism)

3. 갑상선 기능 저하증의 약료

1) 약료의 목표[5]

갑상선 기능 저하증 약료의 목표는 갑상선호르몬의 결핍을 보충함으로써 혈청 갑상선호르몬 및 TSH농도를 정상 범위로 유지하여 말초 조직의 대사 상태를 정상화하는 것이다.

2) 약료의 일반적 접근 방법[6]

갑상선 기능 저하증은 대부분의 환자에 있어 영구적이므로 일생동안 호르몬 보충이 필요하다. 따라서 약료의 선택과 복약지도가 매우 중요하다. T_4 (levothyroxine)의 초기 용량은 환자의 나이, 질병의 정도, 경과 시간, 다른 질환의 여부 등에 의해 결정된다. 약물투여 시 일반적으로 소량으로 시작하여 점차 증량하고, 과도한 치료가 되지 않도록 주의해야 한다. 또한 함께 복용하는 음식 및 다른 약물에 의해 흡수가 방해될 수 있기 때문에 공복에 복용해야 한다.

3) 비약물요법

(1) 식이요법[7)8)9)10)]

갑상선 기능 저하증의 악화를 막기 위해서는 약물요법뿐만 아니라 식이요법 또한 중요하다. 특정 음식을 피하거나 특정 음식을 조금 더 섭취하는 식이요법을

---

5) 약물치료학. 갑상선 질환. p.887, 신일북스(2014).

6) 박경혜·이은직. 갑상선 약물치료의 최신지견. J Korean Med Assoc. 2012 Dec;55(12):1207-1214.

7) Divi RL, Chang HC, Doerge DR. Anti-thyroid isoflavones from soybean: isolation, characterization, and mechanisms of action. Biochem Pharmacol. 1997;54(10):1087-1096.

8) Jacqueline J, Antonio C, Andrew B et al. Guidelines for the Treatment of Hypothyroidism. American Thyroid Association. 2014;24(12):1670-1751.

시행하게 되면 갑상선호르몬 수치가 정상화되어 갑상선 기능 저하증 치료에 도움이 된다.

갑상선 기능 저하증 환자가 피해야 할 대표적인 음식으로는 콩, 브로콜리, 양배추 등을 들 수 있다. 콩에 풍부한 isoflavone은 갑상선 호르몬 생합성에 관여하는 효소인 thyroid peroxidase의 작용을 저해하여 갑상선 기능 저하증의 증상을 악화시킬 수 있다. 브로콜리, 양배추에 풍부한 isothiocyanate 성분은 요오드의 흡수를 저해하며, thyroid peroxidase를 저해하여 증상을 악화시킬 수 있다. 따라서 약사는 갑상선 기능 저하증 환자가 콩과 브로콜리, 양배추를 지나치게 섭취하지 않도록 알려주어야 한다.

요오드가 함유된 음식을 먹는 것도 갑상선 기능 저하증의 치료에 도움이 된다. 요오드는 갑상선호르몬의 생성에 필요한 성분으로 요오드가 부족하게 되면 갑상선 기능 저하증이 악화된다. 따라서 요오드가 함유된 김, 다시마와 같은 해조류와 요오드 첨가 식염, 생선을 섭취하면 갑상선 기능 저하증 악화를 예방할 수 있다. 하지만 요오드를 섭취할 때는 너무 많은 양을 섭취하면 안 된다. 많은 양의 요오드 섭취는 오히려 갑상선 기능 저하증을 악화시킬 우려가 있으므로 성인 기준 1,100μg/day를 넘지 않아야 한다.

브라질 너트, 참치, 가자미, 새우, 닭고기 등에 함유된 셀레늄 또한 갑상선 기능 저하증에 도움이 된다. 셀레늄은 thyroid peroxidase antibody(TPO Ab)의 작용에 의해 갑상선이 파괴된 환자에게 특히 도움이 된다. 셀레늄을 섭취하게 되면 TPO Ab의 작용이 억제되어 갑상선의 파괴를 막고 TPO Ab에 의한 갑상선 기능 저하증 악화를 막게 된다.

마지막으로 카페인이나 과량의 알코올 섭취는 갑상선 기능 저하증 치료 약물의 효과를 저하시킬 우려가 있으므로 갑상선 기능 저하증 환자는 카페인이 많이 함유된 음식을 피하거나 과도한 음주를 삼가해야 한다.

---

9) Divi RL, Chang HC, Doerge DR. Anti-thyroid isoflavones from soybean: isolation, characterization, and mechanisms of action. Biochem Pharmacol. 1997;54(10):1087-1096.

10) Jacqueline J, Antonio C, Andrew B et al. Guidelines for the Treatment of Hypothyroidism. American Thyroid Association. 2014;24(12):1670-1751.

(2) 건강보조식품

식이요법과 더불어 건강보조식품의 사용도 갑상선 기능 저하증의 치료에 도움을 줄 수 있다. 갑상선 기능 저하증에 효과가 있는 건강보조식품으로는 아미노산의 일종인 L-tyrosine과 콜레스테롤 저하제로도 사용하는 Guggulu (Commiphora wightii)라는 생약이 있다. 약사는 갑상선 기능 저하증 치료에 사용되는 전문의약품뿐만 아니라 아래에 소개될 L-tyrosine과 Guggulu와 같은 건강보조식품들을 숙지하여 갑상선 기능 저하증 환자의 치료에 도움을 줄 수 있어야 한다.

• L-tyrosine[11]

갑상선호르몬은 전구물질인 tyrosine과 요오드를 원료로 thyroid peroxidase의 촉매작용에 의해 합성된다. 따라서 아미노산의 일종인 tyrosine이 부족하게 되면 갑상선호르몬이 줄어들게 되고 갑상선 기능 저하증을 악화시킨다. tyrosine을 단일성분으로 하는 시중의 건강보조식품은 주로 1정당 500mg이므로 1일 1회 식사 1시간 전 또는 공복에 1정을 복용하면 tyrosine 부족으로 인한 갑상선 기능 저하증을 예방할 수 있다. tyrosine은 갑상선 기능 저하증으로 인한 여러 임상증상들을 완화시키기도 하는데, tyrosine을 복용함으로써 도파민과 노르에피네프린의 생성이 증가되어 무기력감, 우울증과 같은 갑상선 기능 저하증 증상을 완화시킬 수 있다.

• Guggulu (Commiphora wightii)[12]

Guggulu는 섬유질이 많이 포함되어 있어 콜레스테롤과 지질대사를 조절하여 체중 조절을 하는데 사용되는 생약이다. 아직 사람을 대상으로 한 임상시험이 활발히 시행되진 않았지만 쥐를 이용한 실험에서 guggulu의 갑상선 기능 저하증 치료 효과를 확인해 볼 수 있다.

---

11) Integrative Treatment of Hypothyroidism. p4. University of Wisconsin school of medicine and public health(2011).

12) Panda S, Kar A. Guggulu (Commiphora mukul) potentially ameliorates hypothyroidism in female mice. Phytother Res. 2005;19:78-80.

Propylthiouracil(PTU)이라는 항갑상선제를 이용하여 갑상선 기능 저하증을 유도한 쥐에게 guggulu를 투여한 결과 guggulu를 투여하지 않은 군에 비해 투여한 군에서 갑상선호르몬 T_3, T_4가 증가됨을 확인하였다. 이러한 guggulu의 효과가 정확히 어떠한 메커니즘으로 작용하는지 밝혀지지 않았지만 guggulu에 함유된 guggulsterone이라는 성분이 갑상선을 자극하여 갑상선호르몬의 생산을 증가시킨다고 알려져 있다.

(3) 운동요법[13][14]

갑상선 기능 저하증 환자의 경우 피로감, 근육이완 장애, 체중 증가와 같은 증상을 겪고 있어 운동을 하는 빈도수가 줄어들게 된다. 하지만 최소한의 운동조차도 하지 않으면 체중 증가 증상이 더욱 심해져 대사성질환의 위험이 증가하게 되고 갑상선 기능 저하증 증상도 악화될 우려가 있다.

갑상선 기능 저하증 환자는 자신이 움직일 수 있는 한도 내에서 꾸준히 운동을 해나가는 것을 권장한다. 갑상성저하증 환자에게 추천할 만한 운동으로는 요가와 에어로빅이 있다. 실제로 갑상선 기능 저하증 환자들이 요가를 꾸준히 하였을 때 quality of life(QOL)와 신체적인 건강 지수, 정신적인 건강 지수가 향상됨을 확인하였다. 또한 에어로빅의 경우 갑상선 기능 저하증 환자에게 나타날 수 있는 flow-mediated endothelium-dependent arterial dilation(FMD) 증상을 완화시켜 주었다. 따라서 요가와 에어로빅과 같이 비교적 격렬하지 않은 운동을 꾸준히 함으로써 신체적인 건강뿐 아니라 삶의 질 또한 개선시켜나가야 할 것이다.

---

13) Singh P, Singh B, Dave R et al. The impact of yoga upon female patients suffering from hypothyroidism. Complement Ther Clin Pract. 2011;17(3):132-134.

14) Xiang GD, Pu J, Sun H et al. Regular aerobic exercise training improves endothelium-dependent arterial dilation in patients with subclinical hypothyroidism. Eur J Endocrinol. 2009;161(5):755-761.

4) 전문의약품[15]

갑상선 기능 저하증은 대부분의 환자에 있어 영구적이므로 일생동안 호르몬 보충이 필요하다. TSH가 10mIU/L 이상이면 약물치료 대상으로 분류된다.

치료 시작 전에 질환에 따라 치료의 대상과 치료 목표를 정확히 해야 하며, 약제로 인한 부작용에 대해 충분히 이해하고 사용해야 한다. 갑상선 기능 저하증 치료 시에는 치료대상인지를 먼저 파악하는 것이 중요하고, 적절한 용량의 갑상선호르몬을 보충하여 과잉 치료로 인한 심혈관계 및 골다공증의 위험도를 최소화해야 한다. 또한 환자에게 부작용에 대한 충분한 설명이 필수적으로 병행돼야 하므로 약사의 역할이 중요하다고 할 수 있다.

(1) 갑상선호르몬 제제[16]

갑상선 기능 저하증 치료는 갑상선 호르몬 제제인 levothyroxine(합성 T_4)이나 liothyronine(합성 T_3)을 경구 투여하여 갑상선호르몬을 대체하여 치료한다. 현재 우리나라에서 사용하는 갑상선호르몬 제제는 levothyroxine sodium(LT_4) 50/100/150μg, liothyronine sodium 20μg과 두 약제의 복합제제(levothyroxine 50μg + liothyronine 12.5μg)이며, 복합제제 1정은 LT_4 제제 100μg과 동등한 약리학적 용량이다.

이 중에서 levothyroxine(LT_4) 투여가 갑상선 기능 저하증의 일차적 선택 약제인데, 이는 대부분 T_4로 분비되어 말초에서 T_3로 전환되는 정상적인 갑상선호르몬 분비 및 대사와 생리적으로 비슷하기 때문이며, 또한 긴 반감기와 용량 조절의 용이성 때문이기도 하다.

---

15) 박경혜, 이은직. 갑상선 약물치료의 최신지견. J Korean Med Assoc 2012 Dec;55(12):1207-1214

16) 식품의약품안전처 허가사항. http://ezdrug.mfds.go.kr/kfda2

4. 상황별 갑상선 기능 저하증의 약료

1) 임산부[17)18)19)20)]

갑상선 기능 저하증은 일반적으로 임산부 1,000명 당 2~3명 정도에서 발생하고 만성피로, 변비, 추위, 근육경련, 체중 증가를 비롯하여 피부 건조증, 탈모, 생리주기 변화 등의 증상이 나타난다. 대부분의 증상은 임신 중에 흔히 나타나는 것이기 때문에 갑상선 기능 저하증인지 인지하기 어려울 수 있다. 이와 같은 증상이 나타나면서 갑상선호르몬이 감소하고 TSH가 증가하면 현성 갑상선 기능 저하증(overt hypothyroidism, OH)이라 한다. 반면 특별한 증상이 없는 무증상 갑상선 기능 저하증(subclinical hypothyroidism, SCH)이 나타나기도 하는데, 갑상선호르몬은 정상이지만 갑상선자극호르몬은 증가되어 있다. 무증상 갑상선 기능 저하증은 5년 이내에 현성 갑상선 기능 저하증으로 진행될 수 있기 때문에 주의가 필요하다.

임신 중 갑상선 기능 저하증이 발생하면 임신중독증, 태반조기박리, 심장 기능 이상 등 임신 합병증을 유발할 수 있고 조산, 저체중아, 유산의 위험과 관련이 있으나, 치료를 통해 갑상선호르몬을 정상으로 유지하면 발생 위험이 매우 낮아진다. 증상이 있는 갑상선 기능 저하증은 임신 전에 진단이 되는 경우가 많기 때문에 치료를 하면 합병증이 발생하지 않고 산전 관리와 분만이 가능하다. 현성 갑상선 기능 저하증 환자에서 태아의 신경인지발달에 나쁜 영향을 줄 수 있기 때문에 Free T_4가 감소하고 TSH는 임신 분기별 정상 범위보다 높은 경우, 그리고 Free T_4의 수준과 관계없이 TSH가 10.0mIU/L 이상인 여성들은 치료가 권고된다. 반면 무증상 갑상선 기능 저하증의 경우, 태아 신경인지발달에 영향이 있을 것으로 생각되나 명확하게 입증되지는 않았고, 양성인 환자에 한하여 LT_4

---

17) 가톨릭중앙의료원 건강칼럼, 갑상선 기능저하증과 임신, http://www.cmcuhealth.or.kr/

18) 김경원. 임신 중 또는 산후 갑상선 질환의 해석 및 치료, 대한내과학회지. 2013;85(2):154-156.

19) 이가희 외. 임신 중 및 산후 갑상선질환의 진단 및 치료 권고안, J Korean Thyroid Assoc. 2014 May; 7(1):7-39.

20) 박기배. 질환별 복약지도 매뉴얼 ②갑상선 기능 저하증, 약국신문. 2014.05.19. available at http://www.pharm21.com/news/articleView.html?idxno=87700(accessed on February 1, 2018)

(levothyroxine) 치료가 권장된다.

　갑상선 기능 저하증 치료의 목표는 혈청 TSH 수치를 임신 분기별 정상 범위 내로 유지하는 것으로 합성 갑상선 호르몬 제제인 LT$_4$를 매일 경구로 복용하여 치료하는 것이 권장되고, T$_3$제제는 사용하지 말아야 한다. 갑상선 기능 저하증이 있는 환자의 대부분은 임신 중에 LT$_4$ 투여량을 증량해야 하고, 임신 계획 중인 여성의 경우 가능한 빨리 LT$_4$ 용량을 조절하여 임신 기간 동안 TSH를 정상으로 유지하여야 한다. 복용을 처음 시작할 때는 4~6주 간격으로 갑상선자극호르몬 농도를 측정하여 정상 범위로 유지하기 위해 약 용량을 증가해야 하고, 임신 초기에는 자주 갑상선 기능을 평가해야한다. 임신 초기에 갑상선 기능저하증인지 인식하지 못하여 치료가 늦어졌다고 하더라도 진단 즉시 치료를 한다면 치료하지 않는 경우보다 합병증 및 태아 뇌 발달 저하의 위험이 줄어들기 때문에 빠른 진단과 치료가 필요하다.

　임산부는 임신 중 약물 복용을 염려하는 경향이 있다. 약사는 갑상선 호르몬을 복용하지 않는 것이 오히려 미숙아를 출생하거나 뇌 발달에 영향을 줄 수 있다는 점을 상세히 설명하고 적절한 약을 처방 받아 복용하도록 복약지도를 해야 한다. 갑상선 호르몬제를 복용할 때는 식이 조절을 하는 것이 치료에 도움이 되기 때문에 세심한 관리가 필요하다. 콜레스테롤이 증가되기 때문에 고지방식이를 제한해야 하고, 장운동이 저하되어 변비가 생길 수 있으니 야채와 과일 등 섬유질과 충분한 수분을 섭취시켜야 한다. 해조류는 갑상선 기능 활성에 좋긴 하지만 요오드 섭취가 지나치게 많아지면 갑상선 호르몬 생성이 억제되기 때문에 적정량을 섭취하도록 해야 한다. 그리고 설탕, 꿀, 식용유, 육류의 섭취를 줄이고 과자류, 튀김류 등의 섭취는 가급적이면 제한하는 것이 좋다. 또한 약사는 환자가 임신을 계획하고 있거나 임신 초기라면 갑상선 기능 검사를 받을 수 있도록 권장하여 갑상선 기능 저하증으로 인한 합병증 및 태아에 대한 영향을 최소화 할 수 있도록 약료 서비스를 제공하여야 한다.

2) 노인[21]

60세 이상 노인에게서의 갑상선 기능 저하증 유병률은 2~10%이며, 연령이 증가할수록 남성보다는 여성에서 더 높은 유병률을 보였다. 노인의 갑상선 기능 저하증의 발병 원인은 대부분 자가면역성 갑상선염이며, 갑상선수술, 방사성동위원소 치료, 약제, 그리고 뇌하수체질환 등에 의해서도 발병할 수 있다.

노인의 갑상선 기능 저하증의 주된 치료는 갑상선 호르몬인 T_4의 복용이다. T_3 제형은 협심증 및 부정맥의 악화 가능성이 있어 1차 약제로 추천되지 않는다. 심장에 대한 부담을 줄이기 위해 T_4는 낮은 용량부터(하루 12.5~25μg) 시작하며, 정상 범위의 중간 수치 정도로 TSH를 유지하도록 한다. 용량은 6~8주 간격으로 조정하고, 노인의 경우 젊은 층에 비해 T_4 요구량이 약 20% 정도 낮기 때문에 과용량이 되지 않도록 주의해야 한다. 또한 노인의 경우 다양한 다른 질환을 앓고 있는 경우가 많기 때문에 투여 시에는 T_4의 흡수에 영향을 미칠 수 있는 음식 및 약제의 영향을 고려해야 한다. 한 예로, 위축성 위염이 있는 경우 위산 분비 감소로 인해 약제의 흡수율이 감소될 수 있다. 따라서 약사는 환자가 복용하고 있는 약물에 대해 숙지하고, 지속적인 모니터링을 통해 환자 상태를 확인해야 한다.

노인의 갑상선 기능의 이상은 그 증상이 노화와 혼동되고, 동반질환 및 복용 중인 약제의 영향을 받을 수 있어서 진단에 어려움이 따른다. 치료와 관련된 합병증의 발생 위험 또한 높아서 주의 깊은 접근이 필요하다.

3) 소아[22]

갑상선호르몬은 소아의 발달이 정상적으로 일어나게 하는 중요 호르몬으로서, 중추 신경계의 발달과 분화, 신체성장 및 사춘기 발달, 치아와 골격의 발달, 대사 작용 및 장기의 기능에 영향을 미친다. 또한 갑상선 질환은 소아에서의 내분비 질환 중 가장 흔한 질환으로 특히, 영아에서 갑상선 호르몬 이상은 비가역적이고

21) 김진화. 노인에서의 갑상선기능 이상의 진단과 치료. J Korean Thyroid Assoc. 2012 Nov;5(2):94-98.

22) 김호성. 소아기 후천성 갑상선질환. Korean Journal of Pediatrics. 2004;47(9):926-932.

지속적인 중추 신경계 장애와 성장 장애를 초래할 수 있으므로 갑상선 질환의 중요성은 매우 크다.

소아에서 갑상선 기능 저하증의 증상은 서서히 나타난다. 때문에 갑상선 종대의 발견 혹은 성장 부진으로 인해 질환을 인식하게 된다. 심각한 비만을 보이는 경우는 드물지만, 키에 비해 상대적인 과체중을 보인다. 갑상선 기능 저하증의 정도가 심할 경우, 덜 발달된 콧잔등, 미숙한 얼굴 형태와 영아형 신체 비율 등이 나타나며, 치아와 골격계 성숙 지연을 보일 수 있다. 이 외에도 기면, 한랭불내성, 변비, 피부 혹은 모발 건조, 눈 주위의 부종 또한 나타날 수 있으므로 세심한 관찰이 필요하다. 대개 갑상선 기능 저하가 있는 환자는 사춘기가 지연되지만, 정도가 심한 갑상선 기능 저하가 있었던 환자는 오히려 성조숙증(여아의 경우 이른 유방 발육과 난소낭종, 유즙 분비 과다, 남아의 경우 고환 증대)이 보고되기도 한다.

치료는 주로 T_4의 복용으로 이루어지며, 용량은 1~5세에서는 약 $100\mu g/\text{m}^2$ 또는 4~6$\mu g/kg$, 6~10세에서는 3~4$\mu g/kg$, 11세 이상에서는 2~3$\mu g/kg$이 적절하다. 하루 1회 식전 30분에서 1시간 전에 투여한다. 적정 용량의 T_4로 최소 8주간 치료한 후에, 유리 T_4와 갑상선 자극 호르몬을 모니터링해야 한다.

오랜 기간 동안 갑상선 기능 저하가 있었던 소아에서 치료를 통해 호르몬을 갑자기 정상화시키면 학업 장애, 집중 시간 감소, 과다 행동, 행동장애 등의 부작용이 나타날 수 있으므로, T_4의 용량을 수주에서 수개월에 걸쳐 서서히 증가시켜야 한다. 또한 과량의 T_4 투여는 갑상선 기능 항진증의 증상과 징후를 유발할 수 있고, 청소년 여아에서 뼈의 무기질 침착을 저해하여 골다공증의 위험성을 증가시킬 수 있다. 때문에 용량에 대한 주의가 필요하고, 정상적인 갑상선 기능 상태에 도달하더라도, 환자를 6~12개월에 한 번 정도 지속적인 모니터링을 실시해야 한다.

소아에게 발생한 갑상선 기능 저하증의 경우, 영구적인 장애를 유발할 수 있으므로, 정기적인 평가와 세심한 관리를 통해 조기에 치료하는 것이 필수적이다. 이를 위해선 약에 대해 전문적인 지식을 가지고 약료를 제공하는 약사의 역할이 중요하다.

5. 결론

갑상선 기능 저하증 증상은 비특이적이고 서서히 나타나기 때문에 초기 진단이 쉽지 않은 질환이다. 만약 치료를 하지 않거나 진단이 늦어지는 경우에는 치명적인 합병증이 동반될 수 있다. 따라서 갑상선 기능 저하증은 조기 진단에 의한 약물요법이 가장 우선시된다.

갑상선 기능 저하증의 경우 약물요법에 의한 치료가 대부분이며 연령에 따라 증상이 다양하게 나타난다. 아직은 부족하지만 이 약료지침안을 바탕으로 약료서비스를 제공함으로써 환자의 삶의 질을 개선하는데 도움이 되길 바란다.

PART
02

고혈압

고혈압
Hypertension

1. 고혈압의 정의[1]

고혈압이란 동맥혈압이 지속적으로 높은 상태를 말한다(Figure 1).

2. 고혈압의 분류[2]

정상 혈압은 수축기혈압이 120mmHg 미만이고, 이완기혈압이 80mmHg 미만인 경우이다. 고혈압은 수축기 혈압이 140mmHg 이상이거나 이완기 혈압이 90mmHg 이상인 상태를 말한다. 성인의 혈압은 다음과 같이 분류한다(Table 1).

Table 1. 혈압의 분류

혈압 분류		수축기혈압(mmHg)		확장기혈압(mmHg)
정상 혈압		120 미만	그리고	80 미만
고혈압 전 단계	1기	120~129	또는	80~84
	2기	130~139	또는	85~89
고혈압	1기	140~159	또는	90~99
	2기	160 이상	또는	100 이상
수축기 단독 고혈압		140 이상	그리고	90 미만

1) 약물치료학. 고혈압. p.127, 신일북스(2014).

2) 2013년 고혈압 진료지침. p.9, 대한고혈압학회(2013).

Figure 1. Mosby's Medical Dictionary, 9th edition. ©2009, Elsevier.

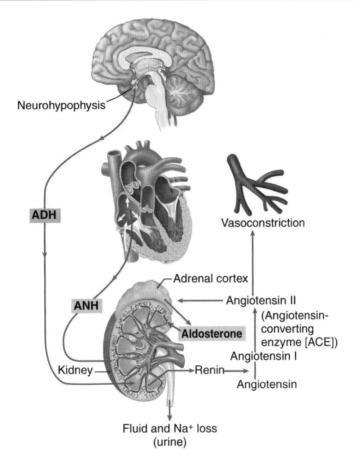

http://medical-dictionary.thefreedictionary.com/renin-angiotensin+system

3. 고혈압의 약료

혈압이 정상 범위보다 높아지면 심혈관계질환으로 인한 사망률 또한 증가하게 되므로 고혈압 단계에 따른 적절한 약료 서비스가 매우 중요하다. 각각의 항고혈압약물 기전마다 더 효과적인 적응증이 있고 또한 부작용 발생도 개개인 모두 다르게 나타날 수 있으므로 환자의 상황에 맞게 약을 선택하여 약료서비스를 제공하여야 한다.

1) 약료의 목표[3]

고혈압 치료 시 가장 중요한 목표는 고혈압으로 인한 심혈관계 합병증의 발생을 예방하는 것이다. 심혈관계 합병증이 이미 발생한 환자에게는 혈압을 조절하여 질환의 진행을 억제하고 재발을 막음으로써 사망률을 감소시키는 것이 목표이다. 따라서 환자의 상황에 따라 목표 혈압수치를 설정하고 이에 따른 적합한 약료 서비스를 제공하는 것이 중요하다.

2) 약료의 일반적 접근 방법[4][5][6][7][8]

고혈압 진단 시 분류된 환자의 혈압과 환자가 가진 위험인자, 동반질환의 유무에 따라 고혈압 약물치료의 시작 시기가 다를 수 있다(Table 2, Table 3). 고혈압 전단계에서는 약물치료 효과에 대한 증거가 부족하므로 비약물치료를 권고한다. 1기 고혈압 환자의 경우 환자가 가진 위험 정도에 따라 약물치료 시작 시기를 결정한다. 2기 고혈압 환자는 비약물치료와 함께 바로 2개 이상의 서로 다른 작용기전을 가지고 있는 약물로 치료를 시작한다(Figure 2).

---

3) 2013년 고혈압 진료지침. p.9, 대한고혈압학회(2013).

4) Mancia G, Fagard R, Narkiewicz K, Redon J, Zanchetti A, Bohm M, et al. 2013 ESH/ESC Guidelines for the management of arterial hypertension: the Task Force for the management of arterial hypertension of the European Society of Hypertension (ESH) and of the European Society of Cardiology (ESC). J Hypertens 2013;31:1281-1357. available at http://www.hypertenzia.org/media/files/dokumenty/2013_practice_guidelines_for_the_management_of_2.pdf(accessed on February 1, 2018)

5) 2013년 고혈압 진료지침. p.25, 대한고혈압학회(2013).

6) Mancia G, Fagard R, Narkwicz K, Redon J, Zanchetti A, Bohm M, et al. 2013 ESH/ESC guidelines for the management of arterial hypertension:the Task Force for the management of Arterial Hypertension of the European Society of Hypertension(ESH) and of the European Society of Cardiology(ESC). European heart journal. 2013;34(28):2159-2219.

7) Saseen JJ, Maclaughlin EJ. Hypertension. In:Dipiro J, Talbert RL, Yee G, Matzke GR, Wells BG, Posey LM, editors. Pharmacotherapy: A Pathophysiologic Approach: McGraw-Hill Medical 2001;322(7291):912-6.

8) 2013년 고혈압 진료지침. p.36, 대한고혈압학회(2013).

Table 2. 심혈관계 발생 위험인자

심혈관계 질환 위험 인자
나이 (남 ≥ 45세, 여 ≥ 55세)
흡연
비만 (체질량지수 ≥ 25kg/m²) 또는 복부 비만 (복부 둘레 남 〉90cm, 여 〉80cm)
이상지질혈증 (총 콜레스테롤 ≥ 220mg/dL, LDL 콜레스테롤 ≥ 150mg/dL, 　　　　　HDL 콜레스테롤 〈 40mg/dL, 중성지방 ≥ 200mg/dL)
공복혈당장애 (100 ≤ 공복혈당 〈 126mg/dL) 또는 내당능장애
조기 심혈관질환 발병 가족력 (남 〈 55세, 여 〈 65세)
당뇨병 (공복혈당 ≥ 126mg/dL, 경구 당부하 2시간 혈당 ≥ 200mg/dL, 또는 당화혈색소 ≥ 6.5%)

Table 3. 심뇌혈관질환 위험도와 치료 방침

위험도　　　　　혈압	2기 고혈압 전 단계 (130~139/85~89)	1기 고혈압 (140~159/90~99)	2기 고혈압 (≥160/100)
위험인자 0개	생활요법	생활요법* 또는 약물치료	생활요법 또는 약물치료**
당뇨병 이외의 위험인자 1~2개	생활요법	생활요법* 또는 약물치료	생활요법과 약물치료
위험인자 3개 이상, 무증상	생활요법	생활요법과 약물치료	생활요법과 약물치료
당뇨병, 심뇌혈관질환, 만성콩팥병	생활요법 또는 약물치료 +	생활요법과 약물치료	생활요법과 약물치료

* 생활요법의 기간은 수주에서 3개월 이내로 실시한다.
**혈압의 높이를 고려하여 즉시 약물치료를 시행할 수 있다.
+ 설정된 목표혈압에 따라 약물치료를 시작할 수 있다.
10년간 심뇌혈관질환 발생률: ▨ 〈 5%, ▨ 저위험군(5~10%), ▨ 중위험군(10~15%), ▨ 고위험군(〉15%)

Figure 2. 혈압과 심혈관 위험에 따른 단일-복합제제 선택

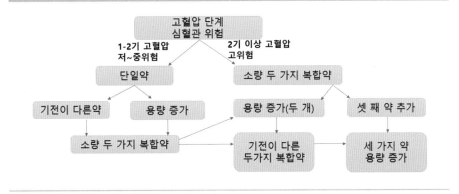

3) 비약물요법[9]

모든 고혈압 치료에는 생활습관 개선이 포함되고 고혈압 치료의 첫 번째 단계라고 할 수 있다. 따라서 고혈압환자에게 약물요법과 더불어 올바른 식단, 운동, 금연, 금주 등 비약물요법을 병행하도록 해야 하며, 한 가지 방법 보다는 여러 가지 방법을 복합적으로 시행하는 것이 효과적이다. 좋은 생활습관은 고혈압약 한 개 정도의 혈압 강하 효과가 있다고 알려져 있으므로 약물을 복용하고 있는 환자의 경우 복용 약의 용량, 개수를 줄여 약의 효과를 늘리면서 부작용을 줄이는 효과를 기대할 수 있다. 생활양식을 바꾸는 일은 결과가 바로 나타나지 않고 지속적으로 유지하는 것이 힘들기 때문에 약사의 지속적인 관심이 환자의 비약물요법의 효과에 도움이 될 것으로 생각된다. 생활개선이 혈압 강하에 미치는 영향은 Table 4를 참고한다.

Table 4. 고혈압의 예방과 관리를 위한 생활습관 개선[10]

생활습관 개선	권장 사항	SBP 감소 범위
체중 감소	정상 체중을 유지(BMI: 18.5~24.9kg/m²)	5~20mmHg/10kg 감소
DASH 식이 요법	과일, 채소, 포화지방 및 총 지방 함유량이 낮은 저지방 식품을 많이 섭취	8~14mmHg
식이 염분 제한	식이 염분 섭취량 하루 100mmol 이하로 감소 (2.4g sodium 혹은 6g sodium chloride)	2~8mmHg
운동	규칙적인 유산소 운동 시행	2~9mmHg
음주량 조절	남성의 경우 하루 2잔 이하, 여성이나 저체중자의 경우 하루 1잔 이하로 음주량 제한	2~4mmHg

9) Elmer PJ, Obarzanek E, Vollmer WM, Simons-Morton D, Stevens VJ, Young DR, et al. Effects of comprehensive lifestyle modification on diet, weight, physical fitness, and blood pressure control: 18-month results of a randomized trial. Ann Intern Med 2006;144:485-95.

10) Chobanian AV, Bakris GL, Black HR, Cushman WC, Green LA, Izzo JL, Jr., et al. The seventh Report of the Joint National Committe on Prevention, Detection, Evaluation, and Treatment of High Blood Pressure: the JNC 7 report. JAMA: the journal of the American Medical Association. 2003;289(19):2560-72.

(1) 소금 섭취 제한

일반적으로 소금 섭취량을 줄이면 혈압이 감소하는 것으로 알려져 있다. 한국인의 소금 섭취량은 하루 12g 정도로 추정되고 있어서 소금을 적게 섭취하는 것이 중요하다. 고혈압 환자에게 소금 섭취는 심혈관계 질환 발생에 직접적인 영향을 미친다. 하루에 소금을 10.5g 섭취하는 사람이 소금 섭취를 절반으로 줄이면 수축기혈압이 평균 4~6mmHg 감소한다고 한다.[11] 고혈압 환자에게 권장되는 소금의 섭취량은 1 티스푼 정도인 하루 6g 이하이다. 고령자, 비만자, 당뇨병 또는 고혈압의 가족력이 있는 사람일수록 소금 섭취 제한에 의한 효과는 더욱 크다고 알려져 있다.

(2) 체중 감량[12]

체중을 줄이면 혈압이 떨어지므로 고혈압은 체중과 긴밀한 관계이다. 고혈압 환자가 표준체중을 10% 이상 초과하는 경우 5kg 정도의 체중을 감량하면 뚜렷한 혈압 감소 효과를 나타낸다. 특히 당뇨병, 고지혈증, 좌심실 비대를 동반한 고혈압 환자에서 체중 감량에 도움이 큰 것으로 알려져 있다.

(3) 절주[13]

과음 시 혈압이 상승하고 고혈압약에 대한 저항성이 상승한다. 적정 음주량은 남자는 하루 20~30g, 여자는 하루 10~20g 미만이다. 하루 음주 허용량은 에탄올을 기준으로 하루 30g으로 맥주 720mL(1병), 와인 200~300mL(1잔), 정종 200mL(1잔), 위스키 60mL(2샷), 소주 2~3잔(1/3병) 등이다.

---

11) Graudal NA, Hubeck-Graudal T, Jurgens G. Effects of low-sodium diet vs. high-sodium diet on blood pressure, renin, aldosterone, catecholamines, cholesterol, and triglyceride (Cochrane Review). Am J Hypertens 2012;25:1-15.

12) 2013년 고혈압 진료지침. p.29, 대한고혈압학회(2013).

13) 2013년 고혈압 진료지침. p.29~30, 대한고혈압학회(2013).

(4) 운동[14]

고혈압 환자에게 있어서 적절한 운동은 혈압 강하, 심폐기능의 개선, 체중 감소, 고지혈증 개선, HDL-콜레스테롤 증가, 스트레스 해소의 긍정적인 효과를 준다. 일주일에 5~7회 유산소운동(걷기, 조깅, 자전거 타기, 수영, 체조, 줄넘기, 테니스, 배구, 에어로빅 체조 등)을 하는 것과 일주일에 2~3회 동적저항 운동(아령 운동) 등을 하는 것이 권장된다. 무거운 것을 들어 올리는 것과 같은 무산소 운동은 일시적으로 혈압을 상승시킬 수 있으므로 혈압이 잘 조절되지 않는 환자는 주의해야 한다. 심장병이 있거나 위험인자가 있는 환자는 운동을 시작하기 전 전문의를 통해 운동 부하검사 등의 정밀검사를 실시 평가한 다음 프로그램에 따라 시행한다.

(5) 금연[15]

담배에 함유된 니코틴에 의해 일시적으로 혈압과 맥박이 상승할 수 있다. 또한 흡연은 심뇌혈관 질환의 강력한 위험 요인이기 때문에 반드시 금연하도록 권고해야 한다. 금연 후에는 체중이 증가할 수 있으므로 이를 방지하기 위해 운동 및 식사 요법과 병행하도록 권고한다.

4) 전문의약품[16][17][18]

주요 항고혈압 제제는 thiazide계 이뇨제, calcium channel blocker(CCB),

---

14) Cornelissen VA, Fagard RH, Coeckelberghs E, Vanhees L. Impact of resistance training on blood pressure and other cardiovascular risk factors: a meta-analysis of randomized, controlled trials. Hypertension 2011;58:950-8.

15) Doll R, Peto R, Wheatley K, Gray R, Sutherland I. Mortality in relation to smoking: 40 years' observations on male British doctors. BMJ 1994;309:901-11

16) Rosendorff C, Black HR, Cannon CP, Gersh BJ, Gore J, Izzo JL, Jr., et al. Treatment of hypertension in the prevention and management of ischemic heart disease: a scientific statement from the American Heart Association Council for High Blood Pressure Research and the Councils on Clinical Cardiology and Epidemiology and Prevention. Circulation. 2007;115(21):2761-88.

Angiotensin converting enzyme inhibitor(ACEI), angiotensin receptor blocker(ARB), β-blockers가 있다. 한국과 유럽의 진료지침에서는 이들 중 하나의 약물, 또는 2개의 약들을 환자 개인의 특성과 약물의 부작용들을 고려하여 선택할 것을 권장한다(Table 6). 이에 반해 2007년에 발표된 AHA지침과 JNC-8에서는 1차 항고혈압제제로 ACEI, ARB, CCB, Thiazide계 이뇨제를 권하고 있다. 만약 환자가 고혈압 외에 다음 6개의 적응증을 가지고 있다면 각 질환에 더욱 효과가 있다고 증명된 약제를 선택한다(Figure 2).

Figure 2. 고혈압 치료 약물의 적응증(compelling indication)

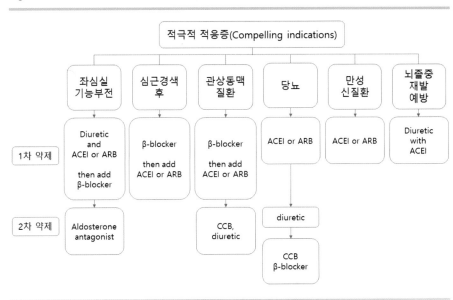

17) James PA, Oparil S, Carter BL, Cushman WC, Dennison-Himmelfarb C, Handler J, et al. 2014 evidence-based guideline for the management of high blood pressure in adults: report from the panel members appointed to the Eighth Joint National Committee (JNC 8). JAMA: the journal of the American Medical Association. 2014;311(5):507-20.

18) Saseen JJ, Maclaughlin EJ. Hypertension. In:Dipiro J, Talbert RL, Yee G, Matzke GR, Wells BG, Posey LM, editors. Pharmacotherapy: A Pathophysiologic Approach: McGraw-Hill Medical 2001;322(7291):912-6.

Table 6. 고혈압 약의 적응증과 금기

	적극적 적응증	적용 가능	주의 요망	금기
ACEI/ARB	심부전 당뇨병성 신증		신혈관 협착증 고칼륨혈증	임신 혈관부종
β−blockers	협심증 심근경색	빈맥성 부정맥	혈당 이상 증가 말초혈관질환	천식 심한 서맥
CCB	노인 고혈압 수축기 단독고혈압 협심증		심부전	서맥 (non−DHP*)
Thiazide계 이뇨제	심부전		혈당 이상 증가	통풍 저칼륨혈증

*non−DHP: non−dihydropirydines

(1) 이뇨제

이뇨제는 사용 초기에는 신장의 세뇨관에서 나트륨 흡수를 감소시켜 혈압을 낮추고 장기적으로 사용하면 말초혈관 저항을 감소시켜 혈압저하 효과를 유지한다. 고혈압 환자에게 주로 사용되는 이뇨제로는 Thiazide계 이뇨제 (Chlorothiazide, Chlorthalidone, Hydrochlorothiazide 등), Spironolactone이 있다. Thiazide계 이뇨제는 고용량을 투여하면 저칼륨혈증, 내당증 저하, 요산 증가, 부정맥, 지질대사장애 등 부작용이 일어날 수 있지만, 저용량에서는 크게 문제 되지 않는다.

베타차단제와 병용 투여는 비만 환자나 당뇨병 발생 고위험군 환자에게는 권장하지 않는다. 고용량에서는 부작용 발생 위험이 더 클 수 있으므로, 저용량에서 더 강력한 강압효과가 필요하거나 대사 장애를 줄여야 하는 환자에서는 thiazide 유사 이뇨제를 더 권장한다. 심부전 환자에게 효과가 입증된 spironolactone은 혈압이 조절되지 않은 고혈압환자에게 소량(25~50mg) 사용할 수 있다.

(2) 베타차단제[19)20)21)]

고혈압 환자가 협심증, 심근경색, 빈맥성 부정맥, 심부전을 동반한 경우에 심장 선택성이 높은 β-1 선택성 베타차단제가 추천된다. 심박수가 높고 비교적 젊은 환자에서도 효과적인 것으로 알려져 있다. 천식이나 만성 폐색성 폐질환, 2~3도 방실 전도장애가 있거나, 말초혈관질환이 동반된 환자에게 사용할 때는 주의해야한다. 또한 노인, 혈당 상승, 당뇨병 환자, 대사증후군 환자에게 투여할 때 혈당 및 지질대사 장애를 초래할 수 있기 때문에 주의가 필요하다. Atenolol은 뇌졸중 예방효과가 상대적으로 더 적으므로 노인에게 1차약으로 추천되지 않는다. 고혈압 환자에게 사용할 수 있는 베타차단제에는 acebutolol, atenolol, betaxolol, bisoprolol, carteolol, carvedilol, labetalol, metoprolol, nadolol, penbutolol, pindolol, propranolol, timolol 등이 있다.

(3) 칼슘채널차단제[22)23)24)]

칼슘채널차단제는 칼슘채널을 차단하여 심근과 평활근에 칼슘 유입을 억제하여 관상과 말초혈관을 확장시킨다. 칼슘채널차단제는 β-차단제 사용이 안 되는 환자들에게 대체로 사용한다. β-차단제에 더해주는 경우에는 심박수에 영향을 미치지 않는 dihydropyridine이 선호되고, β-차단제 대체로 사용 시에는 non-dihydropyridine제제를 사용한다. 칼슘채널차단제는 또한 관상동맥 확장 작용이

19) Mancia G, Fagard R, Narkiewicz K, Redon J, Zanchetti A, Bohm M, et al. 2013 ESH/ESC Guidelines for the management of arterial hypertension: the Task Force for the management of arterial hypertension of the European Society of Hypertension (ESH) and of the European Society of Cardiology (ESC). J Hypertens 2013;31:1281-357.

20) Elliott WJ, Meyer PM. Incident diabetes in clinical trials of antihypertensive drugs: a network meta-analysis. Lancet 2007;369:201-7.

21) Campbell NR, Poirier L, Tremblay G, Lindsay P, Reid D, Tobe SW, et al. Canadian Hypertension Education Program: the science supporting New 2011 CHEP recommendations with an emphasis on health advocacy and knowledge translation. Can J Cardiol 2011;27:407-14.

22) Saseen JJ. Essential Hypertension. In:Koda-Kimble MA, Young LY, Alldredge BK, Corelli RL, Guglielmo BJ, Kradjan WA, et al. editors. applied Therapeutics:The Clinical Use of Drugs. Philadelphia:Lippincott Williams & Wilkins;2009.

23) 약물치료학. 고혈압. p.139. 신일북스(2014).

24) 약물치료학. 고혈압. p.140. 신일북스(2014).

있어 안정형협심증에 효과적이며, 특히 관상동맥 연축에 의한 이형협심증에 매우 효과적이다. 이 외에도 당뇨, 수축기 단독 고혈압에도 적응증을 가지고 있다. Non-dihydropyridine 칼슘채널차단제인 verapamil과 diltiazem은 반사성 빈맥이 없어 심근경색 후에도 효과적이며 이완기 충만을 개선시키므로 비후성 심근증 환자에게 추천된다. 부작용으로 dihydropyridine 칼슘채널차단제에서 빈맥, 발목 부종, 두통 및 안면홍조가 흔하며 Non-dihydropyridine 칼슘채널차단제는 변비, 방실전도 장애와 심근수축력 저하를 유발할 수 있으므로 방실 차단 및 수축기 심부전증 환자에게 조심해서 사용해야 하고 고령 환자의 경우 베타차단제와 병용 투여할 때 주의가 필요하다. non-dihydropyridine계 칼슘채널차단제에는 diltiazem, verapamil이 있고 dihydropyridine계 칼슘채널차단제에는 amlodipine, felodipine, isradipine, nicardipine, nifedipine, nisoldipine이 있다.

(4) 앤지오텐신 전환 효소 억제제(ACEI)/ 앤지오텐신 수용체 차단제 (ARB)[25][26][27][28]

ACE inhibitor는 angiotensin II의 생성을 막아 혈관 확장을 유발하고, aldosterone의 분비를 줄이며, prostaglandin E_2와 prostacyclin과 같은 혈관 확장 물질의 합성을 촉진한다. 앤지오텐신 수용체 차단제(ARB)는 angiotensin II type 1 수용체를 차단한다. ACE inhibitor와 ARB는 당뇨, 만성 신부전, 관상동맥질환, 좌심실기능부전증 또는 뇌졸중 병력이 있는 환자들에게 적응증을 가지고 있다.

고령 환자나 탈수 상태의 환자에게 투여할 때는 초기에 저혈압이 발생할 수 있어 주의해야 한다. 양측성 신동맥 협착 환자에게 투여하면 심한 저혈압 및

25) 약물치료학. 고혈압. p.136~8, 신일북스(2014).

26) Brown NJ, Vaughan DE. Angiotensin-converting enzyme inhibitors. Circulation 1998;97:1411-20.

27) Palmer BF. Managing hyperkalemia caused by inhibitors of the renin-angiotensin-aldosterone system. N Engl J Med 2004;351:585-92.

28) 약물치료학. 고혈압. p.137~8, 신일북스(2014).

신기능 악화를 초래한다. 치료 시작 첫 2개월 내에 혈청 크레아틴이 상승할 수 있으나, 기저치 대비 30% 이내로 상승하고 혈중 칼륨이 5.5mEq/L 이상 증가하지 않으면 약을 중단할 필요가 없지만 혈청 크레아틴이 3.0mg/dL 이상인 환자는 주의해야 한다. 칼륨과 콩팥 기능은 투여 전과 투여 후 1~2주 이내에 검사하고 그 후에는 3개월, 6개월 후에 검사한다. ACE억제제는 마른기침이 생길 수 있으나 투약을 중단하면 수일 내지 수주일 내에 소실된다. 마른기침은 여성과 비흡연자에게 더 흔하다. ARB는 기침의 부작용이 드물다. ACE억제제/앤지오텐신 차단제는 최기형성을 일으키므로 임산부에게는 금기이다. 고혈압 치료에 사용되는 ACE inhibitor에는 enalapril, fosinopril, lisinopril, moexipril, perindopril, quinapril, ramipril, trandolapril 등이 있다. ARB에는 candesartan cilexitil, eprosartan, irbesartan, losartan, olmesartan, telmisartan, valsartan 등이 있다.

(5) 기타 약물

알파차단제는 강압효과와 함께 전립선비대 환자의 배뇨 증상을 호전시키는데 효과적이다. 당 및 지질대사를 효과적으로 개선한다. 그러나 기립성 저혈압의 부작용이 있고 심부전을 악화시켰다는 연구결과가 있어 주의해야 한다. 중추신경계에 작용하는 강압제로는 clonidine, methyldopa, reserpine 등이 있다. 알파차단제는 1차 치료제로 권하지는 않고 특별한 적응증이 있는 경우에 사용한다. Methyldopa는 임신부 고혈압 치료에 선호하는 강압제이나 일차 선택약은 아니다. 혈관확장제 중 hydralazine은 임산부 고혈압에 비교적 안전하게 사용된다.

(6) 병용요법[29][30][31]

고혈압 환자의 2/3 이상에서는 1가지 종류의 약으로 조절되지 않으며, 기전이 서로 다른 2가지 이상의 강압제가 필요하다. 특히 혈압 치료가 장기화될수록, 임상적 위험도가 높거나 목표혈압이 낮은 환자일수록 이러한 경향이 뚜렷하다. 처음 사용한 1차약에 효과가 없을 때는 다른 약으로 교체하고, 약간의 효과는 있으나 목표혈압에 도달하지 못하면 용량을 증가시키거나 다른 기전의 약을 추가해야 한다. 그러나 용량을 늘리기보다는 서로 작용 기전이 다른 약을 소량씩 추가하면 강압효과를 향상시킬 수 있다는 보고가 있으며 부작용을 억제시킬 수 있다는 장점이 있다.

그 중에서도 레닌-앤지오텐신계 억제제, 칼슘채널차단제, 이뇨제에서 두 가지 약물 복합은 비교적 좋은 결과를 보여서 우선 권장되지만, 베타차단제와 다른 기전 약물과의 배합도 가능하다(Figure 3). 다만 베타차단제와 이뇨제의 결합은 당뇨병 및 대사적 장애 등 발생을 증가시킬 수 있으므로 주기적인 모니터링이 필요하다. 또 앤지오텐신 차단제와 ACE억제제의 병용 치료와 같이 두 가지 비슷한 기전의 약을 배합하면 단백뇨 감소에 약간 더 효과적일 수 있으나 말기 콩팥부전, 뇌졸중 등의 심혈관질환 발생이 오히려 더 증가하여 권장되지 않는다.

Figure 3. 권장되는 병용요법

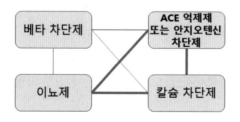

(굵은 선: 우선 권장되는 병용요법, 가는 선: 가능한 병용요법)

29) Wald DS, Law M, Morris JK, Bestwick JP, Wald NJ. Combination therapy versus monotherapy in reducing blood pressure: meta-analysis on 11,000 participants from 42 trials. Am J Med 2009;122:290-300.

30) 2013년 고혈압 진료지침. p.36, 대한고혈압학회(2013).

31) Jamerson K, Weber MA, Bakris GL, Dahlof B, Pitt B, Shi V, et al. Benazepril plus amlodipine or hydrochlorothiazide for hypertension in high-risk patients. N Engl J Med 2008;359:2417-28.

5) 상황별 약료

고혈압 환자 중 대사증후군, 심장질환, 만성콩팥병, 혈관질환, 뇌졸중, 발기부전과 같은 질환이 함께 동반된 환자군과 노인, 임산부 고혈압 환자군 등 특수한 상황에 있는 고혈압 환자에게 필요한 차별화된 약료지침안을 다음과 같이 제시했다. 또한 심장질환, 당뇨병, 만성신장질환, 뇌졸중 재발 예방에 사용할 수 있는 약물들을 Table 7에서 정리하였다.

Table 7. 환자 상태에 따른 추천 약물

상태	약물
좌심실 비대	ACE inhibitor, calcium antagonist, ARB
무증상 동맥경화증	Calcium antagonist, ACE inhibitor
미세 알부민뇨	ACE inhibitor, ARB
콩팥병(renal dysfunction)	ACE inhibitor, ARB
뇌졸중 병력	Any agent effectively lowering BP
심근경색 병력	BB, ACE inhibitor, ARB
협심증	BB, calcium antagonist
심부전	Diuretic, BB, ACE inhibitor, ARB, mineralocorticoid receptor antagonists
대동맥류	BB
심방세동 예방	Consider ARB, ACE inhibitor, BB or mineralocorticoid receptor antagonist
심방세동 맥박수 조절	BB, non–dihydropyridine calcium antagonist
말기 콩팥 기능 상실(ESRD) / 단백뇨	ACE inhibitor, ARB
말초혈관질환	ACE inhibitor, calcium antagonist
단독 수축기 고혈압(노인)	Diuretic, calcium antagonist
대사증후군	ACE inhibitor, ARB, calcium antagonist
당뇨병	ACE inhibitor, ARB
임신	Methyldopa, BB, calcium antagonist

(1) 대사증후군[32)33)]

고혈압 환자의 상당수는 비만, 이상지질혈증, 고혈당증의 대사이상을 동반한다. 대사증후군은 복부 비만, 이상지질혈증, 고혈당증, 혈압 상승이 동반된 상태로 다음 5개 구성 요소 중 3개 이상에 해당 될 경우, 대사증후군으로 진단한다(Table 8).

Table 8. 대사증후군 진단기준

대사증후군 진단 기준: 다음 5개 구성 요소 중 3개 이상에 해당 될 경우
1) 복부 비만
2) 공복혈당 100mg/dL 이상(당뇨병 포함)
3) 중성지방 150mg/dL 이상
4) HDL콜레스테롤 40mg/dL 미만(남자), 50mg/dL 미만(여자)
5) 혈압 130/85mmHg 이상
※ 복부 비만: 남자의 경우 허리둘레 90cm 이상, 여자의 경우는 허리둘레 85cm 이상

대사증후군을 동반한 고혈압 환자에게 비약물치료로써 생활 방식 변화, 특히 체중 감량과 규칙적 운동이 권장된다. 이를 통해 혈압을 낮추고, 대사이상을 개선하고, 당뇨병 발병을 지연시키는 효과를 기대할 수 있다. 약료로서 강압효과뿐만 아니라 대사이상과 인슐린감수성에 유리하거나 적어도 해로운 영향이 없는 약을 선택해야 한다.

우선적으로 선택되는 약물은 앤지오텐신 전환 효소 억제제/앤지오텐신 차단제나 칼슘채널차단제이다. 베타차단제 중 일부 종류는 당뇨병 발생을 증가시키고 혈청 지질 수치에 부정적인 영향을 미치므로 장기간 사용해서는 안 된다. Thiazide계 이뇨제는 저용량 병용요법으로 사용가능하다. 이뇨제 병용요법 시, 앤지오텐신 전환 효소 억제제 또는 앤지오텐신 차단제와의 병용 투여를 우선적으로 고려한다.

---

32) Alberti KG, Eckel RH, Grundy SM, Zimmet PZ, Cleeman JI, Donato KA, et al. Harmonizing the metabolic syndrome: a joint interim statement of the International Diabetes Federation Task Force on Epidemiology and Prevention; National Heart, Lung, and Blood Institute; American Heart Association; World Heart Federation; International Atherosclerosis Society; and International Association for the Study of Obesity. Circulation 2009;120:1640-5.

33) The Japanese Society of Hypertension Guidelines for the Management of Hypertension (JSH 2014). Hypertens Res 2014; 37:253 - 392.

(2) 당뇨병[34)35)36)]

당뇨병 환자는 일반 인구 집단에 비해 고혈압이 2배 많이 발견되고, 고혈압 환자도 당뇨병 발생률이 약 2배 증가된다. 당뇨병 환자에게 고혈압 발생이 높은 이유는 체중 증가와 함께 고인슐린혈증이 발생하여 교감신경을 항진시키고, 콩팥에서 나트륨을 저류시켜 체액을 증가시키기 때문인 것으로 알려져 있다. 당뇨병을 동반한 고혈압은 심혈관질환, 뇌졸중, 콩팥질환을 악화시키므로 적절한 약료가 매우 중요하다고 할 수 있다.

당뇨병을 동반한 고혈압 환자의 약료 목표 혈압은 140/85mmHg 미만이다. 이 때 사용할 수 있는 약물로는 앤지오텐신 전환 효소 억제제, 앤지오텐신 차단제, 칼슘채널차단제, 이뇨제, 베타차단제가 있으며, 그 중 앤지오텐신 전환 효소 억제제와 앤지오텐신 차단제를 우선적으로 사용한다. 베타차단제와 Thiazide계 이뇨제의 병합 치료는 당뇨 조절을 악화시킬 수 있으므로 주의를 필요로 한다.

(3) 노인[37)38)39)]

노인에게 고혈압의 치료는 심뇌혈관 질환의 발생 및 사망률을 감소시킨다. 노인 고혈압의 치료 목표 혈압은 수축기혈압 140~150mmHg 미만이나, 기립성

34) Reboldi G, Gentile G, Angeli F, Ambrosio G, Mancia G, Verdecchia P. Effects of intensive blood pressure reduction on myocardial infarction and stroke in diabetes: a meta-analysis in 73,913 patients. J Hypertens 2011;29:1253-69.

35) Hansson L, Zanchetti A, Carruthers SG, Dahlof B, Elmfeldt D, Julius S, et al. Effects of intensive blood-pressure lowering and low-dose aspirin in patients with hypertension: principal results of the Hypertension Optimal Treatment (HOT) randomised trial. HOT Study Group. Lancet 1998;351:1755-62.

36) Turnbull F, Blood Pressure Lowering Treatment Trialists C. Effects of different blood-pressure-lowering regimens on major cardiovascular events: results of prospectively-designed overviews of randomised trials. Lancet 2003;362:1527-35.

37) Rakugi H, Ogihara T, Goto Y, Ishii M, Group JS. Comparison of strict- and mild-blood pressure control in elderly hypertensive patients: a per-protocol analysis of JATOS. Hypertens Res 2010;33:1124-8.

38) Whelton PK, Appel LJ, Espeland MA, Applegate WB, Ettinger WH, Jr., Kostis JB, et al. Sodium reduction and weight loss in the treatment of hypertension in older persons: a randomized controlled trial of nonpharmacologic interventions in the elderly (TONE). TONE Collaborative Research Group. JAMA 1998;279:839-46.

39) 2013년 고혈압 진료지침. p.42, 대한고혈압학회(2013).

저혈압을 유발할 정도의 혈압 강하는 피하는 것이 좋다. 노인 고혈압 환자에게 비약물요법은 효과적이나, 환자의 삶의 질에 미치는 영향도 고려해야 한다. 다른 동반 질환이 없는 환자의 경우 앤지오텐신 전환 효소 억제제, 앤지오텐신 차단제, 칼슘채널차단제, 이뇨제를 1차약으로 선택한다. 연령에 비례해 증가하는 수축기혈압에 수축기 단독 고혈압(이완기혈압은 90mmHg 미만이지만 수축기혈압만 정상보다 높은 경우) 치료제로 thiazide계 이뇨제가 1차적으로 추천된다. 베타차단제는 협심증, 심부전, 빈맥 등의 동반질환이 있는 경우에 사용할 수 있다. 단일 약으로 목표 혈압에 도달하지 못한 경우 두 가지 이상의 약을 병합 사용한다. 초기 용량은 젊은 성인의 1/2 용량에서 시작하는 게 안전하며, 충분한 강압효과가 나타날 때까지 서서히 증량한다. 혈압을 서서히 낮추는 것이 안전하며, 주기적으로 기립 혈압을 측정함으로써 기립성 저혈압 유무를 확인해야 한다.

(4) 심장질환

• **관상동맥질환**[40)41)42)43)44)]

고혈압은 허혈성 심장질환의 주요 위험인자로 급성 심근경색증 발생에 관여한다. 치료 목표 혈압은 수축기혈압 140mmHg 미만이다. 급성 심근경색증 후 1일에서 1개월 사이에는 베타차단제를 우선적으로 고려하며, 그 외

40) Yusuf S, Sleight P, Pogue J, Bosch J, Davies R, Dagenais G. Effects of an angiotensin-converting-enzyme inhibitor, ramipril, on cardiovascular events in high-risk patients. The Heart Outcomes Prevention Evaluation Study Investigators. N Engl J Med 2000;342:145-53.

41) Fox KM. EURopean trial On reduction of cardiac events with Perindopril in stable coronary Artery disease Investigators. Efficacy of perindopril in reduction of cardiovascular events among patients with stable coronary artery disease: randomised, double-blind, placebo-controlled, multicentre trial (the EUROPA study). Lancet 2003;362:782-8.

42) Law MR, Morris JK, Wald NJ. Use of blood pressure lowering drugs in the prevention of cardiovascular disease: meta-analysis of 147 randomised trials in the context of expectations from prospective epidemiological studies. BMJ 2009;338:b1665.

43) Borghi C, Bacchelli S, Esposti DD, Bignamini A, Magnani B, Ambrosioni E. Effects of the administration of an angiotensin-converting enzyme inhibitor during the acute phase of myocardial infarction in patients with arterial hypertension. SMILE Study Investigators. Survival of Myocardial Infarction Long-term Evaluation. Am J Hypertens 1999;12:665-72.

44) 2013년 고혈압 진료지침. p.43. 대한고혈압학회(2013).

ACE억제제제도 사용가능하다. 이후에는 어떤 고혈압약도 사용 가능하다. 증상이 있는 협심증에서는 베타차단제와 칼슘채널차단제가 우선적으로 고려된다.

• 심부전

고혈압은 심부전의 가장 중요한 위험인자이다. 이뇨제, 베타차단제, ACE 억제제, 앤지오텐신 차단제 등 대부분의 고혈압약이 심부전의 예방에 도움이 된다. 심부전이 동반된 고혈압 환자의 치료 약물은 베타차단제, 앤지오텐신 전환 효소 억제제, 앤지오텐신 수용체 차단제가 1차 약물이다.

• 심방세동[45]

심방세동은 환자의 사망률을 높이고 뇌졸중, 심부전의 위험을 높이므로 혈압을 잘 조절하여 이를 예방하는 것이 중요하다. 고혈압 환자에게 심방세동이 있으면 혈전 색전증 발병 위험이 높아지므로 항혈전치료가 필요하고 금기인 경우 항혈소판 치료를 한다. 베타차단제와 non-dihydropyridine 칼슘채널차단제가 심방세동의 맥박수 조절에 권장된다. 좌심실 비대가 있는 고혈압 환자는 심방세동 1차 예방을 목적으로 ACE억제제와 앤지오텐신 차단제를 사용한다.

(5) 혈관질환
• 경동맥 죽상동맥경화증

경동맥 죽상동맥경화증이 동반된 고혈압 환자는 칼슘채널차단제와 앤지오텐신 전환 효소 억제제가 베타차단제나 이뇨제에 비해 효과가 좋아 이들을 사용한다.

---

45) kirchhof P, Lip GY, Van Gelder IC, Bax J, Hylek E, Kaab S, et al. Comprehensive risk reduction in patients with atrial fibrillation: Emerging diagnostic and therapeutic options. Executive summary of the report from the 3rd AFNET/EHRA consensus conference. Thromb Haemost 2011;106:1012-9.

• 동맥경화증(혈관 경직도 증가)

대부분의 고혈압약물은 혈압을 떨어뜨려 혈관 벽의 부하를 줄여 혈관 경직도를 줄인다. 약물로서 레닌 앤지오텐신계 억제 약물과 nebivolol과 같은 혈관 확장성 베타차단제가 권장된다.

• 말초혈관질환[46]

말초혈관질환을 동반한 고혈압 환자의 경우 심부전, 심근경색, 뇌졸중의 위험이 높아지므로 혈압을 140/90mmHg 미만으로 관리해야한다. 비약물요법으로서 소금 섭취량 감소, 체중 감량, 음주 절제, 규칙적인 운동이 추천된다. 약물요법으로서 ACE억제제 또는 앤지오텐신 차단제 및 아스피린이 추천된다. 지질이나 혈당 조절 치료와 함께, 동반 질환을 고려하여 약료를 선택하여야 한다. 베타차단제의 경우 말초혈관질환의 증상 악화에 대한 우려로 가능한 배제해야 하나 협심증이나 빈맥 등이 동반되는 경우에는 사용할 수 있다.

(6) 만성콩팥병[47][48]

만성콩팥병을 동반한 고혈압 환자는 혈압을 조절함으로써 콩팥 기능이 악화되는 속도를 늦추고 심혈관 합병증을 줄일 수 있다. 목표 혈압은 알부민뇨가 없는 만성콩팥병 환자의 경우 140/90mmHg 미만, 알부민뇨를 동반한 만성콩팥병 환자의 경우 수축기혈압 130mmHg 미만이다. 비약물요법으로써 체중 관리를 통해 체질량지수 20~25를 유지하는 것과 소금 섭취를 하루 5g(나트륨 2g) 미만으로 제한하는 것, 운동 및 절주 등을 적극 권한다. 약물 요법으로는 알부민뇨가 없는 만성콩팥병 환자에게는 모든 종류의 고혈압약을 사용할 수 있으나 ACE억제제와 앤지오텐신 차단제만이 임상결과를 개선할 수 있는 것으로 알려져 있다.

46) De Buyzere ML, Clement DL. Management of hypertension in peripheral arterial disease. Prog Cardiovasc Dis 2008;50:238-63.

47) Mancia G, Fagard R, Narkiewicz K, Redon J, Zanchetti A, Bohm M, et al. 2013 ESH/ESC Guidelines for the management of arterial hypertension: the Task Force for the management of arterial hypertension of the European Society of Hypertension (ESH) and of the European Society of Cardiology (ESC). J Hypertens 2013;31:2199-200

48) 2013년 고혈압 진료지침. p.45~6, 대한고혈압학회(2013).

알부민뇨를 동반한 만성콩팥병 환자에게는 앤지오텐신 전환 효소 억제제 혹은 앤지오텐신 차단제를 사용하도록 권장한다(Table 9).

Table 9. 성인 만성콩팥병 환자의 혈압 관리

알부민뇨	목표 혈압(mmHg)	선호 약
없음	<140/90	모든 고혈압약 사용 가능
있음	<130/80	ACE억제제 또는 앤지오텐신 차단제

(7) 뇌혈관 질환[49)50)]

고혈압은 뇌졸중 발생에 가장 중요한 위험인자이며, 고혈압 치료는 뇌졸중 재발 및 심뇌 혈관질환을 현저히 감소시킨다. 따라서 일차 예방 목적으로 혈압은 140/90mmHg 미만으로 조절하도록 권고한다. 비약물요법으로써 체중 감량, 저지방식이, 소금 섭취 감소, 운동, 절주, 금연를 선행해야 하며, 필요한 경우 약물요법을 병행해야 한다. 뇌졸중 위험인자가 있는 고혈압환자의 경우, 일차 예방 목적으로 칼슘채널차단제, ACE억제제, 앤지오텐신 차단제가 베타차단제에 비하여 우수하다고 보고되나 환자마다 개별화하여 약물요법을 수행해야한다. 뇌졸중이 발생한 고혈압환자의 경우, 재발을 예방하기 위한 치료제를 선택할 시 환자의 상태(두개강 외 폐색성 뇌혈관 질환, 콩팥 질환, 심장 질환, 당뇨병)를 고려하여 개별화시켜야 한다.

49) Rashid P, Leonardi-Bee J, Bath P. Blood pressure reduction and secondary prevention of stroke and other vascular events: a systematic review. Stroke 2003;34:2741-8.

50) Aronow WS, Frishman WH. Treatment of hypertension and prevention of ischemic stroke. Curr Cardiol Rep 2004;6:124-9.

(8) 임신[51)52)]

Table 10. 임신 중 고혈압 분류

임신 중 고혈압 분류	
임신 중 만성고혈압	임신 20주 이전에 이미 고혈압이 있거나 고혈압약을 복용 중
임신성 고혈압	임신 20주 이후에 새로운 고혈압이 진단되고 단백뇨 없음
전자간증	임신 20주 이후에 고혈압이 진단되고 동시에 단백뇨 동반
만성고혈압과 전자간증의 중첩	임신 전 만성고혈압이 있는 환자에게 전자간증이 발병

Table 11. 혈압 수치에 따른 중증도

구분	혈압
경증	140~149/90~99mmHg
중등증	150~159/100~109mmHg
중증	160/110mmHg 이상

임산부의 고혈압 치료에서 목표 혈압은 150/100mmHg 미만으로 조절하며 확장기혈압을 80mmHg 미만으로 낮추지 않도록 권고한다. 임산부는 기존에 복용하던 약의 종류, 부작용, 기형의 위험성을 고려하여 약을 선택하는 것이 중요하다. 임신 중 유용한 고혈압약으로 methyldopa가 1차약으로 추천된다. 그 외에도 전자간증의 응급 상황에는 labetalol 정주, hydralazine 정주, nifedipine 정제가 사용될 수 있다. 임산부는 기존에 복용하던 약의 종류, 부작용, 기형의 위험성을 고려하여 약을 선택하는 것이 중요하다. 이뇨제는 체액량 감소를 유발할 수 있으므로 신중해야 한다. ACE억제제 또는 앤지오텐신 차단제는 선천성 기형의 위험을 증가시키므로 임신 계획 중이라면 고혈압약을 변경해야 한다. 분만 후에도 혈압을 140/90mmHg 미만으로 조절하는 등 꾸준한 관리를 해야 한다.

---

51) 2013년 고혈압 진료지침. p.48, 대한고혈압학회(2013).

52) Catherine M. Brown · Vesna D. Garovic. Drug Treatment of Hypertension in Pregnancy. Springer. Drugs (2014) 74:283 - 296

4. 결론

고혈압은 우리나라 30대 이상 인구의 30% 이상이 지닌 대표적인 만성 질환이다. 특히 고혈압은 우리나라 성인의 사망 원인 중 가장 흔한 뇌혈관 질환 및 심장혈관 질환과 밀접한 관련이 있기 때문에 지속적인 예방과 관리가 매우 중요한 질병이다. 본 약료지침안이 고혈압 환자의 뇌졸중 및 관성동맥 질환을 예방하고 관리하여 환자의 삶의 질을 높이고 사망률을 낮추는 데 도움이 되길 바란다.

PART
03

녹내장

녹내장
Glaucoma

1. 녹내장의 정의[1)2)]

녹내장은 안압의 증가 혹은 허혈이 원인이 되어 발생하는 질환으로, 시신경 유두 부분에서 함몰 확대, 변연부의 비박화, 망막신경섬유층의 결손과 같은 녹내장성 변화가 관찰되고, 이에 따른 시각장애가 초래되는 진행성 시신경 병증이다(Figure 1).

Figure 1. 눈, 망막, 시신경의 구조

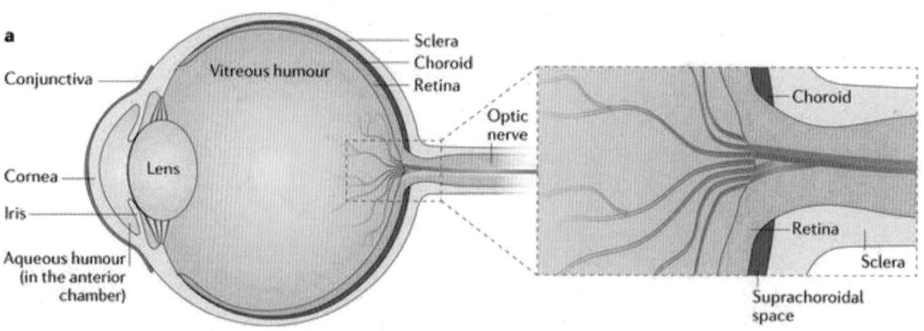

1) 약물치료학, 녹내장, p.1947, 신일북스(2014).
2) 공중보건측면에서 살펴본 녹내장 제 3권 제 2호, p.3~5, 질병관리본부(2010).

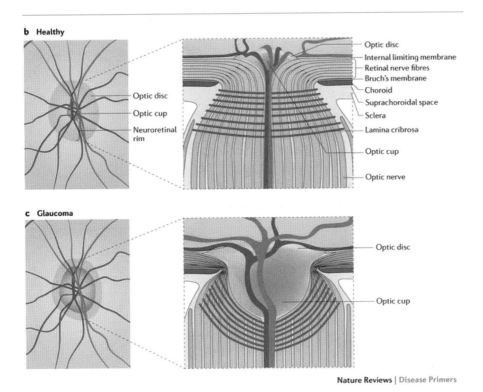

Nature Reviews | Disease Primers

Primary open-angle glaucoma, Robert N. Weinreb, Christopher K. S. Leung, Jonathan G. Crowston, Felipe A. Medeiros, David S. Friedman, Janey L. Wiggs & Keith R. Martin, Nature Reviews Disease Primers 2, Article number: 16067 (2016)https://www.nature.com/articles/nrdp201667av

2. 녹내장의 분류[3)4)5)]

녹내장은 임상적으로 전방각 소견, 안압 상승을 가져오는 질환의 유무와 부수적인 요인들에 따라 분류할 수 있다. 본 약료지침안에서는 한국녹내장학회의 분류와 일본의 녹내장 가이드라인을 참고하여 Table 1과 같이 분류하였다.

---

3) 약물치료학, 녹내장, p.1951~1953, 신일북스(2014).

4) Guidelines for glaucoma 2nd edition, p.7~11, Japan Glaucoma Society(2006).

5) 한국녹내장학회. 안과의를 위한 약물치료지침. available at
http://www.koreanglaucoma.org/?c=user&mcd=sub02_02(accessed on October 2015)

Table 1. 녹내장의 분류

원발성 녹내장(Primary glaucoma)	
원발성 개방각 녹내장 (Primary open angle glaucoma)	• 안압이 항상 21mmHg 이상으로 증가 • 전방각 개방 • 특징적인 녹내장성 시야결손과 시신경 손상
정상안압 녹내장 (Normal tension glaucoma, normal-pressure glaucoma)	• 정상 범위 안압(10~21mmHg) • 특징적인 녹내장성 시야결손과 시신경 손상
원발성 폐쇄각 녹내장 (Primary angle closure glaucoma)	• 전방각 폐쇄(유전적 배경, 나이에 따른 전안부 형태 변화) • 평소에는 안압 상승이 없다가 안압이 급격히 증가
속발성 녹내장(Secondary glaucoma)	
스테로이드성 녹내장 (Steroid induced glaucoma)	• 스테로이드 제제를 사용한 사람에게서 발생하는 개방각 녹내장
염증성 녹내장 (Iridocyclitis, uveitis glaucoma)	• 홍채 또는 포도막(홍채, 모양체, 맥락막)의 염증으로 인해 발생하는 개방각 또는 폐쇄각 녹내장 • 한쪽 눈에 국한하여 안압 상승 • 안통, 출혈, 시력 저하 등이 자주 재발 • 안압 상승보다 홍채 및 포도막 염증 증상이 선행
외상에 의한 녹내장	• 안구 충격, 교통사고 등 외상에 의한 전방의 출혈로 발생
백내장 연관 녹내장	• 과숙 백내장에서 전방 내로 수정체 물질이 배출되어 발생
당뇨 망막병증 연관 녹내장 (신생혈관녹내장)	• 당뇨 망막병증에서 전방각 신생혈관 섬유막에 의해 방수 배출로의 폐쇄가 일어나 발생하는 개방각 녹내장
발달성 녹내장(Developmental glaucoma)	
선천성 녹내장 (Congenital glaucoma)	• 태아기에 안구가 형성될 때 방수 배출로에 구조적 이상이 생겨 발생 • 안구의 크기가 비정상적으로 증가

3. 녹내장의 약료

1) 약료의 목표[6)7)8]

녹내장 약료의 목표는 녹내장의 진행을 늦추고 환자의 시력을 유지하기 위해, 안압을 시신경 손상을 일으킬 수 있는 수준 이하로 낮추는 것이다. 약사는 이 목표를 달성시키면서 위험성은 낮고, 부작용은 적으며 환자의 일상생활에 지장이 가장 적은 치료법으로 치료하도록 약료를 수행해야 한다.

2) 약료의 일반적 접근 방법[9)10]

녹내장은 대체로 어느 순간에 급격히 발생하는 병이 아니고 지속적으로 시신경에 손상이 일어나면서 발생하는 질환이다. 그렇기 때문에 대부분 초기에는 증상이 없어 모르고 지내는 경우가 많다. 게다가 한번 손상된 시력은 다시 회복할 수 없기 때문에, 정기적인 검사를 통한 조기 발견이 매우 중요하다. 특히 노인의 경우 녹내장 발생률이 높지만, 일반적인 노안으로 생각하여 증상을 무시하는 경우가 많아 정기적인 안과 검사를 적극 권장할 필요가 있다.

녹내장 검사를 통해 원발성 폐쇄각 녹내장이나 선천성 녹내장으로 진단되면 진단 즉시 치료를 시작해야하며 1차 치료법으로 녹내장 수술을 고려한다. 원발성 개방각 녹내장이나 속발성 녹내장은 대개 1차 치료로 약물요법을 선택하며, 약물 요법을 잘 견디지 못할 때에는 섬유주절제술을 비롯한 수술을 시행한다. 녹내장 치료 약물에는 점안제가 많아 환자의 순응도가 녹내장 치료에 중요하다. 그러므로 약사는 점안제 사용 교육, 맞춤형 투약 시간표 작성 등을 통해 복약

---

6) 공중보건측면에서 살펴본 녹내장, 제 3권 제 2호, p.3~5, 질병관리본부(2010).

7) Pharmacotherapy: A Pathophysiologic Approach, 9e, Glaucoma, p.367, New York:McGraw-Hill (2003)

8) Foster PJ et al. The definition and classification of glaucoma in prevalence surveys. Br J Ophthalmol 2002;86:238-242

9) Guidelines for glaucoma 2nd edition, p.7~11, Japan Glaucoma Society(2006).

10) 공중보건측면에서 살펴본 녹내장, 제 3권 제 2호, p.3~5, 질병관리본부(2010).

순응도 개선을 도모해야 한다.

3) 비약물요법

(1) 식이요법[11)12)]

보통 환자들은 자신이 지니고 있는 질환에 영향을 주는 긍정적이거나 부정적인 음식에 대해 관심이 많고 예민하기 때문에, 환자들과 접근성이 좋은 약국약사들은 녹내장에 대해 긍정적 혹은 부정적인 영향을 주는 음식에 대해 언제든지 답변해 줄 수 있어야 한다. 하지만 아직까지 많은 음식들이 녹내장과 어떠한 관련이 있는지 증명한 결정적인 연구결과는 없다. 그러므로 환자가 평소에 먹고 마시는 것이 녹내장에 어떠한 영향을 미치는지 생각하는 습관이 중요하다.

• 과일, 채소[13)]

과일과 채소가 녹내장을 억제해주는 역할을 하기 때문에 약물 치료와 함께 평소에 과일, 채소를 많이 섭취하면 좋다. 채소 같은 경우 양배추가 좋고, 과일의 경우 복숭아, 오렌지, 당근 등을 먹는 것이 좋은데 그냥 과일로 먹어도 되고 쥬스로 갈아 마셔도 된다. 과일과 채소들이 녹내장에 긍정적인 영향을 주는 이유는 항산화효과(antioxidant) 때문이다.

---

11) GLAUCOMA RESEARCH FOUNDATION, Glaucoma, available at http://www.glaucoma.org/q-a/can-diet-affect-glaucoma.php(accessed on February 1, 2018)

12) J.J. Garcia-Medina, What to eat and drink in glaucoma? Evidencefrom human studies, ARCHSOCESP- OFTALMOL.2014;89(3):89-91

13) Coleman AL, Glaucoma risk and the consumption of fruits and vegetables among older women in the study of osteoporotic fractures, Am J Ophthalmol. 2008 Jun;145(6):1081-9

- **Coffee**[14]

Coffee에는 polyphenol이라는 항산화물질이 함유되어 있어 녹내장에 좋은 효과를 줄 수 있을 것이라 예상할 수도 있다. 하지만 coffee에는 caffeine도 포함되어 있고, caffeine은 안압 수치를 약 2mmHg 상승시키는 효과가 있기 때문에 녹내장 환자들에게 추천되지 않는다.

- **물**[15]

녹내장 환자들은 물을 마실 때에도 주의해야 한다. 물을 일시에 1L 이상 많은 양을 마시게 되면 안압을 상승시킬 수 있으므로, 녹내장 환자에게 물을 마실 때 적은 용량 씩 나눠서 마시는 것을 권고해야 한다.

(2) 운동요법[16][17]

운동은 만병통치약이라고도 할 수 있듯이 녹내장 환자에게도 운동은 좋은 치료 요법이라 할 수 있다. 등산, 헬스 등 적당한 운동을 꾸준히 하면 몇 달 동안 지속되던 높은 안압이 낮아지는 모습을 관찰할 수 있다. 또한 한 연구결과에 의하면 BMI(Body Mass Index)와 안압이 비례관계를 갖고 있어 BMI 수치가 증가하면 안압도 상승한다고 나타난다. 그러므로 꾸준한 운동을 통해 BMI를 낮추려는 노력을 해야 하고 삶의 질을 개선해나가야 할 것이다.

14) Li M, The effect of caffeine on intraocular pressure: a systematic review and meta-analysis. Graefes Arch Clin Exp Ophthalmol. 2011;249:435 - .42.

15) Arora KS, Choroidal thickness change after water drinking is greater in angle closure than in open angle eyes. Invest Ophthalmol Vis Sci. 2012;53:6393 - .402.

16) GLAUCOMA RESEARCH FOUNDATION, Glaucoma, available at http://www.glaucoma.org/treatment/update-on-alternative-glaucoma-medications.php(accessed on February 1, 2018)

17) Yoshida M, Ishikawa M, Kokaze A, et al. Association of life-style with intraocular pressure in middleaged and older Japanese residents. Jpn J Ophthalmol 2003;47:191 - 8.

4) 약물 요법[18)19)20)21)22)23)]

　약물치료의 목표는 시신경 손상의 진행을 막기 위해 일정 수준 이하로 안압을 하강시키는 것이다. 녹내장의 진행 정도와 안압 상태, 다른 안질환 여부와 환자의 기대수명과 나이, 건강 상태 등을 고려하여 목표안압을 정해야 한다. 시신경 손상이 가벼운 경우에는 치료 시작 전 안압보다 15~20%정도 낮추는 것을 목표로 한다. 시신경 손상이 심한 경우에는 정상 안압(10~21mmHg) 또는 그 이하의 안압을 목표안압 범위로 정한다. 특히 우리나라에서는 정상안압 녹내장이 전체 녹내장 환자의 77%를 차지하고 있는데, 이러한 경우에서도 안압을 낮추는 약물치료를 우선적으로 실시해야 한다.

　녹내장 약물치료의 1차 선택약제로는 알파2작용제, 베타차단제, 점안용 탄산탈수효소억제제, prostaglandin유도체, prostamide유도체가 있으며 크게 점안제와 전신약제로 나뉜다. 점안제로는 베타차단제, Prostaglandin제제, 알파2작용제, 탄산탈수효소억제제, 부교감신경작용제로 나뉘고 전신약제로는 탄산탈수효소저해제와 고삼투압제로 나뉜다. 전신약제는 응급 시 안압을 하강시킬 때 사용하게 되며 효과가 점안약보단 우수하나 부작용이 많아 장기 복용은 어렵다. 따라서 어떤 약제를 처방할 지는 녹내장의 종류에 따라, 환자에 따라 다르다. 처음으로 약을 선택할 때에는 안과적 또는 전신적 부작용이 가장 적은 약을 시도하는 것이 바람직하다.

　일반적으로 녹내장이 심한 경우가 아니라면 1차 치료로써 베타차단제 또는 프로스타글란딘제제를 사용한다. 만약 목표안압에 도달하지 않았거나 유지가 되지 않을 경우, 목표안압이 도달했을 때에도 녹내장이 진행될 경우에는 약물

18) 한국녹내장학회. 안과의를 위한 약물치료지침. available at
http://www.koreanglaucoma.org/?c=user&mcd=sub02_06(accessed on February 1, 2018)

19) 서울아산병원, Intraocular pressure and glaucoma , available
at http://www.amc.seoul.kr/asan/healthstory/medicalcolumn/medicalColumnDetail.do?medical
ColumnId=29394(accessed on February 1, 2018)

20) 한국녹내장학회. 안과의를 위한 약물치료지침. available at
http://www.koreanglaucoma.org/?c=user&mcd=sub02_06(accessed on February 1, 2018)

21) 녹내장의 약물치료, 192p, Seoul National University College of Medicine & Hospital (2005)

22) 한국녹내장학회. 안과의를 위한 약물치료지침. available at
http://www.koreanglaucoma.org/?c=user&mcd=sub02_06(accessed on February 1, 2018)

23) 녹내장의 약물치료, 192p, Seoul National University College of Medicine & Hospital (2005)

변경이나 추가를 고려한다. 그러나 최근에는 처음부터 복합제제를 사용하여 치료를 시작하는 추세이다. 녹내장은 만성적인 진행성 질환으로서 한 가지 약물로 안압이 조절되지 않는 경우가 흔하다. 또한 단일약물과는 다르게 복합제제는 한 번에 투여가 가능하여 환자가 사용하기에 편리하고, 보존제의 사용을 줄일 수 있어 부작용을 최소화할 수 있다는 것이 장점이다.

목표안압에 도달한 경우 정기적으로 안압 검사, 녹내장 검사, 삶의 질을 비교하여 경과를 지켜보아야한다. 약물로 인한 안압 조절이 충분치 못하거나, 정상 안압에 도달했는데도 병이 계속 진행되는 경우에는 레이저 치료 혹은 수술적 치료로 안압 하강을 고려해야 한다.

(1) 녹내장 종류에 따른 약물치료[24]

• 개방각 녹내장

개방각 녹내장의 치료에서는 약물치료를 가장 우선적으로 실시한다. 1차적으로 한 종류의 점안약으로 monotherapy를 실시하며, 효과적이지 않다면 다른 약제로 바꾸어 치료한다. 1차 치료로는 Prostaglandin제제와 베타 차단제를 가장 많이 사용한다. 최근에는 치료 초기부터 복합제제를 사용하는 추세가 늘고 있다. 만약 약물치료 효과가 없을 경우에는 수술요법을 고려한다.

• 폐쇄각 녹내장

폐쇄각 녹내장의 치료 시에는 수술요법을 우선적으로 고려한다. 안압이 높은 경우 시신경 손상과 함께 구토가 동반된 안구통이 올 수 있기 때문에 빠른 안압 하강을 위해 약물치료를 시행한다.

약물 치료로는 고삼투압성 작용제와 베타 차단제, 탄산탈수효소억제제와 같은 분비억제제, 부교감신경흥분제(축동제) 등이 있다. 먼저 안압을 빨리 저하시키기 위해 고삼투압성 작용제를 이용하며 경우에 따라 베타 차단제와 같이 사용한다. 다른 약에서 반응이 없다면 acetazolamide를 사용한다.

---

24) 약물치료학, 녹내장, p.1956, 신일북스(2014).

• 응급 폐쇄각 녹내장

이 질환은 하룻밤 사이에 실명을 일으킬 수 있는 응급질환이다. 1차 치료로 수술요법이 고려되며, 가능한 빨리 안압을 낮추어 급작스런 안압의 상승으로 인한 허혈성 시신경 손상과 통증을 막기 위한 약물요법을 실시한다. 사용하는 약물로는 비교적 안압효과가 빠르게 나타나는 pilocarpine(축동제), acetazolamide (탄산탈수효소억제제), glycerol(고삼투압제제)를 사용하며 당뇨환자에게는 glycerol 대신 isosobide를 사용한다.

(2) 건강기능식품[25]

녹내장 환자들은 평소 식이요법 관리도 중요하지만 시중에 나와있는 건강기능식품을 통해서도 녹내장 질환의 관리를 도울 수 있다. 녹내장에 도움을 줄 수 있는 건강기능식품으로는 크게 2가지를 꼽을 수 있는데 vitamin A, C, E, carotenoids 등의 항산화제(antioxidants) 또는 오메가-3가 있다.

• 항산화제

항산화물질 섭취와 녹내장과의 관계에 대한 여러 연구결과에 의하면 oxidative stress는 녹내장의 주요한 특징이다. 그래서 antioxidant 효과가 있는 vitamin A, C, E, carotenoids가 풍부한 채소나 과일을 섭취할 경우 녹내장의 위험도가 감소하기 때문에 환자들에게 이 성분으로 구성된 건강기능식품을 추천한다면 치료에 도움을 줄 수 있을 것이다.

• 오메가 지방산[26]

녹내장 환자들에게 omega-3로 구성된 건강기능식품을 추천하는 것도 좋다. omega-3 지방산은 눈 안에서 prostaglandin F2 α 전구체의 합성 과정을 돕고,

---

25) BrightFocus Foundation, http://www.brightfocus.org/glaucoma/article/there-connection-between-diet-and-glaucoma

26) Louis R. Pasquale, MD and Jae Hee Kang, ScD. Lifestyle, Nutrition and Glaucoma. J Glaucoma. 2009 August ; 18(6): 423--428.

prostaglandin F2 α는 안압을 낮추는 효능이 있어 녹내장 환자에게 도움이 된다. 안압을 낮추는 것 이외에도 omega-3는 LDL 콜레스테롤 수치를 낮추는 효능이 있고 심장 건강 및 다른 질병에 긍정적인 영향을 주어 여러 건강상의 이익이 나타나므로 약물 치료와 병행해서 권장할만한 건강기능식품이다.

(3) 전문의약품

• 베타차단제[27]

교감신경 억제를 통해 방수 생산을 억제하여 안압을 떨어뜨린다. 하루 1~2회 점안하고 전신 부작용이 적어 우선적으로 선택된다. 비선택성 베타차단제에는 timolol, levobunolol, metipranolol, carteolol 등이 있으며, 선택성 베타차단제로는 betaxolol이 있다. 특히 선택성 베타차단제는 천식 등 기관지, 폐질환, 신부전증이 있는 환자에게 사용한다.

• 탄산탈수소효소 저해제[28]

섬모체 상피에서 탄산탈수소 효소를 억제함으로써, 방수의 생성을 감소시킨다. 안압 하강 효과는 우수하지만 부작용이 많다. 부작용에는 위장 장애, 식욕 감퇴, 졸림, 신장결석, 맥박의 변화, 머리가 띵한 증세가 있다.

• 선택적 알파2 작용제[29][30]

녹내장의 치료에 쓰이는 α2 agonist로 apraclonidine, brimonidine가 있으며, 모양체 수용체 및 우각 섬유주대(trabecula) 수용체에 작용한다. 이들은 혈관을 수축하여 방수 생성을 억제하고 방수의 유출을 증가시켜 안압을 낮추는 역할을 한다. 그러나 점안약을 투약한 환자의 약 15%에서 눈에 알레르기 반응이 발생하였고, 충혈 증상과 불편감을 호소하였으며 투약 후 6개월까지는 부작용이

---

27) 약물치료학, 녹내장, p.1956, 신일북스(2014).

28) 박기호, 녹내장의 약물치료, J Korean Med Assoc 2005; 50(3): 192-194

29) 약물치료학, 녹내장, p.1957, 신일북스(2014).

30) 약물치료학, 녹내장, p.1961, 신일북스(2014).

나타나지 않았다고 보고되었다.

• PGF₂α 유도체

프로스타글란딘 유도체이며 isopropyl ester의 전구물질로 각막이나 결막에서 에스터 가수분해효소에 의하여 가수분해 되어 활성화된다. 이는 prostanoid FP(PGE F2α) 수용체에 작용하여 방수 유출을 촉진하는 역할을 하여 안압을 낮춘다.

• 콜린 작동제

부교감신경의 자극약물로 콜린성 신경지배를 받고 있는 동공괄약근과 모양체 근육을 수축시키고(축동), 방수 유출을 증가시켜 안압을 낮춘다. 전신적인 콜린성 부작용은 적게 나타난다 축동과 모양체근 수축으로 인해 눈에 대한 부작용이 있고, 치료 시작 후 3~5주 정도 경과되면 부작용의 정도가 감소한다.

5) 상황별 약료

(1) 소아[31][32]

소아 녹내장환자의 약료 목표는 안압을 조절하고 녹내장의 합병증을 최소화 함으로써 시력과 시야를 보전하고 정상적인 시각계(visual system, 시각 정보처리에 관여하는 신경계)의 발달을 도모하는 것이다. 이미 시각계가 발달한 성인과 달리 소아는 시각계의 발달이 이루어지지 않았기 때문에 녹내장 발병에 따른 약료가 성인의 경우 보다 더 세심하게 이루어져야한다. 녹내장에 걸린 소아의 시력을 보존하기 위해서는 초기에 안압을 조절하여 구조적인 손상을 최소화하고, 안압이 조절된 후에도 굴절이상을 교정하면서 적극적인 약시치료를 하는 것이 필요하다. 성인에게 쓰이는 녹내장 치료약들이 소아 녹내장에서도

---

31) Levy Y, Zadok D. Systemic side effects of ophthalmic drops. Clin Pediatr (Phila) 2004;43:99-101.

32) Coppens G, Stalmans I, Zeyen T et al. The safety and efficacy of glaucoma medication in the pediatric population. J Pediatr Ophthalmol Strabismus. 2009;46:12-18.

많이 쓰이고 있지만 용법이나 용량 등에서 성인과는 다른 점들이 있으므로 약사는 이와 같은 사실들을 미리 인지한 뒤 복약지도 시 소아 녹내장환자의 보호자에게 알려주어야 한다.

녹내장 치료에 사용하는 안약들의 용량은 소아에 맞추어져 있지 않아서 소아는 성인에 비해 전신적인 부작용의 위험성이 더 높다. 신생아의 경우는 특히 blood-brain barrier가 미성숙하고 약을 대사하는 능력이 떨어져서 더욱 전신적인 부작용에 취약하다. 따라서 안약을 사용할 때 어리고 체중이 가벼운 아이일수록 가능한 최소 농도로 사용한다. 또한 점안 후 누점(눈물 구멍)을 눌러주고 눈을 감게 하거나 얼굴에 묻은 여분의 안약을 닦아내는 등 전신적인 흡수를 감소시키기 위한 노력이 필요하다는 것을 보호자에게 알려줄 필요가 있다.

소아에게는 β-blocker(timolol, betaxolol), carbonic anhydrase inhibitor(dorzolamide), α2-agonist(brimonidine)와 prostaglandin analog(latanoprost) 총 4군의 약이 주로 쓰이고 있다. 안압 조절을 위한 소아 녹내장환자의 최우선 선택 약물은 timolol이다. 소아에게 0.5% timolol 점안액을 사용했을 때 혈중 약물농도가 therapeutic level을 훨씬 넘어 전신적인 부작용을 유발할 수 있으므로 0.1%나 0.25%의 낮은 농도의 점안액을 사용하여야 한다. timolol 단일요법으로 안압 조절에 실패할 경우에는 'timolol(0.1%나 0.25%) 하루 한 번 + dorzolamide(2%) 하루 두 번'의 병용요법을 시행한다. Brimonidine은 친유성이 매우 강하여 신생아와 영아의 미성숙한 blood-brain barrier를 쉽게 통과하고, 뇌에 높은 밀도로 존재하는 α2-receptor를 통하여 중추신경계에 독성을 가할 가능성이 있어서 3세 이상부터 사용하도록 복약지도를 해야 한다. Prostaglandin analog 중에서는 latanoprost 0.005%가 소아에 사용되고 있다. 소아 녹내장의 모든 경우에 효과가 있지는 않고, juvenile openangle glaucoma, Sturge-Weber syndrome과 연관된 녹내장, aphakic glaucoma(무수정체성 녹내장)에서 안압 조절을 목적으로 사용된다.

녹내장은 어느 나이에서나 실명에 이르게 할 수 있는 질환이지만, 소아에서는 발달 중인 시각계에 대한 손상으로 종종 성인보다 더 나쁜 결과를 초래한다. 소아 녹내장환자에서 영구적인 시력 소실의 가장 흔한 원인 중 하나는 녹내장으로 인한 시신경손상, 각막병변, 심한 굴절이상에 의해 발생하게 된다. 따라서 약사는 소아의 녹내장 약료 시 안압이 조절된 것이 치료의 끝이 아니라는 것을 염두에 두고, 이를 보호자에게 설명하여 소아의 시력 이상에 대한 검사를 지속적으로 받게 하여야 한다.

(2) 베체트 포도막염에 의한 녹내장[33][34][35]

포도막염 원인의 55% 정도를 차지하는 베체트병은 자가면역반응에 의해서 여러 장기에 만성 재발성 염증을 일으키는 질환으로 주요 증상은 포도막염, 아프타 구강궤양, 외음부 궤양, 피부 병변이 있다. 베체트병에 의해 생긴 포도막염은 녹내장과 많은 연관이 있는데 홍채에 부종을 유발하여 전방각을 좁게 만들고, 염증세포와 삼출물들을 생성해 방수의 배출로인 섬유주를 막아 녹내장을 유발한다. 포도막염에 의한 녹내장 증상은 안압 상승에 의한 증상보다 포도막 염증에 의한 증상이 선행되는 것이 보통으로 안통, 충혈, 시력 저하 등이 있다.

포도막염에 의한 녹내장 발병의 원인은 만성 염증에 따른 안압 상승 때문이다. 따라서 포도막염에 의한 녹내장 약료는 1차적으로 안압 상승의 원인이 되는 염증을 조절함으로써 안압 상승을 미리 예방해야 한다. 포도막에 생긴 염증을 조절하기 위해서는 스테로이드제와 면역억제제가 함께 사용 된다. 스테로이드제는 급성 베체트 포도막염을 치료하는 데 효과적이지만, 고용량을 장기간 복용 할 경우 오히려 안압 상승을 유발할 수 있기 때문에 cyclosporin과 tacrolimus와 같은 면역억제제와 함께 사용함으로써 단기간에 염증을 줄일 수 있도록 하여야 한다.

또한 포도막염 환자의 안압 상승은 미리 예측하기가 어렵고 다른 녹내장 환자들에 비해 시신경이 이미 취약해져 있기 때문에 일반 녹내장 환자보다 세심하게 안압 조절을 할 필요가 있다. 따라서 환자의 안압이 정상치로 낮아진 후에는 안압

33) 유형곤. 베체트병과 녹내장치료 . Journal of the korean glaucoma society. 2014;50(3):13-16.

34) 약물치료학, 녹내장, p.1953, 신일북스(2014).

35) Herbert HM, Viswanathan A, Jackson H et al. Risk factors for elevated intraocular pressure in uveitis. J Glaucoma 2004;13:96-99.

하강제를 갑자기 중단하는 대신 안압 하강제의 용량을 서서히 줄여나가거나 안압 하강제 사용을 지속하도록 지도하여야 한다.

(3) 당뇨망막병증(신생혈관녹내장)[36][37][38][39][40]

당뇨망막병증이 있어 망막의 주변부에 산소 공급을 해주는 미세혈관이 제 기능을 못하면 망막과 홍채 전면, 그리고 전방각에 혈관이 새로 생겨날 수 있다. 이를 신생혈관이라고 하고 이 혈관에 의해 방수 배출로에 폐쇄가 일어나 개방각 혹은 폐쇄각 녹내장이 발생할 수 있는데 이를 '신생혈관녹내장'이라 한다.

당뇨병에 의한 신생혈관녹내장의 약료는 다른 녹내장 약료와 비슷하게 안압 상승 억제를 목표로 하고 있다. 신생혈관녹내장 환자의 안압을 낮추기 위해 carbonic anhydrase inhibitor나 β-blocker를 주로 사용하고 개방각녹내장 치료에 사용되는 pilocarpine이나 epinephrine은 신생혈관녹내장 환자에게 염증반응, 안통, 안충혈과 같은 부작용을 증가시키므로 사용하지 않는 것이 원칙이다. 또한 신생혈관녹내장이 심하게 진행되어 안구내염증이나 전방출혈이 관찰되었을 경우 산동제인 topical atropine(1%, 1일 2회)과 topical steroid(4회,1일)를 사용할 수도 있다.

신생혈관녹내장에서 안압 상승의 원인이 혈관생성에 의한 것인 만큼 최근에는 혈관 생성을 억제하는 약제인 bevacizumab 또한 고려되고 있다. bevacizumab는 VEGF(vascular endothelial growth factor)에 대한 재조합인간화 단일클론 항체로 bevacizumab을 주입함으로써 당뇨병에 의한 초기 신생혈관녹내장의 치료에 유용하게 사용 할 수 있다.

약사는 이처럼 당뇨병에 의해서 녹내장이 발생할 수 있음을 인지하고, 당뇨병

---

36) 이규원. 신생혈관녹내장의 치료. Journal of the korean ophthalmology society. 1988;40(29):1-8

37) 약물치료학, 녹내장, p.1953, 신일북스(2014).

38) 이규원. 신생혈관녹내장의 치료. Journal of the korean ophthalmology society. 1988;40(29):1-8

39) Olmos LC, Lee RK. Medical and Surgical Treatment of Neovascular Glaucoma. Int Ophthalmol Clin. 2011;51:27-36

40) 맹효성, 김진철, 기창원. 초기 신생혈관 녹내장에서 Bevacizumab (Avastin®)를 이용한 치료 1예, Journal of the korean Ophthalmology society, 2008;49:696-700

환자 복약지도 시 환자가 신생혈관녹내장과 같은 합병증이 발생하지 않았는지 모니터 하도록 지도할 필요가 있다.

4. 결론

녹내장은 전 세계 실명 원인의 약 20% 정도를 차지하고 있는 주요 안과 질환으로 다가올 고령화 시대에는 환자 수가 크게 증가할 것이다. 녹내장 치료는 다른 퇴행성 질환들과 마찬가지로 완치보다는 질병의 진행을 늦추는 것을 목표로 하고 있다. 따라서 접근성이 높고 약에 대한 전문적인 지식과 서비스를 제공할 수 있는 약료서비스를 통하여 녹내장의 예방 및 선제적 치료가 매우 중요하다.

PART
04

당뇨병

당뇨병
Diabetes Mellitus

1. 당뇨병의 정의[1]

Figure 1. Natural Diabetes Treatment Works

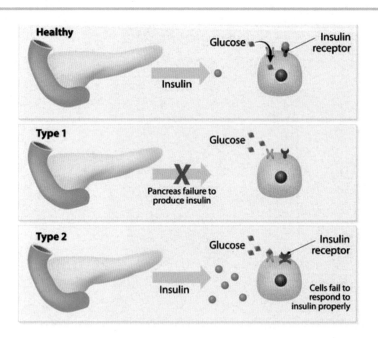

1) WHO, diabetes mellitus, available at
http://www.who.int/mediacentre/factsheets/fs312/en/ (accesed on January 15, 2017)

당뇨병(diabetes mellitus)은 유전적 혹은 후천적 요인으로 인해 이자의 인슐린 생성 능력이 저하되거나 인슐린 생성량이 부족하여 발생하는 대사성 질환이다(Figure 1). 이는 혈중 포도당의 농도가 높아지는 고혈당이 특징을 가지며 혈관 및 신경 손상을 포함한 다양한 합병증으로 이어질 수 있다.

Diabetes Mellitus, rianne Belleza(2016)

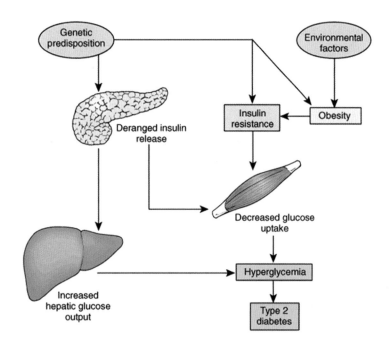

https://nurseslabs.com/diabetes-mellitus/

2. 당뇨병의 분류[2)3)]

당뇨병에는 제1형 당뇨병, 제2형 당뇨병, 베타세포 기능 및 인슐린 작용의 유전적 결함. 약물 등에 의해 발생한 기타 당뇨병, 임신성 당뇨병이 있다. 제1형 당뇨병은 보통 소아, 청소년기에 발병하고 췌장 베타세포의 파괴와 이에 따른 인슐린 결핍을 특징으로 하며, 자가항체의 유무에 따라 면역 매개성 당뇨병과 특발성 당뇨병으로 구분된다. 또한 발병 속도가 급격하고 증상이 명확하게 나타나며 케토산혈증이 흔하게 발생한다. 제2형 당뇨병은 보통 40세 이후에 발병하며 인슐린 저항성과 상대적 인슐린 부족을 특징으로 한다. 발병 속도는 점진적이며 증상이 명확하지 않고 케토산혈증이 나타나는 경우는 드물다.

Table 1. 당뇨병의 분류 및 특징

	제1형 당뇨병	제2형 당뇨병
발병 시 나이	소아/청년기	40세 이후
발병 속도/증상의 명확성	급격/명확함	점진적/명확하지 않음
β세포에 대한 자가항체	有	無
체중	야윔	비만
혈중 인슐린	거의 없음 ∵ 인슐린이 매우 결핍됨	high→low ∵ 인슐린 수용체 기능부전
케토산혈증	흔함	드묾

2) Canivell S, Gomis R2.,Diagnosis and classification of autoimmune diabetes mellitus, Autoimmun Rev. 2014 Apr−May;13(4−5):403−7.

3) Maraschin Jde F, Murussi N, Witter V,Diabetes mellitus classification, Arq Bras Cardiol. 2010 Aug;95(2):e40−6

3. 당뇨병의 약료[4)5)6)]

1) 약료의 목표

당뇨병으로 인한 미세혈관합병증 및 대혈관합병증의 발생 위험을 감소시키기 위해서 적극적인 혈당 조절이 필요하다. 초기 당뇨병이면서 동반된 합병증이 없고, 저혈당 발생 위험이 낮은 경우에는 당화혈색소 목표를 더 낮게 설정할 수 있다. 중증 저혈당이나 짧은 기대여명(餘命), 미세혈관 및 대혈관합병증이 진행되었거나 75세 이상의 노인에서는 저혈당 발생 위험을 고려하여 혈당 조절 목표를 개별화할 수 있다. 자가 혈당 측정 시 목표는 공복혈당 80~130mg/dL, 식후혈당 180mg/dL 미만으로 하는 것이 좋다.

(1) 제1형 당뇨병의 관리[7)]

제1형 당뇨병 환자의 당화혈색소에 대한 혈당 조절 목표는 7.0% 미만으로 한다. 또한 공복(식전) 혈당으로 목표를 설정할 경우, 당뇨병 조절과 합병증에 대한 연구(The Diabetes Control and Complications Trial)에서는 70~120mg/dL(3.9~6.7mmol/L)을 권장하였다.

---

4) WHO, diabetesmellitus, availableathttp://www.who.int/mediacentre/factsheets/fs312/en/(accessed on February 1, 2018)

5) Wei N, Zheng H, Nathan DM, Empirically establishing blood glucose targets to achieve HbA1c goals, Diabetes Care. 2014 Apr;37(4):1048-51.

6) Fullerton B, Jeitler K, Seitz M, Intensive glucose control versus conventional glucose control for type 1 diabetes mellitus, Cochrane Database Syst Rev. 2014 Feb 14;(2):CD009122. doi: 10.1002/14651858.CD009122.pub2.

7) Rohlfing CL, Wiedmeyer HM, Little RR, Defining the relationship between plasma glucose and HbA(1c): analysis of glucose profiles and HbA(1c) in the Diabetes Control and Complications Trial., Diabetes Care. 2002 Feb;25(2):275-8.

(2) 제2형 당뇨병의 관리[8)9)]

제2형 당뇨병 환자의 당화혈색소에 대한 혈당 조절 목표는 6.5% 미만으로 한다. Kumamoto 연구에서는 제2형 당뇨병환자의 조절 목표를 120mg/dL (6.7mmol/L) 이하로 설정할 경우 미세혈관 합병증을 감소시킬 수 있다고 보고하였다. 제2형 당뇨병의 관리 목표는 혈당, 혈압, 지질 수치를 조절하는데 있다. 혈당은 공복 시 혈당, 식후 2시간 혈당, 당화혈색소 지표를 통해, 지질은 혈장 콜레스테롤과 혈장 중성지방 수치를 통해 알 수 있다.

Table 2. 제2형 당뇨병의 관리 목표

생화학적 지표		정상	양호	불량
혈당	공복 시 혈당(mg/dL)	100	140	200 초과
	식후 2시간 혈당(mg/dL)	140	200	235 초과
	당화혈색소(%)	6	8	10 초과
혈압	혈압(mmHg)	수축기 130 미만, 이완기 80 미만		
지질	혈장 콜레스테롤(mg/dL)	200	240 미만	240 초과
	혈장 중성지방(mg/dL)	150	200	200 초과

2) 약료의 일반적 접근 방법[10)11)]

당뇨병성 합병증의 예방을 위해 정상 수준으로 철저하게 혈당을 조절해야 하며 이를 위한 적극적인 생활습관 개선과 함께 당뇨병 진단 후 초기에 적극적인

8) Ohkubo Y, Kishikawa H, Araki E, Intensive insulin therapy prevents the progression of diabetic microvascular complications in Japanese patients with non-insulin-dependent diabetes mellitus: a randomized prospective 6-year study, Diabetes Res Clin Pract. 1995 May;28(2):103-17.

9) Shichiri M, Kishikawa H, Ohkubo Y, Wake N. Long-term results of the Kumamoto Study on optimal diabetes control in type 2 diabetic patients. Diabetes Care. 2000 Apr;23 Suppl 2:B21-9

10) Cobitz AR, Ambery P., Medical management of hyperglycemia in type 2 diabetes: a consensus algorithm for the initiation and adjustment of therapy: a consensus statement of the American Diabetes Association and the European Association for the Study of Diabetes. Response to Nathan et al., Diabetes Care. 2009 May;32(5):e58; author rely e59. doi: 10.2337/dc09-0125

11) Bennett WL, Maruthur NM, Singh S, Comparative effectiveness and safety of medications for type 2 diabetes: an update including new drugs and 2-drug combinations, Ann Intern Med. 2011 May 3;154(9):602-13.

약제 투여가 필요하다. 또한 생활습관 개선으로 2~3개월 내에 혈당 조절의 목표에 도달하지 못하면 약제 투여를 시작해야 하며 환자의 임상적 특성, 약제의 작용기전 및 효능, 비용 및 안전성을 고려해 적절한 약제를 선택해야 한다. 심한 고혈당의 경우 생활 습관의 개선과 함께 메트포르민을 포함한 약제 치료를 진단 시부터 투여해야 한다. 경구혈당강하제 단독 용법에서 최대 용량으로 당화혈색소 6.5% 이하에 도달하지 못한 경우는 적극적인 병합요법을 시작한다.

3) 식이요법 및 운동요법

(1) 식이요법[12]

당뇨병 고위험군 또는 당뇨병 환자는 임상영양사로부터 개별 교육을 받아야 하며 식이요법은 당뇨병의 예후를 개선하고 비용 대비 효과적이므로 반복교육이 필요하다. 과체중 또는 비만한 당뇨병 환자는 건강한 식습관을 유지해야 하고 섭취량을 줄여야 한다. 일반적으로 총 에너지의 50~60%를 탄수화물로 섭취하도록 권고하지만 탄수화물, 단백질, 지방 섭취량은 식습관, 기호도, 치료목표 등을 고려해 개별화할 수 있다. 육체 활동이 거의 없는 환자, 보통의 활동을 하는 환자, 심한 육체 활동을 하는 환자에 따른 일일 필요 열량을 계산하는 방법은 Table 3에 나와 있다.

Table 3. 일일 필요 열량 계산

구분	필요 열량
육체 활동이 거의 없는 환자	IBW(kg) × 25~30(kcal/kg)
보통의 활동을 하는 환자	IBW(kg) × 30~35(kcal/kg)
심한 육체 활동을 하는 환자	IBW(kg) × 35~40(kcal/kg)

---

12) Rehman K, Akash MS2, Nutrition and Diabetes Mellitus: How are They Interlinked?, Crit Rev Eukaryot Gene Expr. 2016;26(4):317-332.

• 탄수화물[13]

당뇨병환자의 탄수화물 섭취는 전곡류(whole grain), 과일, 채소, 저지방 우유와 같은 식품으로 구성되어야 하며, 규칙적인 시간에 일정량의 탄수화물로 식사하는 것이 혈당과 체중 조절에 도움이 된다. 당뇨병환자의 혈당 조절을 위해서는 탄수화물 계산(carbohydrate counting), 교환(Exchange) 또는 경험에 의한 특정 등 다양한 방법으로 탄수화물 섭취를 감시하는 것이 중요하다. 또한 한국인 당뇨병환자의 탄수화물 섭취량은 총 에너지의 50~60%를 권고하되 환자의 대사상태(예: 지질, 신기능)와 개별적 목표 달성을 위해 조정할 수 있다.

• 단백질[14][15]

단백질 섭취량에 대해 일반적으로 총 에너지의 15~20%(1.0~1.5g/kg)를 제시하나 충분한 과학적 근거가 부족하므로 이상적인 비율을 제시하기보다는 환자의 혈당 조절과 대사 목표에 따라 개별화하는 것이 권장된다. 당뇨병성 신증을 동반하는 경우 초기부터 엄격한 단백질 제한이 필요하지는 않지만, 고단백질 섭취(총 에너지의 20% 이상)는 피하는 것이 좋다.

• 지방[16]

권고에 따르면 지방 섭취를 총 열량의 25% 이내로 유지하고, 총 지방 섭취량보다는 지방의 종류가 혈청 콜레스테롤 및 중성지방 농도에 미치는 영향이 크므로 심혈관질환 예방을 위해서는 섭취하는 지방의 선택에 주의할 필요가 있다. 지방 섭취량은 비만, 이상지질혈증 등의 대사적 문제를 고려하여 개별화

13) Parker AR, Byham-Gray L, Denmark R, The effect of medical nutrition therapy by a registered dietitian nutritionist in patients with prediabetes participating in a randomized controlled clinical research trial, J Acad Nutr Diet. 2014 Nov;114(11):1739-48. doi: 10.1016/j.jand.2014.07.020. Epub 2014 Sep 11.

14) Paterson MA, Smart CE, Lopez PE, Influence of dietary protein on postprandial blood glucose levels in individuals with Type 1 diabetes mellitus using intensive insulin therapy, Diabet Med. 2016 May;33(5):592-8. doi: 10.1111/dme.13011. Epub 2015 Dec 6.

15) Pan Y, Guo LL, Jin HM, Low-protein diet for diabetic nephropathy: a meta-analysis of randomized controlled trials, Am J Clin Nutr. 2008 Sep;88(3):660-6.

16) Elhayany A, Lustman A, Abel R, A low carbohydrate Mediterranean diet improves cardiovascular risk factors and diabetes control among overweight patients with type 2 diabetes mellitus: a 1-year prospective randomized intervention study, Diabetes Obes Metab. 2010 Mar;12(3):204-9. doi: 10.1111/j.1463-1326.2009.01151.x.

하고, 포화지방과 콜레스테롤, 트랜스 지방의 섭취 제한은 정상인과 동일하게 할 수 있다.

• 식이섬유소 및 나트륨[17)18)]

식이섬유소는 물에 대한 용해도를 기준으로 수용성(soluble fiber)과 불용성 섬유소(insoluble fiber)로 분류된다. 당뇨병 예방을 위해 식이섬유소는 전곡 (whole grain)을 포함한 다양한 공급원을 통해 1일 20~25g(12g/1,000kcal/ day)을 섭취하는 것을 권고한다. 또한 당뇨병환자는 혈압 조절 및 합병증 예방을 위해 1일 나트륨 섭취량을 2,000mg(소금 5g) 이내로 제한을 권고한다.

(2) 운동요법[19)20)]

일주일에 적어도 150분 이상 최대 심박수의 50~70%에 해당하는 중등도 강도의 유산소 운동이나, 일주일에 90분 이상 최대 심박수의 70% 이상에 해당하는 고강도 유산소 운동을 실시한다. 최대 심박수는 운동시 심박수와 나이를 통해 구할 수 있고 운동 강도에 따른 최대 심박수는 Table 4에 나와 있다.

운동은 일주일에 적어도 3일 이상 실시해야 하며 연속해서 이틀 이상 쉬지 않아야 하고 금기사항이 없는 한 일주일에 2회 이상 저항성 운동을 실시한다. 필요시 운동 시작 전에 운동전문가에게 운동 처방을 의뢰할 수 있다. 그러나 심한 당뇨병성 망막병증이 있는 경우 망막 출혈이나 망막 박리의 위험이 높으므로 고강도 유산소 운동과 저항성 운동을 주의하는 것이 좋다. 또한 운동 전후의

17) Yao B, Fang H, Xu W,Dietary fiber intake and risk of type 2 diabetes: a dose-response analysis of prospective studies, Eur J Epidemiol. 2014 Feb;29(2):79-88. doi: 10.1007/s10654-013-9876-x. Epub 2014 Jan 5.

18) Suckling RJ, He FJ, Macgregor GA., Altered dietary salt intake for preventing and treating diabetic kidney disease, Cochrane Database Syst Rev. 2010 Dec 8;(12):CD006763. doi: 10.1002/14651858. CD006763.pub2.

19) Boulé NG, Kenny GP, Haddad E, Meta-analysis of the effect of structured exercise training on cardiorespiratory fitness in Type 2 diabetes mellitus, Diabetologia. 2003 Aug;46(8):1071-81. Epub 2003 Jul 10.

20) Sigal RJ, Kenny GP, Boulé NG, Effects of aerobic training, resistance training, or both on glycemic control in type 2 diabetes: a randomized trial, Ann Intern Med. 2007 Sep 18;147(6):357-69.

혈당 변화를 알 수 있도록 혈당을 측정하고, 저혈당을 예방하기 위해 약제를 감량하거나 간식을 추가할 수 있다.

Table 4. 운동 강도에 따른 최대 심박수

강도	최대 심박수
매우 약함	〈 35
약함	35~54
중간	55~69
강함	70~89
매우 강함	〉90

참고) 최대 심박수 = 100 × 운동시 심박수 / (220-나이)

(3) 금연 및 절주[21][22][23]

모든 당뇨병 환자에게 금연은 강력하게 권고되고 있고 환자가 금연 의지가 있으면 원하는 방법을 평가하여 금연상담을 시작하나 금연의지가 없는 경우 금연의 필요성, 흡연의 위험성, 금연 독려 특별프로그램을 시작하는 등 각각 적절한 약물치료를 시행한다. 금연을 위한 약물치료에는 여러 형태의 니코틴 대체요법(껌, 첩포, 흡입기, 스프레이)과 항우울제(bupropion, nortriptyline), 니코틴 수용체 억제제(varenicline)가 포함된다. 금연을 위해서는 무엇보다 진료실과 병원에서 흡연 상태를 평가하고 금연을 하도록 권고한 후에 환자가 반복적이고 일상적으로 도움을 받을 수 있도록 금연프로그램을 조직화하는 것이 중요하다.

알코올 섭취는 합병증이 없으며 간질환을 동반하지 않은 혈당 조절이 양호한 환자에게는 무조건 금지할 필요는 없다. 그러나 경구혈당강하제 복용 및

---

21) Ranney L, Melvin C, Lux L, Systematic review: smoking cessation intervention strategies for adults and adults in special populations, Ann Intern Med. 2006 Dec 5;145(11):845-56.

22) Eisenberg MJ, Filion KB, Yavin D, Pharmacotherapies for smoking cessation: a meta-analysis of randomized controlled trials, CMAJ. 2008 Jul 15;179(2):135-44. doi: 10.1503/cmaj.070256.

23) Turner BC, Jenkins E, Kerr D, Sherwin RS, Cavan DA., The effect of evening alcohol consumption on next-morning glucose control in type 1 diabetes, Diabetes Care. 2001 Nov;24(11):1888-93.

인슐린을 주사하는 환자는 저혈당의 위험이 있다. 과음은 혈당을 악화시키므로 음주량을 스스로 제한할 수 없을 경우 금지하는 것이 바람직하다. 일반인에게 적용되는 알코올 섭취에 대한 지침은 당뇨병 환자들에게도 똑같이 적용된다. 성인 여성은 1잔, 성인 남성은 2잔으로 하루 섭취량을 제한한다. 일부 환자에게서 음주 후 아침 저혈당이 나타날 수 있으므로 혈당 검사와 아침식사를 거르지 않도록 한다.

4) 일반의약품 및 한방제제

(1) 일반의약품[24)25)]

비타민 및 무기질의 섭취는 당뇨병의 예방 및 치료에 도움이 된다. 비타민은 탄수화물, 단백질, 지방의 영양소 대사에 관여하고, 무기질은 많은 효소들의 구성성분으로 생체기능 유지에 필수적이다. 이들 중 셀레늄, 비타민 C, E, A, B_2와 같은 항산화제의 경우에는 장기간 사용 시 효과나 안정성이 확실하지 않으므로 일반적으로 권장되지는 않으나, 저열량식(1,200kcal 이하)을 하는 환자, 엄격한 채식주의자, 노인, 임산부 등은 보충하는 것이 도움이 된다.

Table 5. 당뇨병에 도움이 되는 무기질의 종류 및 특징

	효과	일일 섭취 기준량	함유 식품
크롬	• 인슐린이 세포막과 잘 결합할 수 있도록 도와줌으로써 인슐린의 작용을 증강 • 콜레스테롤의 대사를 촉진하여 당뇨병 환자에게 흔히 발생하는 합병증인 고혈압, 동맥경화, 관상동맥질환 등을 예방	성인 남성 : 25~30mcg 성인 여성 : 20~30mcg	미역, 톳 등의 해조류

24) Canadian Diabetes Association Clinical Practice Guidelines Expert Committee, Dworatzek PD, Arcudi K, Gougeon R, Husein N, Sievenpiper JL, Williams SL. Nutrition therapy. Can J Diabetes 2013;37 Suppl 1:S45-55.

25) Heart Protection Study Collaborative Group. MRC/BHF Heart Protection Study of antioxidant vitamin supplementation in 20,536 high-risk individuals: a randomized placebo-controlled trial. Lancet 2002;360:23-33.

	효과	일일 섭취 기준량	함유 식품
아연	• 췌장에 다량 함유되어 있어, 췌장에서 인슐린을 생성하는 데 관여함 • 생성된 인슐린이 분비되고, 혈액 중에서 잘 순환할 수 있도록 인슐린의 수송을 담당 • 면역력 강화에 관여함 • 전립선액의 구성성분으로서, 남성 성기능 장애를 개선	성인: 8.5mg	굴, 조개 등 어패류, 계란, 우유, 치즈 등 유제품
마그네슘	• 인슐린 생산 및 사용 시에 절대적으로 필요 • 인슐린 수용체의 저항성 개선	성인 남성: 350mg 성인 여성: 280mg	녹색잎 채소, 콩류, 견과류, 씨앗류, 도정 하지 않은 통곡류
셀레늄	• 비타민 E와 함께 불포화지방의 산화 방지 • 폐암, 대장암, 전립선암, 심장병, 뇌졸중의 발병 방지	성인: 50~100mcg	굴, 빙어, 꽁치, 새우와 같은 해산물, 쇠고기, 양고기와 같은 육류, 마늘, 양파, 현미

Table 6. 당뇨병에 도움이 되는 비타민의 종류 및 특징

	효과	일일 섭취 기준량	함유 식품
비타민 B$_1$	• 근육세포 내 포도당 연소를 도우며, 당질이 포도당으로 분해되어 에너지로 변환될 때에 작용하는 보효소 • 당뇨의 신경 관련 합병증이 있는 환자의 경우, 신경전달물질의 합성 및 재생을 도움 • Befotiamine 제제: 가장 효과가 강력함 • Fursultiamine 제제: 신경과 근육에 오래 머무르며, 상한 신경의 재생을 돕고 신경과 근육의 대사를 촉진함 • Tiamine nitrate 제제: 탄수화물, 지방, 단백질의 분해에 관여하여 체중, 혈당 및 콜레스테롤의 감소에 기여함	성인 남성: 1.2mg 성인 여성: 1.1mg	돼지고기, 해바라기씨, 전곡, 강화곡류, 내장육, 두류 및 종실류
비타민 B$_{12}$	• 뇌신경세포에 필수적인 성분 • 뇌신경 보호 및 탈수초화 감소 효과를 나타냄 • 손발이 저리거나, 당뇨병성 신경병증의 말초신경장애에 효능을 나타냄	성인: 2.4mcg	동물의 내장기관, 육류, 해산물, 달걀, 우유 등 동물성 식품
비타민 C	• 면역 기능 증강 효과를 나타냄 • 노화 지연 및 콜라겐 형성을 촉진 • 콜레스테롤 수치 감소 • 산화된 비타민 E를 환원시키는 보효소	성인 남성: 90mg 성인 여성: 75mg	감, 귤, 토마토, 브로콜리, 시금치, 딸기, 멜론, 감자

	효과	일일 섭취 기준량	함유 식품
비타민 E	• 불포화 지방산의 산화 방지 • 셀레늄의 항산화 기능을 증진시킴 • 만성 염증증상의 완화 • 저밀도 콜레스테롤(LDL)의 산화를 막아 혈전 생성 억제	성인: 10mg	식물성 유지(해바라기씨, 유채씨, 잇꽃씨 기름 등), 식물성 유지로 만든 제품(마가린, 쇼트닝 등)
비타민 A	• 피부미용, 피부암의 예방에 효과가 있음 • 세균감염에 대한 저항력을 높임	성인: 15mg	동물 간, 생선 간유, 전지분유, 달걀
비타민 B_2	• 지방산의 대사를 도움 • 과산화지질의 분해	성인 남성: 1.5mg 성인 여성: 1.2mg	간, 육류, 닭고기, 생선, 두류, 녹색 채소, 곡류, 난류

Table 7. 당뇨병에 도움이 되는 기타 제제

	효과	함유 식품
flavonoid	• 체내 면역력 향상, 염증 완화 • 저밀도 콜레스테롤(LDL)의 산화를 막아 혈전 생성 억제 • 비타민 C 환원	안토시안(포도주, 딸기), 케르세틴(양파, 사과), 카테킨(녹차), 징코라이드(은행잎), 안토크산틴(귤껍질)
carotinoid	• 암, 노화 방지 • 체내에 비타민 A가 부족할 경우, 비타민 A로 전환됨(비타민 A의 전구물질)	베타카로틴(당근, 단호박, 미나리, 쑥), 라이코펜(토마토, 수박), 아스타산킨(연어, 새우, 게의 등딱지)

(2) 한방제제[26][27]

서양의학적으로 당뇨병은 인슐린의 상대적 혹은 절대적 결핍과 인슐린 작용성 저하로 인한 고혈당 및 이에 수반되는 대사장애를 갖는 질병으로 정의된다. 반면 한의학에서는 이를 '소갈(消渴)'의 병증 범주로 이해하고 있는데, '소갈'이란 '소곡선기 갈이다음(消穀善飢 渴而多飮, 음식 소화가 빨라 쉽게 배고프고 갈증이

---

26) 경희대학교 한방병원, 당뇨병의 한방치료법, available at
http://www.khuoh.or.kr/04/01.php?hospitalpath=om&table=omlecture&page=1&command=view_
article&key=244&s_key=&keycode=&keycode2=(accessed on Jan 16, 2017)

27) 대한한약협회, 한방과 당뇨병,
www.kherb.org/02_kherb/html/article_03/08.hwp(accessed on Jan 16, 2017)

심해서 물을 많이 마심)'으로 정의되고, 그 발생 원인은 선천적인 요인, 기름진 음식이나 과음, 분노를 포함한 정신적인 스트레스 등으로 인해, 체내에 '조(燥), 열(熱), 화(火)'가 생기고, 이로 인해 몸 안의 진액(津液)이 소모되어 심폐(心肺), 비위(脾胃), 신(腎) 등 장부(臟腑)에 손상을 주기 때문에 발생한다고 보고 있다.

당뇨병은 증상에 따라 상소(上消), 중소(中消), 하소(下消)로 분류한다. 상소증(上消症)은 폐심(肺心)의 질환으로 상초(上焦)에 열이 있어 가슴이 답답하고 입이 마르며 혓바닥이 붉고 바닥이 갈라지며 호흡이 급하여 이상이 있고 물을 많이 마신다. 중소증(中消症)은 음식을 잘 먹으면서 몸이 여위고 헛땀(自汗)이 나며 대변이 조(燥)하여 변비증세가 오고 소변이 잦으며 비(脾), 위장(胃腸)질환으로 소화불량, 피로감, 소변이 탁하고 갈증이 심하다. 하소증(下消症)은 신장의 질환으로 인해 당(糖)이 배출되는 것으로 소변량이 과다하고 야간 수면 중 2~3회 소변에 거품이 생기고 하지에 골절통이 오는 증세이다. 따라서 이들 주병증에 따라 옥천환, 육미지황환, 백호탕, 청심연자음, 팔미지황환 등을 처방으로 사용할 수 있다(Table 8).

Table 8. 당뇨병에 사용되는 한방제제

	효과	용법	신중 투여 및 금기
옥천환	• 당뇨로 인한 구갈에 유효 • 갈증으로 물을 마시고, 많이 먹는데도 여위며 자주 소변을 보는 증세가 있는 사람의 소갈증에 유효	1일 3회, 1회 1환을 온수로 복용	혈압이 높은 환자, 고령자, 심장 또는 신장에 장애가 있는 환자, 부종이 있는 환자의 경우 신중 투여
백호탕	• 몸에 열이 나고 땀을 흘리며 갈증이 심하여 혈당치도 높은 환자에 유효 • 식욕이 항진되어 음식을 잘 먹는 환자에게 적당함 • 당뇨병의 합병증으로 폐결핵, 농피증을 앓고 있는 환자에게 유효	1회 1포를 1일 3회 식전 또는 식간에 복용	고혈압 환자, 심장애 또는 신장애 환자, 부종 환자, 허약한 환자, 냉증 환자, 임부나 가임부, 고령자, 어린이의 경우 신중 투여
청심연자음	• 소변량이 적으면서 갈증이 나는 환자에게 유효 • 혈당치는 크게 높지 않으면서 구내염, 설염, 요도염 증세가 빈발하는 환자에게 유효	1회 1포를 1일 3회 식전 또는 식간에 물과 함께 복용	고혈압 환자, 심장애 또는 신장애 환자, 부종 환자, 허약한 환자, 냉증 환자, 임부나 가임부, 고령자, 어린이의 경우 신중 투여

	효과	용법	신중 투여 및 금기
육미지황환	• 세포의 대사기능의 저하로 당 동화작용이 원활하지 못하여 혈당이 높을 때 세포의 기능을 활성화 • 당 동화작용을 촉진하여 혈당을 감소시킴 • 췌장 자체의 부족한 혈액을 충분히 보충하여 췌장 베타세포의 기능을 활성화	1회 1포를 1일 3회 식전 또는 식간에 복용	위장이 허약하고 설사하기 쉬운 환자, 다른 약물 투여 환자, 고령자, 어린이의 경우 신중 투여 임부 또는 가임부 금기 (목단피의 유·조산 위험성)
팔미지황환	• 세포의 당 동화능력이 저하되어 당뇨 증상이 있을 때 세포의 당 동화를 촉진하여 당뇨 증상을 개선 • 세포의 기능을 활성화하여 면역기능을 증강시키고 만성 간염 증상을 개선하며, 정신을 안정시킴	1회 1포를 1일 3회 식전 또는 식간에 복용	약에 의해 발진, 발적, 가려움을 일으킨 적이 있는 환자, 다른 약물을 투여받는 환자, 고령자, 어린이의 경우 신중 투여 임부 또는 가임부(목단피의 유·조산 위험성), 위장이 허약하거나 설사하기 쉬운 환자의 경우 금기

5) 전문의약품

(1) 경구용 혈당강하제[28)29)30)31)32)33)34)]

대부분의 제2형 당뇨 환자에서 생활습관의 개선만으로는 당화혈색소 목표치 도달 및 장기간의 유지가 어렵기 때문에 경구혈당강하제의 사용이 필요하다.

28) Garber AJ, Abrahamson MJ, Barzilay JI, Blonde L et al. CONSENSUS STATEMENT BY THE AMERICAN ASSOCIATION OF CLINICAL ENDOCRINOLOGISTS AND AMERICAN COLLEGE OF ENDOCRINOLOGY ON THE COMPREHENSIVE TYPE 2 DIABETES MANAGEMENT ALGORITHM—2016 EXECUTIVE SUMMARY. Endocr Pract. 2016 Jan;22(1):84–113.

29) American Diabetes Association. Standards of medical care in diabetes: 2010. Diabetes Care 2010; 33 Suppl 1:S11–61.

30) Nathan DM, Buse JB, Davidson MB, Ferrannini E, Holman RR, Sherwin R, Zinman B; American Diabetes Association; European Association for Study of Diabetes. Medical management of hyperglycemia in type 2 diabetes: a consensus algorithm for the initiation and adjustment of therapy:a consensus statement of the American Diabetes Association and the European Association for the Study of Diabetes. Diabetes Care 2009;32:193–203.

또한 고혈당에 노출되는 기간과 당뇨병의 합병증 발생 간에 상관관계가 있으므로 고혈당에 노출되는 기간을 최소화하기 위해서는 조기에 약물을 투여하는 적극적인 치료가 요구된다. 진단 시점부터 운동과 식이요법을 포함한 철저한 생활습관 조절 및 경구혈당강하제 단독요법으로 시작하는 것이 일반적이나, 단독요법으로 혈당 목표치에 도달하기 어려울 것으로 판단되는 경우에는 서로 다른 기전의 약제를 병용하는 병합요법이 초기에 필요할 수 있다.

철저한 혈당 조절의 목표는 우선적으로 당화혈색소를 기준으로 하고, 식후 2시간 및 공복에 자가혈당측정 수치를 함께 사용할 수 있다. 일반적으로 처음 당뇨병을 진단받은 환자에서는 우선 적극적인 생활습관 개선을 추천하고, 이것만으로 당화혈색소 목표치에 도달하지 못하는 경우에 약물 투여를 고려한다. 그러나 당뇨병 진단 당시 당화혈색소가 7.5~8.0% 이상인 경우에는 생활습관 개선과 동시에 경구혈당강하제를 바로 투여하는 것이 필요하다. 기본적으로 초기 치료 약물로서 metformin이 가장 선호되며, 그 외에도 다른 경구용 혈당강하제, GLP-1 효능제, 기저 인슐린을 단독 또는 metformin과의 병용요법을 사용할 수 있다. 당화혈색소 결과에 따라 2~3개월 간격으로 약제 용량을 증가시키고, 당화혈색소 목표치(6.5% 미만)에 도달한 경우에는 용량을 유지하거나, 경우에 따라 감량할 수 있다(Figure 2).

경구용 혈당강하제는 그 작용기전에 따라 Table 9와 같이 분류된다. 베타세포로부터 인슐린 분비를 직접 자극하는 sulfonylurea계 및 meglitinide계, 간에서 포도당 합성을 억제하는 biguanide계, 장에서 포도당 흡수를 억제하는 알파글루코시다제 억제제, 말초 인슐린 저항성을 개선시키는

31) Bennett WL, Maruthur NM, Singh S, Segal JB, Wilson LM, Chatterjee R, Marinopoulos SS, Puhan MA, Ranasinghe P, Block L, Nicholson WK, Hutfless S, Bass EB, Bolen S. Comparative effectiveness and safety of medications for type 2 diabetes: an update including new drugs and 2-drug combinations. Ann Intern Med 2011;154:602-13.

32) Van Gaal LF, De Leeuw IH. Rationale and options for combination therapy in the treatment of Type 2 diabetes. Diabetologia 2003;46 Suppl 1:M44-50.

33) Chipkin SR. How to select and combine oral agents for patients with type 2 diabetes mellitus. Am J Med 2005;118 Suppl 5A:4S-13S.

34) Yoon KH, Shin JA, Kwon HS, Lee SH, Min KW, Ahn YB, Yoo SJ, Ahn KJ, Park SW, Lee KW, Sung YA, Park TS, Kim MS, Kim YK, Nam MS, Kim HS, Park IeB, Park JS, Woo JT, Son HY. Comparison of the efficacy of glimepiride, metformin, and rosiglitazone monotherapy in korean drug-na ve type 2 diabetic patients: the practical evidence of antidiabetic monotherapy study. Diabetes Metab J 2011;35:26-33.

thiazolidinedione(TZD)계, 인크레틴의 효과를 증강시키는 dipeptidyl peptidase-4(DPP-4) 억제제와 신장 근위세뇨관에서 당의 재흡수를 억제하는 sodium glucose co-transporter 2(SGLT2) 억제제 등이 있다.

각 약물들은 당화혈색소 수치, 비만 또는 대사증후군 동반 여부, 인슐린 분비능, 저혈당 발생 가능성, 간, 심방 또는 신장 기능의 이상 여부 등을 기준으로 환자 개개인에 적합한 약물을 사용해야 한다. 특히 metformin은 신기능이 정상인 안정된 심부전 환자에서도 사용할 수 있다는 장점이 있으나 중증 신장애 환자의 경우 금기이다. TZD의 경우 증상이 있는 심부전 환자에게는 사용을 피한다(Figure 3).

Figure 2. 경구용 혈당강하제의 치료 알고리즘

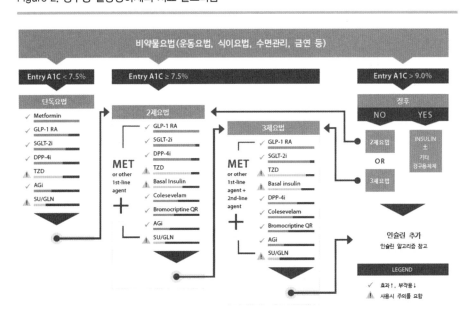

Table 9. 경구용 혈당강하제의 종류 및 특징

구분	약물명	작용기전	부작용
Sulfonylurea	glibenclamide(다오닐정) gliclazide(디아미크롱정) glipizide(다이그린정) glimepiride(아마릴정)	인슐린 분비 촉진	저혈당, 체중 증가, 용혈성 빈혈

구분	약물명	작용기전	부작용
Meglitinide (Non-sulfonylurea)	repaglinide(노보넘정) nateglinide(파스틱정) mitiglinide(글루패스트정)	인슐린 분비 촉진	저혈당, 체중 증가, 변비, 상기도 감염
Biguanide	metformin(글루파정, 다이아벡스정)	간의 당 생성 감소 인슐린 감수성 개선 포도당 흡수 저해	위장장애 (오심, 구토)
α-glucosidase inhibitor	acarbose(글루코바이정) voglibose(베이슨정)	다당류가 포도당으로 전환되는 데 필요한 소화효소 저해	소화장애 (복부팽만,장내 가스, 소화불량)
Thiazolidinedione	rosigitazone(아반디아정) pioglitazone(글레존정) lobeglitazone(듀비에정)	인슐린 감수성 개선	체중 증가, 부종 간 손상, 심부전
DPPIV inhibitor	sitagliptin(자누비아정) vildagliptin(가브스정) saxagliptin(온글라이자정) linagliptin(트라젠타정)	DPPIV 분해효소를 저해하여 인슐린 분비 촉진, 글루카곤 분비 감소 및 위 배출시간 연장	췌장염, 오심, 설사
SGLT-2 inhibitor (Glycosurics)	ipragliflozin(슈글렛정) empagliflozin(자디앙정) dapaglyflozin(포시가정)	세뇨관에서 포도당의 재흡수를 억제	요도염

Figure 3. 혈당강하제들의 부작용 비교

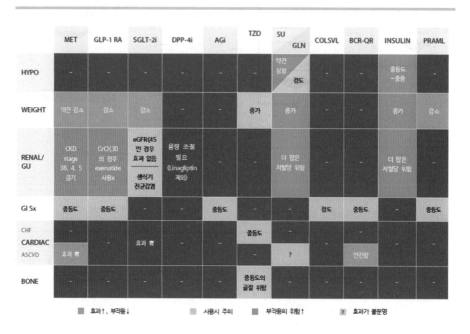

(2) 주사용 혈당강하제

• GLP-1 효능제[35][36]

GLP-1 효능제는 DPP-4 억제제와 마찬가지로 인크레틴의 효과를 증강시켜 인슐린 분비를 촉진하고 글루카곤의 분비를 감소시키며, 음식물의 위 배출시간을 연장시키는 주사용 혈당강하제이다. 위장관 부작용으로 인하여 복약 순응도가 떨어지고, 투약 비용이 비싸다는 단점이 있으나, 체중 감소를 일으키고 저혈당의 빈도가 적은 장점을 고려하여 환자의 상태에 따라 개별화하여 경구 혈당강하제(metformin, sulfonylurea, pioglitazone 등) 및 인슐린과 병용 사용할 수 있다.

Table 10. GLP-1 효능제의 종류 및 특징

구분	약물명	작용기전	부작용
GLP-1 receptor agonist	exenatide(바이에타펜주) liraglutide(빅토자펜주)	인슐린 분비 촉진, 글루카곤 분비 감소 및 위 배출시간 연장	위장장애, 체중 감소, 저혈당, 췌장염

• 인슐린[37][38][39][40][41][42]

경구용 혈당강하제 단독요법으로 당화혈색소 수치가 조절되지 않는 환자를 대상으로 기저 인슐린 요법을 추가로 진행할 수 있다(Figure 4). 그러나 이들 환자의 30~50%에서만 당화혈색소가 7% 이내로 유지되었으며, 초기에 목표

35) Diamant M, Van Gaal L, Guerci B, Stranks S, Han J, Malloy J, Boardman MK, Trautmann ME. Exenatide once weekly versus insulin glargine for type 2 diabetes (DURATION-3): 3-year results of an open-label randomised trial. Lancet Diabetes Endocrinol 2014;2:464-73.

36) Diamant M, Nauck MA, Shaginian R, Malone JK, Cleall S, Reaney M, de Vries D, Hoogwerf BJ, MacConell L, Wolffenbuttel BH; 4B Study Group. Glucagon-like peptide 1 receptor agonist or bolus insulin with optimized basal insulin in type 2 diabetes. Diabetes Care 2014;37:2763-73.

37) Inzucchi SE, Bergenstal RM, Buse JB, Diamant M, Ferrannini E, Nauck M, Peters AL, Tsapas A, Wender R, Matthews DR. Management of hyperglycemia in type 2 diabetes, 2015: a patientcentered approach: update to a position statement of the American Diabetes Association and the European Association for the Study of Diabetes. Diabetes Care. 2015;38:140-9.

38) Raccah D, Bretzel RG, Owens D, Riddle M. When basal insulin therapy in type 2 diabetes mellitus is not enough: what next? Diabetes Metab Res Rev 2007;23:257-64.

39) Janka HU, Plewe G, Riddle MC, Kliebe-Frisch C, Schweitzer MA, Yki-Järvinen H. Comparison of basal insulin added to oral agents versus twice-daily premixed insulin as initial insulin therapy for type 2 diabetes. Diabetes Care. 2005;28:254-259.

혈당에 도달한 환자도 시간의 경과에 따라 공복 혈당은 유지되나 식후 혈당이 점차적으로 증가하여 당화혈색소가 다시 상승하므로 식후 혈당 조절이 필요하게 된다. 따라서 이 경우에는 기저 인슐린의 증량보다는 기저 인슐린 요법의 한계를 극복하는 새로운 강화 인슐린 요법으로의 전환이 필요하다.

이때 선택할 수 있는 방법은 기저 인슐린에 식후 인슐린을 추가하는 방법(basal-plus)과 혼합형 인슐린으로 전환하는 방법이 있다. basal plus 요법은 식사에 의해 상승된 식후 혈당을 조절하여 목표 혈당에 도달할 때까지 인슐린을 단계별로 추가하므로 다회 인슐린 주사법으로 자연스럽게 이행되도록 한다. 혼합형 인슐린 요법은 기저 인슐린 요법에 비해 저혈당 위험과 체중 증가의 부담이 있으나, 기저 인슐린 요법으로 조절되지 않는 많은 환자의 적절한 혈당 조절이 가능하다.

Table 11. 인슐린 요법의 비교

	약물명	작용기전	부작용
장점	• 저혈당 발생 및 체중 증가 면에서 유리	• 비교적 당화혈색소가 높은 경우(>8.5%)에 효과적	• 식후 고혈당 조절에 기저 인슐린 요법보다 유리함 • 혼합형 인슐린 투여법보다 체중 증가
단점	• 비교적 당화혈색소가 높은 경우(>8.5%) 기저 인슐린 요법만으로 목표 당화혈색소에 도달하기 어려움	• 기저 인슐린 요법에 비해 저혈당 발생 빈도가 높고, 체중 증가가 많으며, 많은 용량이 요구됨	• 기저 인슐린 요법에 비해 잦은 주사가 요구되고, 잦은 저혈당이 나타남
기타	• 식후 혈당을 조절하기 위한 경구용 혈당강하제 병용 고려	• 치료 만족도 및 삶의 질 평가에는 이견 있음	• 치료 만족도 및 삶의 질 평가에는 이견이 있음

40) Hong ES, Khang AR, Yoon JW, Kang SM, Choi SH, Park KS, Jang HC, Shin H, Walford GA, Lim S. Comparison between sitagliptin as add-on therapy to insulin and insulin dose-increase therapy in uncontrolled Korean type 2 diabetes: CSI study. Diabetes Obes Metab 2012;14:795-802.

41) 당뇨병 진료지침, p.62, 대한당뇨병학회(2015).

42) Yki-J rvinen H, Kotronen A. Is there evidence to support use of premixed or prandial insulin regimens in insulin-naive or previously insulin-treated type 2 diabetic patients? Diabetes Care 2013;36 Suppl 2:S205-11.

Table 12. 인슐린의 종류 및 특징

인슐린의 유형	작용 발현시간 (onset)	최대 효과 발현시간 (peak effect)	작용시간 (duration)	최대 작용시간 (maximum duration)	외형
초단시간형(초속효성) 인슐린 (Rapid-acting insulin)					
Lispro (휴마로그)	15~30분	1~2시간	3~4시간	4~6시간	투명
Aspart (노보래피드)	15~30분	1~2시간	3~5시간	5~6시간	투명
Glulisine (애피드라)	15~30분	1~2시간	3~4시간	5~6시간	투명
단시간형(속효성) 인슐린 (Short-acting insulin)					
Humulin R (휴물린)	30분~1시간	2~3시간	4~6시간	6~8시간	투명
Novolin R (노보린)	30분~1시간	2~3시간	4~6시간	6~8시간	투명
중간형 인슐린 (Intermediate-acting insulin)					
Humulin N	2~4시간	4~8시간	8~12시간	14~18시간	불투명
장시간형 인슐린(지효성) (Long-acting insulin)					
Detemir(레버미어)	2시간	–	14~24시간	24시간	투명
Glargine (란투스)	4~5시간	–	22~24시간	24시간	투명
혼합형 인슐린					
Humalog mix 75/25	바이알 또는 펜형 인슐린 안에 서로 다른 인슐린이 섞여 있는 형태				불투명
Novolog mix 70/50					
Humulin 70/30					
Novolin 70/30					

Figure 4. 인슐린의 치료 알고리즘

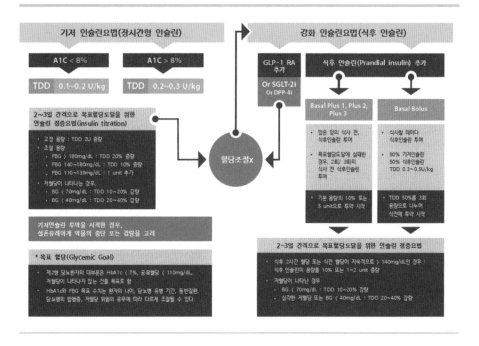

6) 상황별 약료

(1) 심혈관병증[43)44)45)46)47)48)49)50)]

• 고혈압

고혈압은 당뇨병 환자에게 미세혈관 및 대혈관 합병증을 일으키는 심각한
위험인자 중 하나이다. 제1형 당뇨병 환자 중 약 25% 정도, 제2형 당뇨병 환자 중
50% 이상에서 고혈압을 동반하며, 혈압 조절률 또한 비당뇨병 환자에 비해 낮다.
당뇨병 환자가 사망하는 주요 원인이 심혈관계질환임을 고려할 때 고혈압의 조절은
심근경색, 뇌졸중, 신부전의 예방과 이에 따른 사망률 감소에 매우 중요하다.

당뇨병 환자만을 대상으로 한 식이요법 및 운동요법 연구는 없으나, 일반인을

43) Tight blood pressure control and risk of macrovascular and microvascular complications in type 2 diabetes: UKPDS 38. UK Prospective Diabetes Study Group. BMJ 1998;317:703-13.

44) ACCORD Study Group, Cushman WC, Evans GW, Byington RP, Goff DC Jr, Grimm RH Jr, Cutler JA, Simons-Morton DG, Basile JN, Corson MA, Probstfield JL, Katz L, Peterson KA, Friedewald WT, Buse JB, Bigger JT, Gerstein HC, Ismail-Beigi F. Effects of intensive blood-pressure control in type 2 diabetes mellitus. N Engl J Med 2010;362:1575-85.

45) Go AS, Bauman MA, Coleman King SM, Fonarow GC, Lawrence W, Williams KA, Sanchez E; American Heart Association; American College of Cardiology; Centers for Disease Control and Prevention. An effective approach to high blood pressure control: a science advisory from the American Heart Association, the American College of Cardiology, and the Centers for Disease Control and Prevention. Hypertension 2014;63:878-85.

46) James PA, Oparil S, Carter BL, Cushman WC, Dennison-Himmelfarb C, Handler J, Lackland DT, LeFevre ML, MacKenzie TD, Ogedegbe O, Smith SC Jr, Svetkey LP, Taler SJ, Townsend RR, Wright JT Jr, Narva AS, Ortiz E. 2014 evidence-based guideline for the management of high blood pressure in adults: report from the panel members appointed to the Eighth Joint National Committee (JNC 8). JAMA 2014;311:507-20.

47) McBrien K, Rabi DM, Campbell N, Barnieh L, Clement F, Hemmelgarn BR, Tonelli M, Leiter LA, Klarenbach SW, Manns BJ. Intensive and standard blood pressure targets in patients with type 2 diabetes mellitus: systematic review and meta-analysis. Arch Intern Med 2012;172:1296-303.

48) Sacks FM, Svetkey LP, Vollmer WM, Appel LJ, Bray GA, Harsha D, Obarzanek E, Conlin PR, Miller ER 3rd, Simons-Morton DG, Karanja N, Lin PH; DASH-Sodium Collaborative Research Group. Effects on blood pressure of reduced dietary sodium and the Dietary Approaches to Stop Hypertension (DASH) diet. DASH-Sodium Collaborative Research Group. N Engl J Med 2001;344:3-10.

49) ALLHAT Officers and Coordinators for the ALLHAT Collaborative Research Group. The Antihypertensive and Lipid-Lowering Treatment to Prevent Heart Attack Trial. Major outcomes in high-risk hypertensive patients randomized to angiotensin-converting enzyme inhibitor or calcium channel blocker vs diuretic: the Antihypertensive and Lipid-Lowering Treatment to Prevent Heart Attack Trial (ALLHAT). JAMA 2002;288:2981-97.

50) Psaty BM, Lumley T, Furberg CD, Schellenbaum G, Pahor M, Alderman MH, Weiss NS. Health outcomes associated with various antihypertensive therapies used as first-line agents: a network meta-analysis. JAMA 2003;289:2534-44.

대상으로 한 DASH 연구에서는 생활습관 교정(체중 감량, 나트륨 섭취 제한, 신체활동 증가, 알코올 섭취 감소, 칼륨 섭취 증가 등)을 통해 단일 약제만큼의 혈압 개선 효과가 있음이 입증되었다. 혈압 조절의 목표는 130/80mmHg로 하고, 3개월 이상 생활습관 교정을 시행한 후에도 목표 혈압에 도달하지 못하는 경우나 초기부터 140/90mmHg 이상인 경우 생활습관 교정과 함께 약물요법을 시행하라고 권고한다.

사용할 수 있는 약제로는 앤지오텐신 전환효소(ACE) 저해제, 앤지오텐신 II 수용체 차단제(ARB), 베타 차단제(BB), 칼슘 차단제(CCB), 이뇨제가 있다. 1차 치료제로는 ACE 저해제 또는 ARB를 사용하며, 1차 치료제로 혈압이 충분히 조절되지 않는 경우에는 약제 부작용을 줄이고 혈압 강하 효과를 증대시키기 위해 다른 계열의 약제를 추가하는 것이 바람직하다. 2차 병용약제로는 칼슘 차단제를 우선적으로 고려하며, 그 외의 약제로 베타차단제, 이뇨제를 사용할 수 있다. 단, ACE 저해제, ARB, 이뇨제는 치료 시작 첫 2개월 내에 혈청 크레아틴 및 칼륨의 수치가 상승할 수 있어 이해 대한 모니터링이 필요하다.

• 고지혈증[51)52)53)54)55)]

제2형 당뇨병 환자의 약 80%에서 고지혈증이 동반되며, 이러한 이상지질 혈증이 심혈관계 질환의 위험을 증가시킨다. 심한 고중성지방혈증으로 인한

51) Stevens RJ, Kothari V, Adler AI, Stratton IM, United Kingdom Prospective Diabetes Study G. The UKPDS risk engine: a model for the risk of coronary heart disease in Type II diabetes (UKPDS 56). Clinical science 2001;101:671-9.

52) Baigent C, Keech A, Kearney PM, Blackwell L, Buck G, Pollicino C, Kirby A, Sourjina T, Peto R, Collins R, Simes R; Cholesterol Treatment Trialists' (CTT) Collaborators. Efficacy and safety of cholesterollowering treatment: prospective meta-analysis of data from 90,056 participants in 14 randomised trials of statins. Lancet 2005;366:1267-78.

53) Cholesterol Treatment Trialists C, Kearney PM, Blackwell L, Collins R, Keech A, Simes J, Peto R, Armitage J, Baigent C. Efficacy of cholesterol-lowering therapy in 18,686 people with diabetes in 14 randomised trials of statins: a meta-analysis. Lancet 2008;371:117-25.

54) ACCORD Study Group, Ginsberg HN, Elam MB, Lovato LC, Crouse JR 3rd, Leiter LA, Linz P, Friedewald WT, Buse JB, Gerstein HC, Probstfield J, Grimm RH, Ismail-Beigi F, Bigger JT, Goff DC Jr, Cushman WC, Simons-Morton DG, Byington RP. Effects of combination lipid therapy in type 2 diabetes mellitus. N Engl J Med 2010;362:1563-74.

55) Investigators A-H, Boden WE, Probstfield JL, Anderson T, Chaitman BR, Desvignes-Nickens P, Koprowicz K, McBride R, Teo K, Weintraub W. Niacin in patients with low HDL cholesterol levels receiving intensive statin therapy. The New England journal of medicine 2011;365:2255-67.

췌장염의 위험이 있는 경우를 제외하고 대부분의 당뇨병 환자에서 가장 중요한 고지혈증 치료 목표는 LDL 콜레스테롤을 100mg/dL 미만으로 감소시키는 것이다(Table 13). 콜레스테롤과 포화지방산이 함유된 음식을 줄이는 식사요법과 규칙적인 유산소 운동을 비롯한 생활습관 교정, 체중 감량, 금연을 통하여 지질 농도의 개선 및 고지혈증의 예방이 가능하다.

　　당뇨병 환자의 고지혈증 치료에 사용할 수 있는 1차 치료제는 스타틴 계열 약물(statins)로, 만약 최대 용량의 스타틴 계열 약물로도 충분한 LDL 감소 효과를 얻을 수 없는 경우 niacin, fenofibrate, ezetimibe, 담즙산 결합수지와 같은 LDL 강하효과가 있는 다른 약제를 병용하여 사용할 수 있다. 만약 LDL은 목표 수치에 도달하였으나 중성지방이 목표 수치에 도달하지 못한 경우에는 fenofibrate, 서방형 nicotinic acid, omega-3 지방산을 추가로 사용한다. 중성지방이 400mg/dL을 초과하는 경우에는 1차 치료제로 스타틴 계열 약물 대신 fenofibrate를 사용하며, 1,000mg/dL을 넘는 심한 고중성지방혈증이 있는 경우에는 급성 췌장염의 위험을 감소시키기 위해 fenofibrate로 즉각적인 약물치료가 필요하다.

Table 13. 당뇨병 환자에서의 지질 및 지질단백질 치료 목표와 치료 약물(ADA guideline)

파라미터	목표	치료
LDL 콜레스테롤	〈 100mg/dL 〈 70mg/dL (심혈관질환 가진 환자)	스타틴 계열 약물, niacin, fenofibrate, ezetimibe, 담즙산 결합수지
HDL 콜레스테롤	남성 〉 40mg/dL 여성 〉 50mg/dL	니코틴산, fenofibrate
중성지방	〈 150mg/dL	fenofibrate, 고용량 스타틴 계열 약물

(2) 당뇨병성 망막병증[56][57][58]

당뇨병성 망막병증은 당뇨병 환자에게 매우 특징적인 혈관 합병증이며, 20~74세의 성인 실명의 가장 흔한 원인이다. 당뇨병 유병기간이 길어질수록 당뇨병성 망막병증의 위험은 증가하며, 이 외에도 만성 고혈당, 당뇨병성 신증, 고혈압, 고지혈증 또한 영향을 미친다.[59][60][61]

일반적으로 상당 기간 당뇨병으로 진단되지 않았던 기간이 선행될 것으로 추정되는 제2형 당뇨병 환자의 경우 진단 당시 안저검사를 포함한 포괄적인 안과 진찰을 받도록 하며, 이후 매년 정기적인 안과검진을 받도록 권고한다. 레이저 광응고술은 당뇨병성 망막병증 환자의 시력 상실을 막는데 효과가 있다고 입증된 수술 요법으로, 고위험군이거나 고위험군에 가까운 망막병증에 1차적으로 추천된다.

최근 유전자재조합 기술에 의한 혈관내피세포성장인자(VEGF)에 대한 단일항체는 황반부종의 진행을 억제하고, 일부 환자에서는 시력의 호전을 기대할 수 있는 치료법으로 제시되고 있다.

56) ACCORD Study Group; ACCORD Eye Study Group, Chew EY, Ambrosius WT, Davis MD, Danis RP, Gangaputra S, Greven CM, Hubbard L, Esser BA, Lovato JF, Perdue LH, Goff DC Jr, Cushman WC, Ginsberg HN, Elam MB, Genuth S, Gerstein HC, Schubart U, Fine LJ. Effects of medical therapies on retinopathy progression in type 2 diabetes. N Engl J Med 2010;363:233-44.

57) Leske MC, Wu SY, Hennis A, Hyman L, Nemesure B, Yang L, Schachat AP; Barbados Eye Study Group. Hyperglycemia, blood pressure, and the 9-year incidence of diabetic retinopathy: the Barbados Eye Studies. Ophthalmology 2005;112:799-805.

58) Nguyen QD, Brown DM, Marcus DM, Boyer DS, Patel S, Feiner L, Gibson A, Sy J, Rundle AC, Hopkins JJ, Rubio RG, Ehrlich JS; RISE and RIDE Research Group. Ranibizumab for diabetic macular edema: results from 2 phase III randomized trials: RISE and RIDE. Ophthalmology 2012;119:789-801.

59) ACCORD Study Group; ACCORD Eye Study Group, Chew EY, Ambrosius WT, Davis MD, Danis RP, Gangaputra S, Greven CM, Hubbard L, Esser BA, Lovato JF, Perdue LH, Goff DC Jr, Cushman WC, Ginsberg HN, Elam MB, Genuth S, Gerstein HC, Schubart U, Fine LJ. Effects of medical therapies on retinopathy progression in type 2 diabetes. N Engl J Med 2010;363:233-44.

60) Leske MC, Wu SY, Hennis A, Hyman L, Nemesure B, Yang L, Schachat AP; Barbados Eye Study Group. Hyperglycemia, blood pressure, and the 9-year incidence of diabetic retinopathy: the Barbados Eye Studies. Ophthalmology 2005;112:799-805.

61) Nguyen QD, Brown DM, Marcus DM, Boyer DS, Patel S, Feiner L, Gibson A, Sy J, Rundle AC, Hopkins JJ, Rubio RG, Ehrlich JS; RISE and RIDE Research Group. Ranibizumab for diabetic macular edema: results from 2 phase III randomized trials: RISE and RIDE. Ophthalmology 2012;119:789-801.

(3) 당뇨병성 신증[62)63)64)65)66)]

당뇨병성 신증은 당뇨병 환자의 20~40%에서 발생하며, 말기 신부전증의 가장 흔한 원인이다. 지속적인 알부민뇨는 제1형 당뇨병에서 신증의 초기 단계로 나타나며, 제2형 당뇨병에서는 신증의 발생뿐 아니라 심혈관질환의 위험도를 나타내는 지표이기도 하다. 당뇨병성 신증의 예방을 위해 일반적인 경우 혈압을 130/80mmHg 미만으로, 단백뇨가 있는 경우에는 125/75mmHg 미만으로 유지하는 것이 권장된다. 단백질 섭취 제한 또한 당뇨병성 신증 환자의 알부민뇨로의 진행, 사구체 여과율의 감소, 그리고 말기 신부전증의 발생을 줄인다는 연구들이 있었으나, 최근의 연구에서는 증명되지 못하여 적절한 혈당과 혈압의 조절에도 불구하고 신증이 악화되는 환자들에서만 고려하는 것이 일반적이다. 단백질의 섭취를 제한하는 경우, 신증의 초기 단계에서는 0.8~1.0g/kg/day로, 후기 단계에서는 0.8g/kg/day로 제한한다.

제1형 당뇨병에서는 앤지오텐신 전환효소(ACE) 저해제를 이용하여 수축기 혈압을 140mmHg 미만으로 유지하는 것이 다른 고혈압약제에 비하여 신증의 진행을 억제하는데 가장 효과적이었으며, 앤지오텐신Ⅱ 수용체 차단제(ARB)는 제2형 당뇨병 환자의 단백뇨 진행과 말기 신부전증으로의 이행을 억제하는 것으로 알려졌다. 이뇨제, 칼슘 수용체 억제제, 베타차단제 등은 최대 용량의 ACE 저해제나 ARB를 사용함에도 불구하고 부가적인 혈압 강하가 필요한 경우, 또는 ACE 저해제나 ARB를 사용할 수 없을 때 사용한다.

62) Canadian Diabetes Association Clinical Practice Guidelines Expert Committee. Chronic kidney disease in diabetes. Can J Diabetes 2008;32 Suppl 1:S126-33.

63) Kasiske BL, Lakatua JD, Ma JZ, Louis TA. A meta-analysis of the effects of dietary protein restriction on the rate of decline in renal function. Am J Kidney Dis 1998;31:954-61.

64) Wheeler ML, Dunbar SA, Jaacks LM, Karmally W, Mayer-Davis EJ, Wylie-Rosett J, Yancy WS Jr. Macronutrients, food groups, and eating patterns in the management of diabetes: a systematic review of the literature, 2010. Diabetes Care 2012;35:434-45.

65) Lewis EJ, Hunsicker LG, Bain RP, Rohde RD. The effect of angiotensin-converting-enzyme inhibition on diabetic nephropathy. The Collaborative Study Group. N Engl J Med 1993;329:1456-62.

66) Brenner BM, Cooper ME, de Zeeuw D, Keane WF, Mitch WE, Parving HH, Remuzzi G, Snapinn SM, Zhang Z, Shahinfar S; RENAAL Study Investigators. Effects of losartan on renal and cardiovascular outcomes in patients with type 2 diabetes and nephropathy. N Engl J Med 2001;345:861-9.

(4) 당뇨병성 신경병증

• 말초신경병증[67)68)69)]

당뇨병성 신경병증은 국소적 또는 전신적으로 다양한 임상증상들이 나타날 수 있으며, 이 중 가장 흔한 것은 당뇨병성 말초신경병증이다. 말초신경병증을 동반한 당뇨병 환자의 치료에서 가장 중요한 것은 안정적이고 이상적인 혈당 조절이다. 비타민 B_{12}와 엽산의 보충, 절주 및 금연은 신경병증의 예방에 도움이 되며, 저린 감각, 시린 느낌, 통증과 같은 증상이 나타나는 경우에는 약물 치료를 시작한다. 현재 당뇨병성 말초신경병증의 증상 개선에 사용하는 약제로는 항경련제, 삼환계 항우울제(TCA), 세로토닌/노르에피네프린(노르아드레날린) 재흡수 억제제(SNRI) 등이 있다(Table 14).

Table 14. 당뇨병성 신경병증의 증상 개선에 사용하는 약제

분류	약물
1차 선택약	항경련제(Pregabalin), 선택적 세로토닌/노르에피네프린 재흡수 억제제(duloxetine), 아편유사제(oycodone CR), 삼환계 항우울제
2차 선택약	항경련제(Carbamazepine, Gabapentin, Lamotrigine), Tramadol, venlataxine ER
국소제제	캡사이신, 리도카인
기타	Bupropion, Citalopram, Methadone, Paroxetine, Phenytoin, Topiremate

• 족부궤양[70)71)72)73)74)]

족부궤양은 당뇨병성 신경병증 및 말초 동맥질환의 흔한 합병증으로 당뇨병 환자 장애의 주요 원인이다. 따라서 발을 보호하기 위한 기본적인 발 관리 지침을 실천하도록 환자에게 교육하고(Table 15), 환자에 대한 철저한 검사를 진행하여

67) Kim SS, Won JC, Kwon HS, Kim CH, Lee JH, Park TS, Ko KS, Cha BY. Prevalence and clinical implications of painful diabetic peripheral neuropathy in type 2 diabetes: results from a nationwide hospital-based study of diabetic neuropathy in Korea. Diabetes Res Clin Pract 2014;103:522-9.

68) Boulton AJ, Gries FA, Jervell JA. Guidelines for the diagnosis and outpatient management of diabetic peripheral neuropathy. Diabet Med 1998;15:508-14.

69) Boulton AJ, Vinik AI, Arezzo JC, Bril V, Feldman EL, Freeman R, Malik RA, Maser RE, Sosenko JM, Ziegler D; American Diabetes Association. Diabetic neuropathies: a statement by the American Diabetes Association. Diabetes Care 2005;28:956-62.

70) 보건복지부지정 2형 당뇨병 임상연구센터. 당뇨발병변 진료지침. 서울: 보건복지부지정 2형 당뇨병 임상연구센터; 2007.

발 위험도를 분류하고 이에 따라 전문의 또는 팀에 의한 협진, 치료, 추적 관찰 일정을 정해야 한다(Table 16). 이 때 위험도 분류 범주가 증가할수록 족부 궤양, 입원, 절단의 위험이 증가하게 된다.

신경병증이 있거나 족저압 증가의 증거(ex: 발적, 열감, 굳은 살, 증가된 족저 압력 측정치)를 지닌 환자의 경우 잘 맞는 보행용 신발이나 운동화가 발에 완충 역할을 하고 압력을 분산시켜 도움이 될 수 있다. 굳은 살은 발 관리 전문가 또는 경험이 있는 의료인이 수술용 메스로 제거할 수 있다. 뼈 변형이 있는 환자는 볼이 넓거나 속이 깊은 신발이 필요할 수 있다. 족부궤양 및 상처는 당뇨병성 족부병변에 경험이 있는 발 전문가나 정형외과, 혈관외과 의사, 또는 재활 전문가의 관리가 필요할 수 있다. 특히 만성 상처의 경우, 이를 급성 상처로 만들어주는 변연절제술을 시행하여 발의 상처를 치유할 수 있다.

Table 15. 기본적인 발 관리지침

- 발을 매일 관찰하고 물집, 개방된 상처, 출혈, 발톱의 문제점, 발적 등을 관찰한다. 만약 스스로 할 수 없다면 다른 사람의 도움을 받도록 한다. 문제점이 발견된 경우 의료진에게 보이도록 한다.
- 발을 보호하기 위해 알맞은 신발을 신는다. 고위험 발은 치료용 맞춤형 신발을 신도록 한다.
- 발을 매일 규칙적으로 닦고, 물에 장시간 담그지 않는다. 발을 닦을 때에는 너무 뜨거운 물이 아닌지 온도를 확인한다. 발에 로션을 바르되, 발가락 사이에 바르는 것은 피하도록 한다.
- 발톱깎이나 면도날에 발이 다치지 않도록 한다. 발톱은 일자로 자르도록 하며, 발톱 가장자리는 줄로 갈도록 한다. 굳은살이나 티눈을 면도날로 자르지 않도록 하고 의료진에 보이도록 한다.

71) Boulton AJ, Armstrong DG, Albert SF, Frykberg RG, Hellman R, Kirkman MS, Lavery LA, Lemaster JW, Mills JL Sr, Mueller MJ, Sheehan P, Wukich DK; American Diabetes Association; American Association of Clinical Endocrinologists. Comprehensive foot examination and risk assessment: a report of the task force of the foot care interest group of the American Diabetes Association, with endorsement by the American Association of Clinical Endocrinologists. Diabetes Care 2008;31:1679-85.

72) Apelqvist J, Bakker K, van Houtum WH, Schaper NC; International Working Group on the Diabetic Foot(IWGDF) Editorial Board. Practical guidelines on the management and prevention of the diabetic foot: based upon the International Consensus on the Diabetic Foot (2007) Prepared by the International Working Group on the Diabetic Foot. Diabetes Metab Res Rev 2008;24 Suppl 1:S181-7.

73) American Diabetes Association. Consensus development conference on diabetic foot wound care: 7-8 April 1999, Boston, Massachusetts. American Diabetes Association. Diabetes Care 1999;22:1354-60.

74) Mayfield JA, Reiber GE, Sanders LJ, Janisse D, Pogach LM; American Diabetes Association. Preventive foot care in diabetes. Diabetes Care 2004;27 Suppl 1:S63-4.

Table 16. 종합적인 발 검사에 따른 위험도 분류

위험도	정의	치료 권고안	추적 관찰
0	발 보호감각 소실, 발 변형, 말초동맥질환이 모두 없는 경우	환자 교육 (ex: 적절한 신발에 대한 조언)	매년 (일반의 또는 전문의)
1	발 보호감각 소실 ±발 변형	치료용 또는 맞춤신발 고려 발 변형이 신발로 해결되지 않는 경우, 예방적 수술 고려, 환자 교육 지속	3~6개월 간격 (일반의 또는 전문의)
2	말초동맥질환 ±발 보호감각 소실	치료용 또는 맞춤신발 고려 종합적 관리를 위해 혈관전문의와의 협진 고려	2~3개월 간격 (전문의)
3	족부궤양 또는 절단의 과거력	위험도 분류 1과 동일 말초동맥질환이 있는 경우 종합적 관리를 위해 혈관전문의와의 협진 고려	1~2개월 간격 (전문의)

4. 결론[75][76]

당뇨병은 췌장이 충분한 인슐린을 생산하지 못하거나 생산된 인슐린을 몸에서 효과적으로 사용하지 못하는 만성질환이다. 당뇨병 환자의 고혈당은 심혈관계 질환의 위험을 증가시키며, 신부전이나 뇌졸중 등의 합병증을 발생시킬 수 있다. 당뇨병은 비만과 같은 대사질환에 영향을 많이 받기 때문에 생활습관에 유의하며 적절한 치료를 하는 것이 중요하다.

75) Emerging Risk Factors Collaboration, Sarwar N, Gao P, Seshasai SR, Gobin R, Kaptoge S, Di Angelantonio E, Ingelsson E, Lawlor DA, Selvin E, Stampfer M, Stehouwer CD, Lewington S, Pennells L, Thompson A, Sattar N, White IR, Ray KK, Danesh J. Diabetes mellitus, fasting blood glucose concentration, and risk of vascular disease: a collaborative meta-analysis of 102 prospective studies. 2010 Jun 26;375(9733):2215-22. doi: 10.1016/S0140-6736(10)60484-9.

76) NCD Risk Factor Collaboration (NCD-RisC). Worldwide trends in diabetes since 1980: a pooled analysis of 751 population-based studies with 4.4 million participants. 2016 Apr 9;387(10027):1513-30. doi: 10.1016/S0140-6736(16)00618-8. Epub 2016 Apr 6.

PART

05

류마티스
관절염

류마티스 관절염
Rheumatoid Arthritis

1. 류마티스 관절염의 정의[1)2)3)]

류마티스 관절염(rheumatoid arthritis)은 관절 활막의 자가면역반응에 의해 지속적인 염증 반응이 발생하는 진행성 만성 질환이다(Figure 1). 이로 인해 혈관염, 안구염, 심폐질환 등의 합병증이 나타날 수 있다.

2. 류마티스 관절염의 분류[4)5)6)]

1987년 미국 류마티스 학회의 류마티스 관절염 분류 기준은 질환의 초기 환자를 구분하는 데에 있어서 민감도가 부족하였다. 따라서 류마티스 관절염을

1) 신일북스, 약물치료학, 류마티스 관절염, 2014, p.1407.

2) Yong-Beom Park, M.D., PhD. 류마티스 관절염의 치료 동향과 지침. 연세대학교 의과대학 내과학교실. 대한내과학회지: 제76권 제1호 2009

3) Lee DM, Weinblatt ME. *Rheumatoid arthritis. Lancet* 358:903–911, 2001

4) Jung-Soo Song, 류마티스 관절염의 새로운 분류기준. 중앙대학교 의과대학 내과학교실 류마티스내과. 대한내과학회지: 제87권 제4호 2014

5) Daniel Aletaha,1 Tuhina Neogi,2 Alan J. Silman et al. 2010 Rheumatoid Arthritis Classification Criteria. ARTHRITIS & RHEUMATISM Vol. 62, No. 9, September 2010, pp 2569–2581

6) JASVINDER A. SINGH,1 KENNETH G. SAAG,1 S. LOUIS BRIDGES JR. 2015 American College of Rheumatology Guideline for the Treatment of Rheumatoid Arthritis. Arthritis Care & Research DOI 10.1002/acr.22783VC 2015, American College of Rheumatology

Figure 1. Rheumatoid arthritis

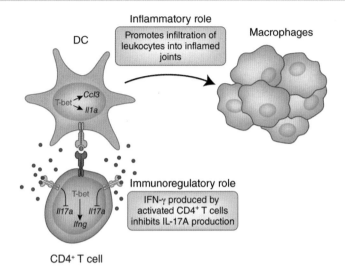

T-bet in disease, Vanja Lazarevic & Laurie H Glimcher, AffiliationsCorresponding author,
Nature Immunology 12, 597 - 606 (2011)
http://www.nature.com/ni/journal/v12/n7/fig_tab/ni.2059_F4.html

분류하는 새로운 기준을 마련하기 위해 미국과 유럽의 류마티스 학회(ACR/
EULAR)가 연합하여 위원회가 구성되었고, 2010 ACR/EULAR 분류 기준을
마련하게 되었다(Table 1). 이 약료지침안의 약물요법은 이후 개정된 2015
ACR 가이드라인에 따라 서술하였고 류마티스 관절염 환자의 질병 활성도에
따라 낮은 활성, 중등도 활성, 높은 활성으로 분류하여 그에 따른 적절한 약물
요법을 정리하였다. 류마티스 관절염 환자의 증상 정도에 따른 구분은 다음
Table 2와 같다.

Table 1. 2010 ACR/EULAR 류마티스 관절염 분류 기준

1)~4) 항목의 최고점들을 합산, 6점 이상이면 '명백한 류마티스 관절염'으로 분류	점수
1) 관절 침범	
1개의 큰 관절	0
2~10개의 큰 관절	1
1~3개의 작은 관절 (큰 관절 침범과 상관없이)	2
4~10개의 작은 관절 (큰 관절 침범과 상관없이)	3
10개를 초과한 관절 (적어도 1개의 작은 관절 포함)	5

1)~4) 항목의 최고점들을 합산, 6점 이상이면 '명백한 류마티스 관절염'으로 분류	점수
2) 혈청검사 (분류를 위하여 적어도 1개의 검사 결과가 필요)	
류마티스 인자 음성이면서 ACPA 음성	0
류마티스 인자 낮은 양성 또는 ACPA 낮은 양성	2
류마티스 인자 낮은 양성 또는 ACPA 높은 양성	3
3) 급성 반응기 물질 (적어도 1개의 검사 결과가 필요)	
정상 CRP 그리고 정상 ESR	0
비정상 CRP 그리고 비정상 ESR	1
4) 증상 지속 기간	
6주 미만	0
6주 이상	1

Table 2. 2015 ACR 류마티스 관절염 질병 활성도에 따른 분류 기준

분류 기준	질병 활성 수준 기준치
환자 활성 규모 (범위: 0~10)	• 병의 일시적인 완화: 0~0.25 • 낮은 활성: 0.26~3.7 • 중등도 활성: 3.71~7.99 • 높은 활성: 8.0~10.0
일상생활 평가 지수 (범위: 0~10)	• 병의 일시적인 완화: 0~1.0 • 낮은 활성: 1.01~2.0 • 증등도 활성: 2.01~4.0 • 높은 활성: 4.01~10
임상결과에 의한 질병 활성 지수 (범위: 0~76.0)	• 병의 일시적인 완화: 0~2.8 • 낮은 활성: 2.81~10.0 • 중등도 활성: 10.01~20.0 • 높은 활성: 〉 22
28개의 관절에서 질병 활성 점수 (범위: 0~9.4)	• 병의 일시적인 완화: 〈 2.6 • 낮은 활성: 2.6~3.19 • 중등도 활성: 3.2~5.1 • 높은 활성: 〉 5.1
단순화한 질병 활성 지수 (범위: 0~86.0)	• 병의 일시적인 완화: 0~3.3 • 낮은 활성: 3.31~11.0 • 중등도 활성: 11.01~26.0 • 높은 활성: 〉 26

3. 류마티스 관절염의 약료

1) 약료의 목표[7)8)]

　류마티스 관절염에서 약료의 목표는 관절 손상의 예방과 조절, 관절기능 손상의 방지, 통증의 경감을 통해 일상활동을 유지시키며, 삶의 질을 최대화하는 것이다.

2) 약료의 일반적 접근 방법[9)10)11)]

　현재까지 류마티스 관절염은 완치할 수 없는 질환으로 알려져 있다. 그러나 다양한 약제의 개발로 최소한 질병의 진행을 억제할 수는 있게 되었으며, 완치를 목표로 현재 많은 연구와 약제 개발이 이루어지고 있다. 류마티스 관절염에 사용되는 약제로는 염증 완화를 위한 비스테로이드성 소염진통제(non-steroidal anti-inflammatory drugs, NSAIDs)와 글루코코르티코이드(glucocorticoid), 관절 손상 등의 질병 진행 억제를 위한 질환 변경 항류마티스제(disease modifying anti-rheumatic drugs, DMARDs), 생물학적 제제인 TNF-α inhibitor(TNFi) 등이 사용되고 있다.

　초기 류마티스 관절염 환자는 질병 활성도와 관계없이 우선 DMARD 단일 요법으로 치료하고 치료에 실패할 경우 DMARD 병용요법 또는 TNFi±

7) Arthritis foundation. Rheumatoid arthritis treatment goals. available at http://www.arthritis.org/about-arthritis/types/rheumatoid-arthritis/treatment.php.(accessed on February 1, 2018)

8) Smolen JS1, Aletaha D. What should be our treatment goal in rheumatoid arthritis today? Clin Exp Rheumatol. 2006 Nov-Dec;24(6 Suppl 43):S-7-13.

9) JASVINDER A. SINGH, KENNETH G. SAAG, S. LOUIS BRIDGES JR. et al. 2015 American College of Rheumatology Guideline for the Treatment of Rheumatoid Arthritis. American College of Rheumatology. 2015

10) JASVINDER A. SINGH,1 KENNETH G. SAAG,1 S. LOUIS BRIDGES JR. 2015 American College of Rheumatology Guideline for the Treatment of Rheumatoid Arthritis. Arthritis Care & Research DOI 10.1002/acr.22783VC 2015, American College of Rheumatology

11) Josef S Smolen,1,2 Robert Landew,3 Ferdinand C Breedveld et al. EULAR recommendations for the management of rheumatoid arthritis with synthetic and biological disease-modifying antirheumatic drugs. Ann Rheum Dis 2010;69:964-975.

methotrexate(MTX), non-TNFi 생물학적 제제±MTX 중 선택해서 시행할 것을 권고하고 있다. 또한 중등도 또는 높은 질병 활성을 나타내는 환자에게는 최소 용량의 glucocorticoids(≤10mg/day의 prednisone 또는 그에 동등한 약물)를 추가하여 투여할 수 있다(Figure 1).

중기 류마티스 관절염 환자는 초반에는 초기 류마티스 관절염 환자와 동일하게 진행하고, 이후 TNFi나 non-TNFi의 단일요법이 실패할 경우 Figure 2의 알고리즘에 따라 치료한다. 또한 중등도 또는 높은 질병 활성을 나타내는 환자에게는 최소 용량의 glucocorticoids(≤10mg/day의 prednisone 또는 그에 동등한 약물)를 추가하여 투여할 수 있다.

Figure 1. 2015 ACR guideline: 초기 류마티스 관절염 환자의 치료

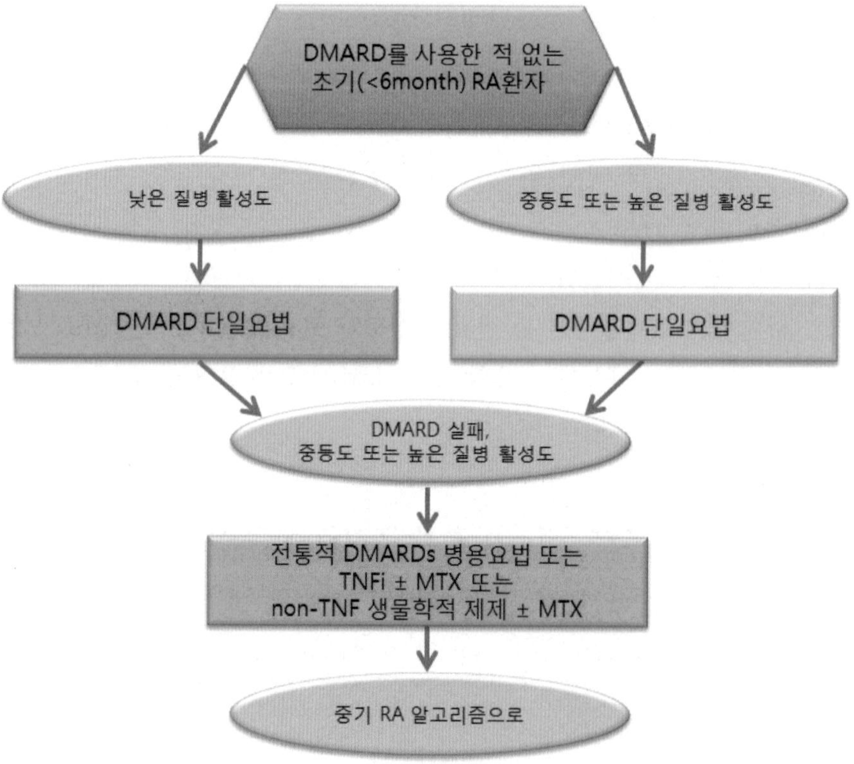

Figure 2. 2015 ACR guideline: 중기 류마티스 관절염 환자의 치료

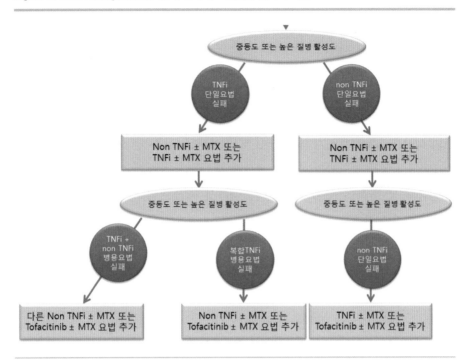

3) 비약물요법

(1) 식이요법[12)13)14)15)]

류마티스 관절염의 악화를 막기 위해선 약물요법뿐만 아니라 식이요법도 중요하다. 비록 식이요법 자체만으로 류마티스 관절염을 치료하거나 질병의 진행을 막지는 못하지만 특정 음식을 피하거나 특정 음식을 조금 더 섭취하는

12) Li S, Micheletti R. Role of diet in rheumatic disease. Rheum Dis Clin North Am. 2011;37:119-133.

13) Frommer KW, Schäffler A, Rehart S et al. Free fatty acids: potential proinflammatory mediators in rheumatic diseases. Ann Rheum Dis. 2015;74:303-310.

14) O'Connor Á. An overview of the role of diet in the treatment of rheumatoid arthritis. nutrion bulletin.

15) Li S, Micheletti R. Role of diet in rheumatic disease. Rheum Dis Clin North Am. 2011;37:119-133.

방향으로 식이요법을 시행하게 되면 류마티스 관절염의 원인인 면역반응을 약화시킬 수 있어 류마티스 관절염 치료에 도움이 된다.

류마티스 관절염 환자를 위한 식이요법은 제외 식이요법, 지중해식 식이요법, 엘리멘탈 식이요법으로 구성되어있다. 이중 제외 식이요법은 계란, 우유, 옥수수, 밀, 베이컨, 돼지고기, 커피 등을 섭취하지 않는 것으로 면역반응을 일으키는 항원이 음식에도 존재할 수 있다는 이론에 의해 만들어졌다. 실제로 제외 식이요법을 시행하지 않은 군에 비해 시행한 군에서는 아침 기상 시 통증이 감소하거나 통증을 느끼는 관절의 개수가 감소하는 등 제외 식이요법이 류마티스 관절염 증상 완화에 도움이 되었다. 따라서 약사는 환자가 제외 식이요법을 시행할 수 있도록 도움을 주어야 한다.

지중해식 식이요법(mediterranean diet) 또한 류마티스 관절염 증상 완화에 도움이 된다. 지중해식 식이요법이란 과일이나 야채, 생선, 올리브유를 많이 섭취하고 육류는 적게 섭취하는 식이요법이다. 포화지방산이 풍부한 소고기, 돼지고기, 닭고기 등의 육류를 최대한 피하고 생선이나, 올리브유를 대체 섭취하는 이유는 연골세포에서의 염증반응을 최소화시키기 위해서다. 포화지방산이 불포화지방산에 비해 연골세포에서 염증매개인자인 IL-6를 더 잘 유도시킨다는 연구 결과가 있는 만큼 염증반응이 이미 활발한 류마티스 관절염 환자는 포화지방산에 의한 부가적인 염증반응이 일어나지 않도록 육류와 같은 포화지방산이 많이 함유된 음식은 피해야 한다. 그리고 과일이나 야채류를 많이 섭취하면 류마티스 관절염에 도움이 될 수 있다.

제외 식이요법, 지중해식 식이요법 외에 엘리멘탈 식이요법(elemental diet) 또한 류마티스 관절염 환자에게 적용할 수 있는 식이요법이다. 엘리멘탈 식이요법은 필수 아미노산, 중쇄 지방산, 비타민, 미네랄 등의 영양소가 함유된 파우더 형태의 건강보조식품을 섭취하는 식이요법이다. 엘리멘탈 식이요법은 우리 몸에 가장 기초가 되고 필수적인 영양소를 섭취하는 식이이므로 지금까지 살펴본 제외 식이요법, 지중해식 식이요법을 시행하면서 기본적으로 행해야할 식이요법이다. 물론 엘리멘탈 식이요법을 약물요법 없이 단독으로 시행하기에는 환자의 영양상태와 면역력 등을 고려할 때 권장되지 않으므로 약물요법과 병행하여 시행해야 한다.

(2) 건강기능식품

식이요법과 더불어 건강기능식품의 사용도 류마티스 관절염의 치료에 도움을 줄 수 있다. 류마티스 관절염에 효과가 있는 건강기능식품으로는 커큐민(curcumin)과 레스베라트롤(resveratrol)이 있다. 약사는 류마티스 관절염 치료에 사용되는 전문의약품뿐만 아니라 아래에 소개될 커큐민과 레스베라트롤과 같은 건강기능식품들을 숙지하고 치료에 도움을 줄 수 있어야 한다.

• 커큐민 [16][17][18]

류마티스 관절염의 증상은 자가면역반응으로 생긴 염증 때문이다. 따라서 염증반응을 감소시켜주면 류마티스 관절염 환자의 통증을 상당부분 감소시킬 수 있다. 커큐민은 pro-inflammatory enzymes인 cyclooxygenase와 lipoxygenases의 활성을 억제하고, inflammatory transcription factor인 NF-κB와 STAT-3를 조절함으로써 효과적인 항염증 작용을 나타내므로 류마티스 관절염 환자의 염증반응을 감소시켜 줄 것이다. 비록 류마티스 관절염의 원인인 자가면역반응을 억제하지는 못하지만 염증반응으로 인한 통증을 조절해 환자 삶의 질을 높일 것으로 기대된다.

16) Belcaro G, Ceasrone M, Dugall M et al. Efficacy and safety of Meriva, a curcumin-phosphatidylcholine complex, during extended administration in osteoarthritis patients. Alternative Medicine Review. 2010;15:337-344

17) Shang W, Zhao LJ, Dong XL, Zhao ZM, Li J, Zhang BB, Cai H. Curcumin inhibits osteoclastogenic potential in PBMCs from rheumatoid arthritis patients via the suppression of MAPK/RANK/c-Fos/NFATc1 signaling pathways. Mol Med Rep. 2016 Oct;14(4):3620-6.

18) Ahn JK, Kim S, Hwang J, Kim J, Lee YS, Koh EM, Kim KH, Cha HS. Metabolomic Elucidation of the Effects of Curcumin on Fibroblast-Like Synoviocytes in Rheumatoid Arthritis. PLoS One. 2015 Dec 30;10(12):e0145539.

• 레스베라트롤[19)20)21)]

레스베라트롤은 식물성 항독성물질(plant phytoalexin)의 일종으로 다양한 질환에서 항염증, 항산화, 항암효과를 나타낸다고 알려져 있다. 레스베라트롤의 류마티스 관절염에 대한 연구가 사람에게서는 아직 활발하지 않지만 여러 세포 및 동물실험에서는 치료 효과를 나타낸다고 보고되었다. 레스베라트롤은 관절 내의 NF-κB의 활성을 억제하고 이와 관련된 염증성 사이토카인의 분비를 막음으로써 염증반응을 감소시킨다.

그리고 T세포 및 B세포 혹은 세포 내 신호전달경로를 조절함으로써 류마티스 관절염의 원인인 면역반응 또한 억제한다. 이처럼 레스베라트롤은 염증반응뿐 아니라 면역반응도 억제하므로 류마티스 관절염 환자의 증상이 악화되는 것을 효과적으로 막을 수 있다.

(3) 운동요법[22)23)24)25)]

류마티스 관절염으로 인해 환자는 장시간 침상에 누워 있게 되고 그로 인해 체중이 증가하여 관절의 기능이 악화된다. 또한 오래 누워 있게 되면 근육의 힘이 빠지고 관절의 유연성을 잃어버리게 된다. 따라서 약사는 류마티스 관절염 환자에게 적절한 운동을 하도록 지도하여 질병 악화를 감소시키려는 노력을 해야 한다.

---

19) 천윤홍, 김현옥, 서영선 등. 콜라겐 유도성 관절염 마우스모델에서 레스베라트롤 식이요법의 류마티스 관절염 완화효과. Journal of Rheumatic Diseases. 2015;22:93-101

20) Wahba MG, Messiha BA, Abo-Saif AA. Protective effects of fenofibrate and resveratrol in an aggressive model of rheumatoid arthritis in rats. Pharm Biol. 2016 Sep;54(9):1705-15.

21) Glehr M, Breisach M, Walzer S, Lohberger B, Fürst F, Friesenbichler J, Rinner B, Avian A, Windhager R, Leithner A. The influence of resveratrol on the synovial expression of matrix metalloproteinases and receptor activator of NF-kappaB ligand in rheumatoid arthritis fibroblast-like synoviocytes. Z Naturforsch C. 2013 Jul-Aug;68(7-8):336-42.

22) 김인자. 관절염 환자를 위한 수중 운동. 류마티스 건강학회지. 1997;4:320-325

23) Swärdh E, Brodin N. Effects of aerobic and muscle strengthening exercise in adults with rheumatoid arthritis: a narrative review summarising a chapter in Physical activity in the prevention and treatment of disease (FYSS 2016). Br J Sports Med. 2016 Mar;50(6):362-7.

24) THUNE S. [Exercise treatment in rheumatoid arthritis]. Suom Laakaril. 1955 Mar 15;10(6):413-30.

25) Zmievskaia LD, Kessel' VP. Role of physical exercise in water in the complex treatment of patients with rheumatoid arthritis at the health resorts. Vopr Kurortol Fizioter Lech Fiz Kult. 1981 Nov-Dec;(6):30-2.

류마티스 관절염 환자에게 추천할 만한 운동으로는 미국 관절염협회(American Arthritis Foundation)가 제시한 수중운동이 있다. 앞서 언급했듯이 류마티스성 관절염 환자는 관절의 통증으로 인해 움직임이 감소하여 체중이 증가된 상태이다. 체중이 증가된 상태에서 갑작스럽게 운동을 하게 되면 관절의 통증이 악화되어 환자가 운동을 그만두게 되는 악순환으로 이어진다. 이러한 악순환을 막기 위해 류마티스 관절염 환자에게는 체중 부하로 인한 통증을 최소화 할 수 있는 수중운동을 추천하는 것이다. 수중운동은 총 3가지로 구성되어 있는데 유연성을 회복시키기 위한 가동범위 운동, 근력을 유지하고 증가시키기 위한 근력 강화 운동, 지구력을 증진시키기 위한 지구력 운동으로 구성되어 있다.

이 세 유형의 운동을 모두 실시할 수도 있지만 질병 상태와 통증 정도, 피로감, 운동 전 준비 상태에 따라 환자마다 개별적으로 시행되기도 한다. 수중운동 시 주의할 점으로는 물의 깊이인데 너무 깊으면 중심을 잡기가 어려워 수중운동이 잘 시행되지 못할 수 있고, 너무 낮으면 수중운동의 효과가 없으므로 환자의 가슴 정도의 높이에서 수중운동이 시행되어야 한다. 또한 서 있을 때 물에 잠기지 않는 어깨와 목 관절에 너무 무리가 가해지도록 운동하지 말아야 하고 통증이 유발된다면 운동을 중지해야 한다.

4) 약물 요법

(1) 질환조절 항류마티스제(Disease modifying anti-rheumatic drugs, DMARDs)[26][27][28][29]

최근 연구 결과, 질환조절 항류마티스제(DMARDs)의 초기의 적극적인 사용이 관절 염증과 골 미란 발생을 조절하는데 매우 유용하다는 근거들을 제시하였다. 특히 증상 발생 3개월 이내에 치료를 시작하는 것을 권장하고 있다. 이러한 DMARDs에는 methotrexate, sulfasalazine, hydroxychloroquine, leflunomide 등이 해당된다. DMARDs의 특성으로는 크게 다섯 가지가 있다. 첫째, 관절염 억제 효과는 4주에서부터 나타나고 최대 효과는 6개월째에 나타나고 이후 지속된다. 둘째, 다른 약제에 비하여 순응도가 우수하다. 셋째, 장기간 치료하여도 약제의 내성이 없고 폐렴 등의 심각한 부작용이 적다. 넷째, 투약을 중지하면 대부분 관절염이 다시 재발한다. 가장 흔한 부작용으로 구내염과 간 효소 수치의 증가가 보고되었다.

(2) 생물학적 제제[30][31][32]

과거 류마티스 관절염의 주된 치료는 특이성이 없는 광범위한 면역조절 약제에

26) Simon LS1, DMARDs in the treatment of rheumatoid arthritis: current agents and future developments, Int J Clin Pract. 2000 May;54(4):243-9

27) Ramiro S1, Gaujoux-Viala C, Nam JL,Safety of synthetic and biological DMARDs: a systematic literature review informing the 2013 update of the EULAR recommendations for management of rheumatoid arthritis, Ann Rheum Dis. 2014 Mar;73(3):529-35.

28) O'Dell JR, Haire CE, Erikson N. Treatment of rheumatoid arthritis with methotrexate alone, sulfasalazine and hydroxychloroquine, or a combination of all three medications. N Engl J Med 1996; 334

29) Smolen JS1, Landewé R, Breedveld FC, EULAR recommendations for the management of rheumatoid arthritis with synthetic and biological disease-modifying antirheumatic drugs, Ann Rheum Dis. 2010 Jun;69(6):964-75.

30) Gabay C1, Hasler P, Kyburz D, Biological agents in monotherapy for the treatment of rheumatoid arthritis, Swiss Med Wkly. 2014 Apr 10;144:w13950.

31) Criscione LG1, St Clair EW, Tumor necrosis factor-alpha antagonists for the treatment of rheumatic diseases, Curr Opin Rheumatol. 2002 May;14(3):204-11.

32) Kourbeti IS1, Boumpas DT, Biological therapies of autoimmune diseases, Curr Drug Targets Inflamm Allergy. 2005 Feb;4(1):41-6.

의한 치료에 의존하였으나, 최근 질병의 병태생리에 대한 연구에 힘입어 병인에 관여하는 세포 또는 염증 매개인자(TNFα, IL-1, IL-6 등)를 타깃으로 하는 특이성이 높은 생물학적 제제들이 개발되어 활발히 사용되고 있다. 대표적으로 TNFα 억제제에는 etanercept, infliximab, adalimumab이 있으며 B세포를 억제하는 rituximab, T세포의 활성을 억제하는 abatacept, IL-6수용체에 대한 단일 클론항체인 tocilizumab, IL-1수용체 길항제인 anakinra, 경구용 치료제인 tofacitinib 등이 생물학적 제제에 포함된다. 증상이 심한 환자이거나 만성 경과를 보이는 환자, 기존의 DMARDs에 반응하지 않는 중증의 류마티스 관절염 환자에게 투여 시 상당수에서 탁월한 효과를 보이는 것으로 보고되었다. 국내에서 현재 TNFα 억제제는 1차적으로 사용할 수 있는 생물학적 제제이며, 이에 실패했거나 부작용으로 사용할 수 없는 경우 rituximab을 2차적으로 사용할 수 있다.

(3) 비스테로이드성 소염진통제(Non-steroidal anti-inflammatory drugs, NSAIDs)[33)34)35)36)]

NSAIDs는 prostaglandins의 합성 및 분비 억제를 통해 진통, 항염증작용을 하지만, 류마티스 관절염 자체나 진행의 경과를 변화시키지 못한다. 그러므로 증상을 일시적으로 완화시키기 위한 목적으로 필요시에만 사용한다. NSAIDs 중 류마티스 관절염에 이상적인 약제로는 ibuprofen, long acting narproxen, sulindac, piroxicam, nabumetone 등이 있으며 1일 용량은 **Table 1**에 있다.

---

33) Colebatch AN1, Marks JL, Edwards CJ, Safety of non-steroidal anti-inflammatory drugs, including aspirin and paracetamol (acetaminophen) in people receiving methotrexate for inflammatory arthritis (rheumatoid arthritis, ankylosing spondylitis, psoriatic arthritis, other spondyloarthritis), Cochrane Database Syst Rev. 2011 Nov 9;(11):CD008872.

34) Johns Hopkins Arthritis Center, NSAIDs, available at https://www.hopkinsarthritis.org/arthritis-info/rheumatoid-arthritis/ra-treatment/#NSAID (accessed on February 1, 2018)

35) Kalksma R1, Jansen TL, Bruyn GA, Severe neutropenia due to naproxen therapy in rheumatoid arthritis: a case report and review of literature, Neth J Med. 2002 Aug;60(7):289-91

36) van Walsem A1, Pandhi S2, Nixon RM, Relative benefit-risk comparing diclofenac to other traditional non-steroidal anti-inflammatory drugs and cyclooxygenase-2 inhibitors in patients with osteoarthritis or rheumatoid arthritis: a network meta-analysis, Arthritis Res Ther. 2015 Mar 19;17:66.

Table 1. 류마티스 관절염에 사용하는 NSAIDs 약제와 용량[37][38]

성분명	1일 용량(mg)
Naproxen	1,000~2,000
Sulindac	400~600
Diclofenac sod.	100~200
Mefenamic aicd	1,000~2,000
Aspirin	3,000~4,000
Fenoprofen ca.	900~2,400
Salsalate	2,000~3,000
Piroxicam	10~20
Ibuprofen	600~2,400
Nabumetone	1,000~1,500
Lonazolac	600
Meloxicam	15
Celecoxib	200~400

(4) Corticosteroid[39][40][41][42]

Corticosteroid의 투약법, 치료 개시 시기, 치료제형 선택, 치료 기간은 환자의 상황에 따라 다양하다. 작용 시간에 따른 corticosteroid 제제와 그 효력, 용량은 Table 2에 있다. 면역억제 효과를 통해 류마티스 관절염 치료에 사용되며 NSAIDs 치료에 실패하거나 치료가 불가능한 경우, 심한 전신성 류마티스 관절염 증상

37) Ward JR, Update on ibuprofen for rheumatoid arthritis, Am J Med. 1984 Jul 13;77(1A):3-9

38) Gøtzsche PC, Review of dose-response studies of NSAIDs in rheumatoid arthritis, Dan Med Bull. 1989 Sep;36(4):395-9.

39) van der Goes MC1, Jacobs JW, Bijlsma JW,Rediscovering the therapeutic use of glucocorticoids in rheumatoid arthritis, Curr Opin Rheumatol. 2016 May;28(3):289-96.

40) Moeser PJ, Corticosteroid therapy for rheumatoid arthritis. Benefits and limitations, Postgrad Med. 1991 Dec;90(8):175-6, 178-82.

41) Saag KG, Low-dose corticosteroid therapy in rheumatoid arthritis: balancing the evidence, Am J Med. 1997 Dec 29;103(6A):31S-39S.

42) Cooper C1,2, Bardin T3, Brandi ML, Balancing benefits and risks of glucocorticoids in rheumatic diseases and other inflammatory joint disorders: new insights from emerging data. An expert consensus paper from the European Society for Clinical and Economic Aspects of Osteoporosis and Osteoarthritis (ESCEO), Aging Clin Exp Res. 2016 Feb;28(1):1-16.

환자에게 사용이 권장된다. 또한 노인 환자의 경우에는 2차 치료제로 사용이 가능하다.

　　지속적으로 고용량 사용 시 심각한 부작용이 발생할 수 있으므로 일시적으로 사용하거나 다른 약제에 첨가하여 보조적으로 소량씩 사용하는 것이 좋다. 투약 중지 시에는 반드시 점감 요법으로 실시해야 한다. 흔히 발생될 수 있는 부작용으로는 골다공증, 위장장애, 백내장, 녹내장이 발생할 수 있다. 고용량 장기요법의 부작용으로는 정신적 장애, 비만, 피부 이상 등이 있고, 장기요법 후 갑작스런 투약 중지 시에는 급성 부신기능부전증이 나타날 수 있다.

Table 2. 작용 시간에 따른 corticosteroid 제제[43]

작용시간	성분명	효력 비교	반감기(hr)	단위용량(mg)
속효형	Hydrocortisone	1	1~2	100
중간형	Prednisolone	4 또는 5	3.6	5 또는 6
	Methylprednisolone	5	3~3.5	4
지속형	Betamethasone	25	36~72	4
	Dexamethasone	30	36~72	0.5

43) Becker DE. Basic and clinical pharmacology of glucocorticosteroids. Anesth Prog. 2013 Spring; 60(1):25-31; quiz 32. doi: 10.2344/0003-3006-60.1.25.

4. 상황별 류마티스성 관절염의 약료

1) 소아[44][45][46][47][48][49]

소아기 류마티스 관절염(Juvenile idiopathic arthritis, JIA)은 16세 미만에서 시작되어 적어도 6주 이상 지속되는 특발적, 만성적인 관절염으로, 손가락, 발가락과 같은 작은 관절에서 발생하기도 하지만 성인과 달리 무릎, 발목과 같이 커다란 관절을 주로 침범하는 자가면역질환이다. 성인의 류마티스 관절염과는 원인, 병의 경과 등에서 차이가 있고, 질환이 진행되기 전에 징후와 증상을 파악하여 치료를 하는 것이 중요하다. 전신형을 제외하고는 일반적인 자가면역질환과 같이 여아에서 2배 정도 더 많이 발생하고, 포도막염 발병률 또한 높다. 치료의 목표는 환자의 통증을 조절하고 운동 범위, 근력과 기능을 유지하며 전신적인 합병증을 치료하고 정상적인 영양과 성장, 그리고 신체 및 정신적 발달을 도모하는 것이다.

소아에서는 NSAIDs, Methotrexate를 비롯한 DMARDs, 생물학적 제제, 스테로이드가 주로 사용되고, 발병 관절의 개수 및 심각도에 따라 다른 치료제가 사용된다. 대부분의 경우 비스테로이드성 항염제 중 하나를 기본적으로 사용한다. Naproxen은 하루 15~20mg/kg의 용량으로 두 번으로 나누어 음식과 함께 복용한다. Naproxen은 관절 염증을 효과적으로 조절할 수 있고,

44) 백승희. 소아녹내장환자의 치료. Journal of the korean glaucoma society. 2014;3:10–12.

45) 2011 American College of Rheumatology Recommendations for the Treatment of Juvenile Idiopathic Arthritis: Initiation and Safety Monitoring of Therapeutic Agents for the Treatment of Arthritis and Systemic Features. 2011, American College of Rheumatology. Vol. 63, No. 4, April 2011, pp 465 – .482.

46) 김동수. 소아기 류마티스 관절염. Korean Journal of Pediatrics. 2007;Vol.50,No.12.

47) Healthline. 소아 류마티스 관절염. available at http://ko.healthline.com/health/juvenile-rheumatoid-arthritis.(accessed on February 1, 2018)

48) 서울아산병원 질환백과. 소아류머티스관절염(Juvenile rheumatoid arthritis) available at http://www.amc.seoul.kr/asan/healthinfo/disease/diseaseDetail.o?contentId=31799&tabIndex=0. (accessed on February 1, 2018)

49) 2013 Update of the 2011 American College of Rheumatology Recommendations for the Treatment of Juvenile Idiopathic Arthritis: Recommendations for the Medical Therapy of Children With Systemic Juvenile Idiopathic Arthritis and Tuberculosis Screening Among Children Receiving Biologic Medications. Vol. 65, No. 10, October 2013, pp 1551 – .1563.

다른 NSAIDs와 비교하여 하루 두 번 복용한다는 간편성 때문에 환자들의 복약순응도가 높다. Ibuprofen은 항염증 작용이 상대적으로 약하며, 35mg/kg/day를 하루 네 번, tolmetin은 25~30mg/kg/day를 세 번에 나누어 복용한다. Methotrexate는 상대적으로 적은 용량에서도 효과적이고 효과가 나타나는 시간도 빠른 약으로, 경구 투여가 가능하고 독성도 심하지 않은 약이다. 따라서 질병 활성도가 높은 환자에게 NSAIDs로 1~2달 정도 치료한 후에 사용할 수 있다. 경구 methotrexate는 1주일에 1번 투여하는데 아침 먹기 전, 물과 함께 공복 상태에서 투여한다.

생물학적 제제 중 TNF-α 억제제는 관절강 내 주사를 투여한 적이 있거나, methotrexate로 치료한 이력이 있는 환자에게서 중등도 이상의 질병 활성도를 보일 때 사용 된다. TNFα 억제제 이외의 약제 중 anakinra는 지속적으로 질병 활성도를 보인 환자에게 사용하도록 추천되는 약이다. 스테로이드는 증상이 조절되지 않거나 생명을 위협하는 전신질환이 있는 경우에 사용될 수 있다. 안약이나 주사 형태로 만성 포도막염을 치료하거나 관절강 내 주사하는 방법 등으로 사용한다. 관절강 내 주사는 triamcinolone hexacetonide가 권장되고, 적어도 4달 안에 임상적으로 호전될 수 있다.

소아 류마티스 관절염은 조기에 적절하게 치료한다면 성인의 경우보다 예후가 좋고, 심한 장애 없이 생활할 수 있는 질환이다. 그러나 10% 정도는 성인이 되어서도 기능적인 장애를 남길 수 있어 질환이 진행하기 전에 빨리 치료를 받도록 해야 한다. 특히 소아는 통증을 표현하기 어려워하고, 어른들은 단순한 성장통이 왔다고 생각하기 쉽기 때문에 질병 발견이 늦어질 우려가 있다. 따라서 약사는 의심 증상을 보이는 소아가 있다면 보호자에게 적절한 치료를 받도록 적극적인 도움을 줄 수 있어야 한다. 류마티스 관절염으로 진단이 된 후에 치료하는 과정에서 환자는 약 복용으로 인해 식욕이 감소하여 체중이 감소할 수 있고, 반대로 운동 부족으로 인해 체중이 증가할 수도 있다. 따라서 식이요법과 수영, 걷기, 또는 자전거 타기와 같은 운동이 효과적일 수 있으므로 약사는 이러한 설명을 통해 적절한 약료서비스를 제공해야 한다.

2) 노인[50)51)52)53)54)55)56)]

노인에게서 나타나는 류마티스 관절염은 다른 질환과 동반되는 경우가 많고 신체 장기의 전반적인 기능이 저하되어 있기 때문에 완치가 어려운 경우가 많다. 이로 인한 장기적인 치료는 노인의 삶의 질을 저하시키고 막대한 경제적 부담까지 주게 된다. 최근 노인 인구가 증가하면서 류마티스 관절염의 발생률이 점차 증가하고 있어 이러한 문제는 더욱 커질 것이다.

노인에게서 발생하는 류마티스 관절염은 EORA(elderly onset rheumatoid arthritis)로 60세 혹은 65세 이후에 발생하는 류마티스 관절염으로 정의된다. EORA는 YORA(younger onset rheumatoid arthritis)와 임상 양상, 중증도, 예후 및 치료에서 다른 군으로 간주된다. YORA의 경우에는 전형적인 류마티스 관절염 증상을 보이며 소관절을 주로 침범하지만, EORA의 경우 발병이 더욱 급격하고 어깨나 고관절 같은 큰 관절을 침범하는 경향이 있으며, 다발성 류마티스 근육통과 유사한 증상을 보인다. 또한 전신증상과 심혈관 질환이 잘 발생하고 류마티스 인자의 수치가 높으며 적혈구 침강 속도가 높게 나타나는 특징을 가진다. 따라서 노인에게서 나타나는 류마티스 관절염에 대한 예방, 진단 및 꾸준한 약물치료가 매우 중요하다.

EULAR 권고안에서는 지속적인 류마티스 관절염에서 DMARDs가 1차 치료로 권고되었다. Methotrexate는 일주일에 5~25mg의 용량으로 사용한다. 특히 노인은 신기능이 감소되어 있으므로 신배설이 일어나는 methotrexate의 축적이 일어날 수 있다. 따라서 혈청 크레아티닌 농도가 2mg/dl이 넘는 환자에게는

50) 노인에서의 류마티스 관절염, Medical Reviw 본지 2011년 01월호

51) 송정수 교수. 노인에서 류마티스 질환의 진단과 치료. 중앙대학교 의과대학 내과학교실 류마티스내과.

52) 박정현·이 규·고진우·박성남·이화정·안광순·이충원. 노인성 류마티스 관절염의 임상적 특징. 왈레스기념 침례병원 내과. 대한내과학회지: 제72권 제1호 2007

53) 김현옥·윤호성·곽승기·주지현·박경수·박성환·김호연. 60세 이상에서 발생하는 류마티스 관절염의 임상적 특징. 경상대학교 의학전문대학원 내과학교실1, 가톨릭대학교 의과대학 내과학교실 류마티스내과2. DOI:10.4235/jkgs.2010.14.4.227.

54) Laiho K, Tuomilehto J, Tilvis R. Prevalence of rheumatoid arthritis and musculoskeletal disease in the elderly population. Rheumatol Int 20:85-87, 2001

55) Deal CL, Meenan RF, Goldenberg DL, Anderson JJ, Sack B, Pastan RS, Cohen AS. The clinical feature of elderly-onset rheumatoid arthritis. Arthritis Rheum 28:987-994, 1985

56) Geoffrey J McColl, Treatment of Rheumatoid Arthritis in the Elderly, geriatric therapeutics

사용을 금기하며 creatinine이 정상 수치를 넘어섰거나 80세가 지난 환자에게는 용량의 감소를 고려한다. Leflunomide의 경우에는 노인에게 저용량으로 하루 10mg이나 20mg 격일로 시작할 것을 권고한다. Hydroxychloroquine은 노인에게 안전하고 효능이 감소한다는 증거가 없으나 methotrexate에 비해 효능이 떨어지며 주 배설경로가 신장이므로 신독성에 주의해야 한다.

Sulfasalazine은 노인의 경우 대사 반감기가 더 길고 약물 상호작용을 통해 디곡신의 혈청치를 25% 증가시킬 위험이 있으므로 저용량에서부터 천천히 증강시키는 것이 바람직하다. 증상 완화를 위하여 사용하는 NSAID와 steroid는 환자의 상태를 고려하여 초기부터 사용하며 과량 사용하는 것을 피한다. NSAID는 위장관독성과 신독성이 있으므로 주의해야 하며 65세 이상의 고령이거나 위장관 부작용의 병력이 있는 경우 COX-2 저해제가 우선 추천된다.

노인의 경우 약물의 동태가 다르고, 전신증상과 더불어 심혈관계 질환 발생 빈도가 높다. 따라서 약사는 체계적인 약료서비스를 통해 조기에 효과적인 치료가 이루어질 수 있도록 노력해야 할 것이다.

3) 임산부[57][58][59][60][61][62][63]

국내 류마티스 관절염은 전체 환자 중 여성 환자가 76%를 차지하며, 이들 중 28%는 20~40대이다. 따라서 남성보다 여성, 특히 가임기의 젊은 여성 환자들이

57) 건강보험심사평가원 통계자료

58) Erardo Merino-Ibarra, Rheumatoid arthritis: How to use drugs during pregnancy and lactation?, Reumatol Clin, 2011.

59) Megan L. Krause, Shreyasee Amin and Ashima Makol, Use of DMARDs and biologics during pregnancy and lactation in rheumatoid arthritis: what the rheumatologist needs to know, Therapeutic Advances in Musculoskeletal Disease

60) Rosamund Partlett, Euthalia Roussou, The treatment of rheumatoid arthritis during pregnancy, Rheumatol Int, 2011

61) 유대현, 류마티스 관절염, 한양대학교 의과대학 내과학교실, 류마티스병원, 1999

62) Rosamund Partlett, Euthalia Roussou, The treatment of rheumatoid arthritis during pregnancy, Rheumatol Int, 2011

63) Megan L. Krause, Shreyasee Amin and Ashima Makol, Use of DMARDs and biologics during pregnancy and lactation in rheumatoid arthritis: what the rheumatologist needs to know, Therapeutic Advances in Musculoskeletal Disease

많기 때문에 임신을 고려한 약물요법 계획이 중요하다.

초기 류마티스 관절염이나 활동성 류마티스 관절염인 여성의 경우에는 임신 계획을 미루고 적극적인 치료를 받는 것이 우선 고려된다. 비교적 안정적이거나 관해상태에 있는 류마티스 관절염 환자라면 최소 임신 3개월 전부터 약물치료를 중단하는 것이 바람직하다. 그러나 약물치료 중단 후 류마티스 관절염 증상이 심해진다면 'FDA 임부 안정성 등급'을 참고하여 약물요법을 시행해야 한다. 또한 류마티스 관절염이 있는 여성이 임신을 하게 되면, 에스트로겐의 변화로 인해 증상이 호전되는 양상을 보이게 된다. 그러나 출산 후에는 늘어난 체중에 의해 심한 관절통을 느낄 수 있기 때문에 약료와 더불어 적절한 운동요법이 시행되어야 한다.

임산부의 치료에는 NSAIDs, 스테로이드를 비롯하여 DMARDs, 생물학적 제제가 사용되는데 이 중 DMARDs에 속해있는 methotrexate와 leflunomides는 임부 안전성 등급 X로 분류되어 임산부에게 사용을 금지하고 있다. NSAIDs는 증상 완화를 위하여 임산부에게 사용될 수 있으나 임신 3기에 사용하면 태아의 동맥관을 폐색시킬 수 있으므로 조심해야 한다. Corticosteroids는 용량과 관련하여 자궁 내 태아 발육 지연이나 조산, 감염 등의 합병증이 나타날 수 있다. 따라서 낮은 용량으로 치료를 시작해야 하며 보통 prenisolone 5~15mg을 사용한다.

Sulfasalazine은 낮은 용량에서 임산부에게 비교적 안전한 약물이다. 따라서 분만이 임박한 경우를 제외하곤 임신의 모든 단계에서 사용될 수 있다. Hydroxychloroquine 또한 낮은 용량에서 비교적 안전하므로 일주일에 300mg의 용량으로 사용한다.

Azathioprine은 선천성 기형의 위험은 크지 않지만 조기분만의 위험이 있어 임부 안전성 등급 D로 분류되어 있다. 따라서 1차 치료에 고려되지 않는다. 생물학적 제제는 최근에 DMARD와의 병용요법으로 많이 사용되는 추세이다. 그러나 아직까지 충분한 임상적 근거가 부족하여 1차 치료에 고려되지는 않고 있다.

5. 결론

류마티스 관절염은 관절 부위에 발생하는 진행성, 전신성, 만성질환이다. 방치할 경우, 관절 외에도 안구, 심혈관 등에서도 이상이 발생하며, 이는 환자의 삶의 질을 저하시키고, 수명을 단축시키는 원인이 된다. 퇴행성 관절염과는 다르게 젊은 연령층에서도 발생하며, 노동력 상실로 인한 사회 전반적인 문제도 야기할 수 있다. 현재의 의료서비스에 더해, 약료서비스가 포함된 통합적인 보건의료서비스를 제공한다면 더 나은 치료 효과를 기대할 수 있다.

PART
06

소화성
궤양 질환

소화성 궤양 질환
Peptic Ulcer Disease

1. 소화성 궤양 질환의 정의[1][2]

소화성 궤양 질환(peptic ulcer disease, PUD)은 위산과 펩신의 공격으로 인해 위장관 점막의 결손이 발생하는 질환이다(Figure 1). 일반적으로 괴사된 점막의 결손이 점막하층 이하까지 발생하는 궤양과 결손부분이 점막층 상피의 표면에 국한된 미란(erosion)을 통틀어 소화성궤양이라고 일컫는 경우가 많다.

2. 소화성 궤양 질환의 분류[3]

소화성 궤양 질환의 분류는 2가지 체계에 따라 이뤄질 수 있다. 우선, 소화성 궤양 질환은 병기에 따라 활동기, 치유기, 반흔기, 불응기로 나눌 수 있고, 활동기의 소화성궤양은 출혈을 동반할 수 있다. 또한 소화성 궤양 질환은 그 원인에

---

1) Kim SG, Kim JG, Shin SK, et al. Guidelines of Diagnosis for Peptic Ulcer Disease. Korean J Gastroenterol. 2009 Nov;54(5):279-284.

2) 약물치료학, 소화성 궤양 질환, p.435, 신일북스(2014).

3) Cheung DY et al. Guidelines of Treatment for Non-bleeding Peptic Ulcer Disease. 대한소화기학회지 2009; 54: 286~91

Figure 1. Peptic ulcer disease

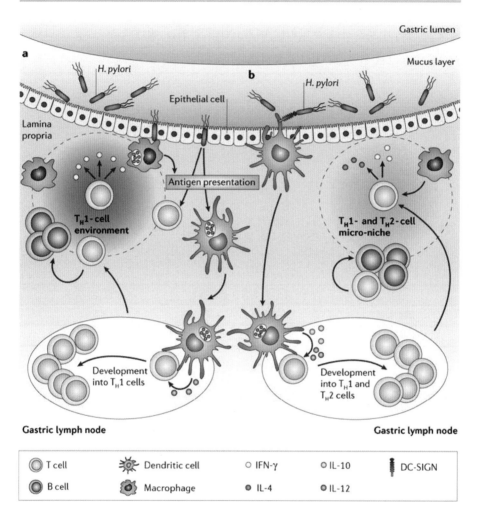

http://www.nature.com/nrmicro/journal/v4/n2/full/nrmicro1344.html
Helicobacter pylori phase variation, immune modulation and gastric autoimmunity
Mathijs Bergman, Gianfranco Del Prete, Yvette van Kooyk & Ben Appelmelk, Nature Reviews
Microbiology 4, 151–159 (2006)

따라 헬리코박터(H.pylori) 양성 소화성궤양, 비스테로이드성 소염제(NSAIDs) 관련 소화성궤양 등 다양하게 나눠질 수 있다. 하지만, 이번 약료지침안에서는 약국 현장에서 중요하게 여겨지는 헬리코박터 감염과 비스테로이드성 소염제의 사용을 중점으로 크게 2가지로 분류하겠다(Table 1).

Table 1. 헬리코박터 양성 소화성궤양과 비스테로이드성 소염제 관련 소화성궤양의 비교[4]

특징	헬리코박터 양성 소화성궤양	비스테로이드성 소염제 관련 소화성궤양
임상 발현	만성적	만성적
주요 손상 부위	십이지장 〉 위	위 〉 십이지장
손상기전	직접적인 점막 손상 감염에 의한 염증 및 면역반응 유발	직접적인 점막 손상 프로스타글란딘 합성 억제로 인한 세포방어기전 약화
점막 손상에서 위산의 역할	크다	적다
증상	상복부통 등의 위장관 증상 동반	속쓰림, 상복부통
궤양 깊이	표면에 국한	깊다
위장관 출혈	경증	중등도 이상

3. 소화성 궤양 질환의 약료

1) 약료의 목표[5]

소화성 궤양의 일반적인 치료목표는 궤양으로 인한 통증의 완화, 궤양 병변의 치유, 궤양의 재발 예방, 궤양으로 인한 합병증 예방 및 감소라고 할 수 있다. 헬리코박터(H. pylori) 양성 궤양의 경우에는 헬리코박터(H. pylori) 제균이 치료목표이다.

---

4) 약물치료학, 소화성 궤양 질환, p.438, 신일북스(2014).

5) 약물치료학, 소화성 궤양 질환, p.442, 신일북스(2014).

2) 약료의 일반적 접근 방법[6]

헬리코박터(H. pylori) 제균 치료 이후 궤양의 재발률이 현저하게 감소하면서 소화성궤양 치료는 많은 발전을 이루었다. 궤양의 적절한 치료를 위해서 먼저 헬리코박터 감염 여부를 확인하는 것이 중요하며, 헬리코박터 감염이 없는 환자의 경우에는 궤양을 유발할 수 있는 다른 원인을 찾아야 한다. 소화성궤양 치료에 있어서의 근간은 항궤양 약제의 사용이다.

3) 비약물요법[7][8]

전통적으로 식습관 조절은 소화성궤양 치료에 있어서 주요 치료법으로 인식되어 왔으나, 현재는 환자 개인에 따라 소화불량이나 궤양 증상을 유발시키는 특정 음식을 피하는 정도의 식습관 조절이 권고된다. 하지만 궤양 병변을 치료하기 위해서는 금연, 금주, 스트레스 완화 등의 생활습관 개선을 비롯하여 NSAIDs 사용을 줄이는 등 소화성궤양의 치료에 있어서 비약물요법이 중요하다.

(1) 식이요법[9][10]

여러 연구를 통해 어떤 특정식단이나 음식이 궤양을 유발하거나 반대로 치유에 도움이 된다고 밝혀진 바는 없다. 그러나 환자의 증상이 완화되는 것이 중요하므로 환자의 섭식 경험에 의해 증상이 악화되는 음식은 피하게 하는 것이 필요하다. 또한 음식물을 조금씩 자주 먹으면 위산 분비가 계속 발생하고, 취침 전 야식을 먹는 것은 위산 분비를 촉진하여 증상을 악화시킬 우려가 있으므로 피하도록 해야 한다. 일반적으로 '죽'이라고 불리는 무자극 유동식은 증상 호전에 도움이 된다.

6) 약물치료학, 소화성궤양, p.442, 신일북스(2014).

7) Lee SH, Lee DJ, KIM KM, et al. Diagnosis and Management of Peptic Ulcer Disease. Korean J Fam Pract. 2013;3:395-405.

8) 약물치료학, 소화성궤양, p.442, 신일북스(2014).

9) Vomero ND, Colpo E. Nutritional care in peptic ulcer. Arq Bras Cir Dig. 2014 Nov-Dec;27(4):298-302.

10) Nneli RO, Nwafia WC, Orji JO. Diets/dietary habits and certain gastrointestinal disorders in the tropics: a review. Niger J Physiol Sci. 2007 Jun-Dec;22(1-2):1-13.

(2) 음주

알코올은 대부분 그 자체로 위산의 분비를 촉진시키며 특히 고농도의 알코올은 점막에 직접적인 손상을 끼칠 수 있다. 또한 술에 포함된 알코올 이외의 성분들도 위산의 분비를 촉진시키거나 점막 손상을 유발할 수 있다. 따라서 환자에게 금주 또는 절주를 권고해야 한다.

(3) 흡연[11]

흡연은 소화성궤양과 궤양합병증 발생의 위험인자일 뿐 아니라 궤양의 치료를 지연시키고 재발의 원인이기도 하다. 따라서 모든 소화성궤양 환자에게는 반드시 금연 권고를 절대적으로 수행할 것을 요청해야 하며, 권고만으로 금연이 어려운 경우는 니코틴 대체요법을 고려해야한다.

4) 한방요법[12][13][14]

소화성궤양 환자는 일반적으로 식후통 혹은 공복통을 호소하며, 이 외에도 소화불량, 오심, 구토, 신트림, 속쓰림, 복부팽만 혹은 식욕 감퇴, 체중 감소, 빈혈, 전신권태감 등의 증상을 나타낸다. 한의학에서는 그 특징적인 증상인 공복통, 식후통을 위완통, 심하통, 위통의 질병 범주로 보았으며, 기타 부수적인 증상 및 사진(四診) 소견을 토대로 소화성궤양을 위완습열, 위비허한, 간위불화, 위음부족, 어혈조락 등으로 나누어 변증시치 하고 있다.

헬리코박터에 감염된 소화성 궤양의 변증은 비위습열형에서 헬리코박터 양성율이 가장 높으며, 비위허한과 위음부족과 같은 허증은 비위습열,

11) Zhang L, Ren JW, Wong CC, et al. Effects of cigarette smoke and its active components on ulcer formation and healing in the gastrointestinal mucosa. Curr Med Chem. 2012;19(1):63–9.

12) 서영철, H. pylori에 감염된 소화성궤양 치료에 관한 문헌적 고찰 – 近來 中醫雜誌를 中心으로 –. 동국대학교 한의학연구소. 1998;7(1):53–64

13) 신일북스, 한약제제학, p.315.

14) 한국전통포탈지식, 소화성궤양, Available at http://www.koreantk.com/ktkp2014/(accessed on Feb 8, 2017)

위락어체와 같은 실증에 비해 양성율이 유의성 있게 낮게 나타난다. 또한 헬리코박터에 대한 제균 작용이 가장 강한 한약물로는 제균시험상 황련(黃蓮)으로 나타났고, 그 외에도 황백(黃白), 대황(大黃), 황금(黃芩) 등이 헬리코박터에 대한 감수성이 높게 나타났다. 하지만 이 한약물들을 단순히 조합하여 처방하는 것보다, 정확한 변증처방에 헬리코박터 제균약물을 가미하는 것이 더 효과적인 치료방법이라 할 수 있다. 처방으로는 환자의 주치병증에 따라 반하사심탕, 안중산, 도화탕, 단삼음, 향사육군자탕, 익위탕 등을 사용한다(Table 2).

Table 2. 소화성 궤양에 사용되는 한방제제

처방명	구성약재	주치병증
반하사심탕	반하, 황금, 건강, 인삼, 감초, 대추, 황련	트림, 소화불량증, 심하비경(心下痞硬), 위궤양, 위염, 위산과다, 위하수, 위무력
안중산	계지, 모려, 연호색, 소회향, 사인, 감초, 고량강	위경련, 과산성 만성 위염, 위십이지장 궤양, 위무력증
도화탕	갱미, 건강, 적석지	소화성궤양, 설사, 급성 스트레스궤양, 유문결찰궤양
단삼음	단삼, 단향, 사인	어혈위완통(瘀血胃脘痛), 위완통(胃脘痛), 소화성궤양, 위출혈성손상, 위궤양
향사육군자탕	향부자, 백출, 백복령, 반하, 진피, 백두구, 후박, 사인, 인삼, 목향, 익지인, 감초, 대추, 생강	위점막 손상, 소화성궤양, 출혈성경색
익위탕	황기, 인삼, 반하, 감초, 강활, 독활, 방풍, 백작약, 진피, 시호, 백출, 백복령, 택사, 황련, 생강, 대조	위점막 손상, 비위허약, 신경쇠약

5) 약물요법

(1) 일반의약품[15]

소화성 궤양 질환에 사용할 수 있는 일반의약품으로는 위산을 중화해 화학 손상으로부터 점막을 보호함으로써 궤양의 치료를 돕는 제산제가 있다. 제산제는

---

15) Singh G, Triadafilopoulos G. Epidemiology of NSAID induced gastrointestinal complications. J Rheumatol Suppl. 1999 Apr;56:18-24.

소화성궤양의 증상 개선에는 효과적일 수 있으나 근본적인 궤양 치료에는 효과가 떨어진다. 특히 NSAIDs 복용자의 경우 궤양 예방목적으로 장기복용하게 될 경우 오히려 궤양의 증상을 차폐하여 NSAIDs를 단독사용하는 경우에 비하여 궤양합병증의 위험을 증가시킬 수 있다. 따라서 NSAIDs와 제산제의 일괄적인 병용투여는 지양돼야 한다.

(2) 전문의약품

• 히스타민수용체 길항제(H2RAs)[16]

히스타민수용체 길항제는 위벽세포의 히스타민(H2)수용체에 히스타민과 경쟁적으로 결합함으로써 위산 분비를 억제한다. 중증의 신부전이 동반된 경우 용량 조절이 필요하다. 히스타민 수용체 길항제를 2주 이상 장기간 사용 시 고(高)가스트린혈증으로 인한 내성이 발생하므로 휴약기가 필요하다. 소화성 궤양 치료에 사용되는 히스타민수용체 길항제에는 cimetidine, famotidine, nizatidine, ranitidine이 있다.

• 양성자펌프 억제제[17]

양성자펌프 억제제(proton pump inhibitor, PPI)는 위산 분비의 최종 단계인 벽세포의 분비세로(secreting cannaliculi)의 양성자펌프에 비가역적으로 결합함으로써 위산분비를 차단한다. 벽세포 내부 환경의 산성도에 의존하여 PPI의 활성화가 일어나므로 아침 첫 식사 30~60분 전에 투여하는 것이 가장 효과적이다. 소화성 궤양 질환 치료에 사용되는 PPIs에는 omeprazole, esomeprazole, lansoprazole, dexlansoprazole, rabeprazole, pantoprazole 등이 있다. 기존의 일반적인 PPI와는 별개로 칼륨 경쟁적 산억제제(potassium competitive acid blocker, P-CAB)인 rebaprazan은 위산에 의한 활성화 기전 없이 양성자 펌프의 K+ 결합 부위에 경쟁적으로 이온결합하여 위산 분비를 감소시키는 약물이다. PPI와 비슷한 위산 분비 효과를 나타내면서 PPI에 비해 효과가 빨리 나타나며

---

16) 약물치료학, 소화성 궤양 질환, p.442, 신일북스(2014).

17) Yu KS, Bae KS, Shon JH, et al. Pharmacokinetic and pharmacodynamic evaluation of a novel proton pump inhibitor, YH1885, in healthy volunteers. J Clin Pharmacol. 2004 Jan;44(1):73-82.

염증조절기능과 위점막 세포보호기능을 동시에 가지고 있다.

• Sucralfate[18]

Sucralfate는 위궤양 환자의 궤양저의 노출된 조직에 부착되어 보호장벽을 형성함으로써 위산, 펩신, 담즙산염과 같은 공격인자로부터 위점막을 보호한다. 또한 점막의 프로스타글란딘을 증가시키고 점액과 중탄산염의 생산을 자극하며, 표피성장인자와 결합하여 세포 증식과 분화를 촉진함으로써 궤양의 치유 과정에도 관여한다.

• Misoprostol[19]

Misoprostol은 합성 PGE_2 유사체로, 위벽 세포에 존재하는 prostaglandin 수용체에 작용하여 산 분비를 억제함으로써 위·십이지장궤양에 효과를 보인다. 또한 NSAIDs 등의 사용으로 소모된 prostaglandin을 보충하여 보호작용을 함으로써 NSAIDs 투여로 인한 위·십이지장염 및 궤양의 예방과 치료에 효과가 있다.

Misoprostol의 가장 흔한 부작용은 설사와 복통이며 이것이 약물 사용 중단의 주원인이 된다. 또한 Misoprostol은 수분과 전해질의 분비를 촉진하여 설사를 유발하는데, 복용환자의 10~30%에서 발생하며 용량의존적으로 발생한다. 음식과 함께 복용하면 설사를 줄일 수 있다. 또 다른 부작용으로는 자궁의 수축력을 증가시켜 자연유산을 유발시킬 수 있으므로 가임기 여성에게는 주의해서 사용해야 한다.

• 제균요법[20][21]

헬리코박터 감염에 의해 발생한 소화성궤양에 대하여 헬리코박터 제균은

---

18) 킴스온라인, sucralfate, available at
http://www.kimsonline.co.kr/drugcenter/generic/geninfo/GSCR0(accessed on February 1, 2018)

19) 킴스온라인, misoprostol, available at
http://www.kimsonline.co.kr/drugcenter/generic/geninfo/GMSR0(accessed on February 1, 2018)

20) Cheung DY, Jung HY, Song HJ, et al. Guidelines of Treatment for Non-bleeding Peptic Ulcer Disease. Korean J Gastroenterol. 2009 Nov;54(5):285-97.

21) 약물치료학, 소화성궤양, p.446~7, 신일북스(2014).

궤양을 치료하고 재발을 예방하는 가장 효과적인 방법이다. 헬리코박터 제균요법은 십이지장 궤양에 대하여 항궤양제의 투여보다 궤양의 치료 효과가 우월하고, 위궤양의 재발 억제 측면에서는 항궤양제와 동일한 효과를 가진다. 헬리코박터 제균요법에 사용되는 약물요법을 정리하였다(Table 3).

Table 3. H. pylori 제균요법[22]

약물요법	약물
PPI 근간 3제 요법 (1주 투여)	PPI 표준용량 1일 2회 + Clarithromycin 500mg 1일 2회 + Amoxicillin 1,000mg 1일 2회(또는 Metronidazole 500mg 1일 2회)
Bismuth 근간 4제 요법 (1주 or 2주 투여)	Bismuth 525mg 1일 4회 + PPI 또는 H2RA 1일 2회 + Metronidazole 250~500mg 1일 4회 + Tetracycine 500mg 1일 4회
순차적 요법 (10일 투여)	1~5일차: PPI 표준용량 1일 2회 + Amoxicillin 1,000mg 1일 2회 6~10일차: PPI 표준용량 1일 2회 + Metronidazole 250~500mg 1일 2회 + Clarithromycin 250~500mg 1일 2회
구제요법 (7~10일 투여)	PPI 1일 2회 + Amoxicillin 1,000mg 1일 2회 + Levofloxacin 250mg 1일 2회(또는 500mg 1일 1회)

* PPI 표준용량: Esomeprazole 40mg, Lansoprazole 30mg, Omeprazole 20mg, Pantoprazole 40mg, Rabeprazole 20mg

① 1차 치료요법(PPI 근간 3제 요법)

PPI를 근간으로 하는 3제 요법은 헬리코박터 제균치료의 첫 단계 치료방법으로 우선적으로 선택된다. 이 방법은 표준용량의 PPI와 함께 Clarithromycin과 Amoxicillin을 병합하여 사용한다. 단, Penicillin에 알러지가 있는 환자의 경우에는 Amoxicillin 대신 Metronidazole을 사용한다. 치료 기간에 있어서는 우리나라의 경우 보편적으로 1주 투여를 권장하고 있다.

② 2차 치료요법(Bismuth 근간 4제 요법)[23]

Bismuth를 근간으로 하는 4제 요법은 Bismuth 제제와 산분비 억제제(PPI 또는 H2RA), Metronidazole, Tetracycline의 4가지 약물을 병합하여 사용하는

22) 약물치료학, 소화성궤양, p.446, 신일북스(2014).

23) Gené E, Calvet X, Azagra R, et al. Triple vs. quadruple therapy for treating Helicobacter pylori infection: a meta-analysis. Aliment Pharmacol Ther. 2003 May 1;17(9):1137-43.

방법으로, 헬리코박터 제균율이 PPI 근간 3제 요법과 유사하다. 1차 제균요법으로 선택하여 사용할 수도 있으나 복용하는 방법이 복잡하고 부작용 발생률이 30% 이상으로 높아 주로 1차 치료가 실패할 경우에 2차 치료로 사용하는 경우가 많다. 치료 기간은 우리나라의 경우 1주 내지 2주 투여를 하고 있다.

③ 순차적 요법[24]

순차적 요법은 헬리코박터 제균치료에 있어서 새로 도입된 방법으로, 모든 항생제를 복용하는 대신 일정한 순서로 투여하게 된다. PPI와 Amoxicillin을 5일간 먼저 투여한 다음, 이후 5일간은 PPI와 Clarithromycin, Metronidazole을 투여한다. 제균율은 PPI 근간 3제 요법에 비해 우수하다고 보고되었으나, 중간에 약제를 바꿔야 하기 때문에 복약이행도가 감소할 수 있다는 단점이 있다.

④ 구제요법(3차 치료)

구제요법은 1차 또는 2차 치료에 실패한 경우 이전에 사용하지 않았던 항생제를 사용하여 제균치료를 실시하는 방법이다. 내성이 낮은 항생제의 선택 및 적절한 치료기간 등이 성공적인 헬리코박터 제균에 있어 중요한 요소가 되는데, PPI 근간 3제 요법 중 clarithromycin 대신 levofloxacin을 amoxicillin과 함께 7~10일간 복용하는 치료요법이 사용된다.

(3) 기타

• Rebamipide[25]

정확한 작용기전은 알려져 있지 않으나, 위점막 프로스타글란딘의 생산을 증가시키고 위점액 분비 활성화, 활성산소 억제, 염증성 사이토카인 억제 및 중성구의 활성 억제 작용 등 다양한 약리작용으로 위점막의 치유를 돕는 작용을

---

24) Jafri NS, Hornung CA, Howden CW. Meta-analysis: sequential therapy appears superior to standard therapy for Helicobacter pylori infection in patients naive to treatment. Ann Intern Med. 2008 Jun 17;148(12):923-31.

25) 킴스온라인, rebamipide, available at http://www.kimsonline.co.kr/drugcenter/generic/geninfo/GRBM0(accessed on February 1, 2018)

하는 것으로 알려져 있다. H. pylori 제균 후 위궤양 치유효과, NSAIDs 관련 소화성궤양의 예방효과 등에 관한 연구결과가 나와 있는 상태이며, 현재 우리나라를 비롯한 아시아권에서 위염 및 위궤양 치료에 널리 사용되고 있다.

• Sodium alginate[26]

위산 등의 자극물질로부터 위벽과 식도를 보호하는 방어막 역할을 한다. 위 · 십이지장 궤양과 미란성 위염의 지혈 및 자각증상 개선에 사용된다.

• Ecabet sodium[27][28]

Ecabet sodium은 소나무 수지에서 정제해낸 물질로 위점막 보호효과가 있어 동아시아 지역에서 위염과 위궤양의 치료에 널리 사용되고 있다. 작용기전으로는 펩신의 작용 억제에 의한 점막 보호작용과 H. pylori의 위 상피 부착을 억제하고 성장을 억제하는 것이 있다.

• Bismuth 제제[29]

Bismuth는 점액과의 복합체 형성으로 막을 형성해 궤양 부위를 덮음으로써 위산의 공격에 대한 보호작용을 한다. 또한 궤양의 병변에서 대식세포를 유도하고 점막에서 프로스타글란딘과 점액, 중탄산염의 생산을 증가시킴으로써 궤양 치유를 촉진한다. 이외에도 bismuth는 헬리코박터에 대한 항균활성도 가지고 있어 헬리코박터 제균에도 사용되지만, 위산 분비를 억제하거나 중화하는 작용은 없다.

26) 킴스온라인, sodium alginate, available at
http://www.kimsonline.co.kr/drugcenter/search/druginfo/ESCDSLOC84A(accessed on February 1, 2018)

27) 킴스온라인, ecabet sodium, available at
http://www.kimsonline.co.kr/drugcenter/generic/geninfo/HECB1(accessed on February 1, 2018)

28) 킴스온라인, ecabet sodium, available at
http://www.kimsonline.co.kr/drugcenter/search/druginfo/EJILSTBCA1F(accessed on February 1, 2018)

29) 약물치료학, 소화성 궤양 질환, p.444~5, 신일북스(2014).

4. 상황별 약료지침[30)]

1) 간경변[31)]

정상인에 비해 간경변 환자는 소화성 궤양 질환의 유병률이 높다. 또한 간경변이 진행돼 잔여 간기능이 감소할수록 궤양의 빈도가 증가하는 경향을 보이며, 헬리코박터 제균 치료의 재발 방지 효과도 감소한다. 간경변 환자는 위점막 미세순환의 변화에 따른 울혈과 혈관신생의 장애가 동반되며, 이에 따른 위산이나 담즙 등의 공격인자에 대한 방어기전의 약화가 관찰된다. 하지만 간경변 환자의 헬리코박터 감염률은 일반인에 비해 비슷하거나 낮은 수준이다. 따라서 간경변 환자의 소화성 궤양 질환 치료를 위해서는 헬리코박터 제균 치료뿐만 아니라, 기저 간질환이 악화되는 것을 방지하고 문맥압의 상승을 억제하는 등 보존 치료가 중요하다.

2) 만성콩팥부전

투석치료를 받고 있는 만성콩팥부전 환자의 소화성 궤양 유병률과 헬리코박터 감염률은 일반인과 비교했을 때 차이를 보이지 않는다. 만성 콩팥부전환자는 정상인에 비해 헬리코박터 감염에 의해 소화성궤양이 발생하는 정도와 제균 치료를 통한 재발 예방 효과는 크지 않다. 그러나 10년 이상 장기간 투석치료를 받고 있는 만성 콩팥부전환자의 소화성궤양의 경우 적극적인 헬리코박터 제균 치료를 추천한다.

만성콩팥부전 환자의 헬리코박터 제균 치료 시 정상인과 동일하게 PPI, amoxicillin, clarithromycin 삼제요법을 이용한다. 투석치료를 받고 있는 환자에게 통상 용량의 amoxicillin 투여를 할 시 부작용의 빈도가 증가하지

---

30) Kim JH1, Moon JS, Jee SR, et al. Guidelines of Treatment for Peptic Ulcer Disease in Special Conditions. Korean J Gastroenterol. 2009 Nov;54(5):318-27.

31) Kim DJ, Kim HY, Kim SJ, et al. Helicobacter pylori infection and peptic ulcer disease in patients with liver cirrhosis. Korean J Intern Med 2008;23:16-21.

않는다. 그러나 투석치료를 받고 있지 않는 만성콩팥부전 환자는 구역, 구토, 설사, 쓴맛 등의 부작용 및 신기능 악화의 빈도가 높고 순응도 감소 우려가 있다. 따라서 투석치료를 받고 있지 않는 환자에게는 콩팥독성이 없는 다른 약제로의 변경을 고려해야 한다.

3) 당뇨병

당뇨병 환자는 소화성궤양 합병증의 발생 빈도가 높고, 당뇨병성 혈관병증에 의한 점막손상과 혈류순환장애, 면역력 저하, 무증상의 소화성궤양 빈도 증가에 의한 진단 지연 등에 의한 높은 사망률을 보인다. 그러므로 여러 장기에 합병증이 동반된 당뇨병 환자는 증상이 없더라도 주기적인 내시경 검사를 통해 조기에 소화성궤양의 존재를 진단하는 것이 중요하다.

당뇨병 환자의 헬리코박터 감염 유병률은 일반인에 비해 차이를 보이지 않는다. 하지만 헬리코박터 제균치료 시 일반인에 비해 낮은 제균율을 보인다. 그 원인으로는 항생제의 흡수장애와 점막 내 항생제 농도의 저하, 신경병증에 의한 위마비, 혈장단백의 당화와 혈장 자유 지방산 과다에 의한 혈장 약물의 생체 이용률 감소, 잦은 항생제 투여에 의한 내성 균주의 출현 등이 있다. 특히 혈관병증 등의 당뇨합병증이 동반되었을 경우 통상적인 제균 요법으로는 낮은 제균율을 보이므로 제균 치료 기간을 늘려야 한다.

5. 결론[32)]

소화성궤양의 유병률은 노인층에서 증가하는 추세를 보이고 있는데, 이는 우리나라의 인구 구성이 고령화됨에 따라 비스테로이드성 소염제와 아스피린 제제의 사용이 증가하는 것과 연관이 있음을 시사한다.

---

32) Kim JS, Kim BW. Epidemiology of Peptic Ulcer Disease in Korea. Korean J Helicobacter Up Gastrointest Res. 2014 Mar;14(1):1-5.

소화성궤양의 치료는 다른 질환에 비해 비교적 쉽지만 적절하게 치료가 이루어지지 않으면 환자의 삶의 질에 부정적인 영향을 미치게 된다. 약국은 어느 요양기관보다도 환자와 가깝게 있어 소통하기 쉬운 장점을 가지고 있다. 지역 약국 약사들은 환자의 상황을 고려하여 이 약료지침안을 통해 소화성 궤양에 대한 적절한 약료서비스를 제공할 수 있기를 바란다.

PART

07

심방세동

심방세동
Atrial Fibrillation

심방세동
Atrial Fibrillation

1. 심방세동의 정의[1)2)3)]

심방세동(atrial fibrillation)은 상심실성 빈맥성 부정맥의 한 종류로, 심방 내에서 매우 빠르고 불규칙적인 전기신호를 발생하여 심방이 제대로 수축하지 못하는 상태를 말한다(Figure 1). ECG에서 뚜렷한 P파를 찾을 수 없고 불규칙적인 R-R 간격을 나타내며 불규칙한 심방 수축을 특징으로 한다.

2. 심방세동의 분류[4)5)]

심방세동은 2006 ACC/AHA/ESC 지침에서는 심방세동을 발작성 심방세동(paroxysmal AF), 지속성 심방세동(persistent AF) 및 영구적 심방세동(permanent

1) 2014 AHA/ACC/HRS Guideline for the Management of Patients With Atrial Fibrillation, p4, American Heart Association(2014)

2) Guidelines for the management of atrial fibrillation: the Task Force for the Management of Atrial Fibrillation of the European Society of Cardiology (ESC), p2-3, European Heart Rhythm Association(2010)

3) 약물치료학, 심부전, p.252, 신일북스(2014).

4) Guidelines for the management of atrial fibrillation: the Task Force for the Management of Atrial Fibrillation of the European Society of Cardiology (ESC), p3-4, European Heart Rhythm Association(2010)

5) 신동구, 심방세동의 새로운 분류와 증상의 평가, International Journal of Arrhythmia, 2011;12(3):4-7

Figure 1. 심장의 전기 발생 및 흐름도

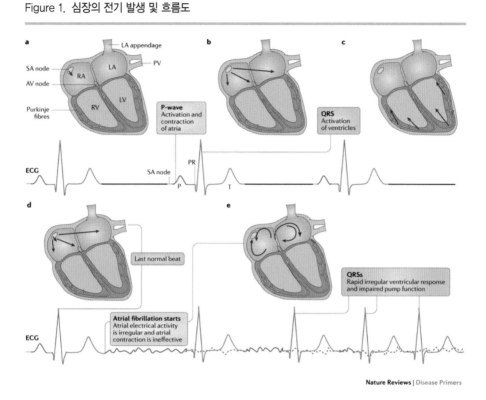

https://www.nature.com/articles/nrdp201616

Atrial fibrillation, Gregory Y. H. Lip, Laurent Fauchier, Saul B. Freedman, Isabelle Van Gelder, Andrea Natale, Carola Gianni, Stanley Nattel, Tatjana Potpara, Michiel Rienstra, Hung-Fat Tse & Deirdre A. Lane, Nature Reviews Disease Primers 2, Article number: 16016 (2016)

AF)등 3가지로 분류하였다. 최근에는 좌심방 전극도자 절제술 등 근치를 목적으로 하는 심방세동의 치료법들이 도입되면서 5가지로 세분했다(Table 1).

Table 1. 심방세동의 치료법

용어	정의
처음 진단된 심방세동 (First diagnosed AF)	• 부정맥의 지속 기간이나 증상의 유무 및 중증도에 관계없이 내원하여 처음으로 심방세동으로 진단을 받은 경우이다. 심방세동의 처음 발생과는 다르며 대부분의 환자에서 심방세동의 첫 발생 시점은 알 수 없다.
발작성 심방세동 (Paroxysmal AF)	• 일반적으로 48시간 이내 자발적으로 정상 동율동으로 전환되는 경우이다. 7일까지 지속될 수도 있다.

용어	정의
지속성 심방세동 (Persistent AF)	• 심방세동이 7일 이상 지속되며 자발적 동율동 전환이 안 되고 항부정 맥제나 직류제세동으로만 동율동으로 전환되는 경우이다.
장기간 지속성 심방세동 (Long–standing persistent AF)	• 1년 이상 지속된 심방세동으로 율동조절 치료를 시도할 경우 사용되 는 용어이다.
영구형 심방세동 (Permanent AF)	• 환자나 의료진이 모두 부정맥이 있음을 인지하고 있으나 율동조절 치 료를 시도하지 않는 경우이다. 율동조절 치료를 시작하게 되면 '장기 간 지속성 심방세동'으로 명명한다.

3. 심방세동의 약료

1) 약료의 목표[6]

　심방세동 약료의 목표는 뇌졸중과 같은 합병증을 예방하고, 증상을 완화해 삶의 질을 개선하는 것이다. 치료 방법으로는 심방세동을 정상 동율동으로 전환 후 유지하는 율동치료(rhythm conrtol)와 심실반응을 조절하는 심박수 조절 치료(rate control), 항혈전 요법이 사용된다.

2) 약료의 일반적 접근 방법[7]

　심방세동 환자의 치료는 일반적으로 질병 초기에 율동치료나 심박수 조절치료 중 한 가지를 선택하고, 혈전색전증의 위험도에 따라 항응고제를 적절하게 선택하는 것이다. 율동치료와 심박수 조절치료는 배타적인 관계는 아니며, 환자의 임상적 상태와 선호도, 질병의 경과에 따라 상호보완적으로 시행될 수 있다.

　약사로서 심방세동 환자에게 실천할 수 있는 약료로는 약물요법과 비약물요법이 있다. 약물요법은 항부정맥제나 항응고제를 상황에 맞춰 사용하는 것이고,

---

6) Cho JG, Recent Advancement in the Management of the Cardiac Arrhythmia, J Korean Med Assoc, 2010 Mar, 53(3):190–195

7) 약물치료학, 심부전, p.255~256, 신일북스(2014).

Figure 2. 심방세동 환자 관리의 단계적 흐름도(EHRA=european heart rhythm association, TE=thromboembolism, PUFA=polyunsaturated fatty acids)

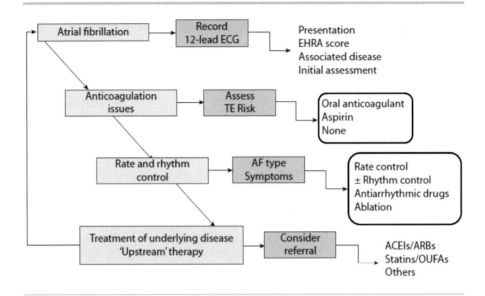

비약물요법은 식이요법, 운동, 금연 등의 생활습관 관리부터 심박동기나 전극도자 절제술과 같은 전기충격법을 사용한다.

3) 비약물요법[8]

심방세동의 비약물요법 중 가장 흔히 선택하는 요법으로는 직류 전기 심율동 전환 요법(direct current cardioversion), 심박동기(pacemaker) 요법이 있다. 이외에도 변형된 maze 수술(maze Ⅲ)과 좌심방 분리술, 전극도자 절제술(catheter ablation)을 시행할 수 있다. 비약물요법은 약물치료를 시도하였으나 치료에 실패하였을 때, 혹은 약물치료 후 심각한 서맥을 동반하는 경우에 사용할 수 있다. 또한 심방세동에는 적절한 식이요법과 꾸준한 운동이 권장된다.

---

8) 약물치료학, 심부전, p.267, 신일북스(2014).

(1) 직류 전기 심율동전환 요법(DCC, direct current cardioversion)[9]

직류 전기(direct current, DC)에 의한 전기적 심율동전환(electrical cardioversion)은 즉각적인 율동전환이 가능하고 성공률이 80~90%로 매우 높기 때문에, 대부분의 환자에서 약제에 의한 율동전환에 비해 더 효과적이고 안전하다. 성공적인 율동전환은 전기 충격 후 심방세동이 소실되고 2개 이상의 연속적인 P파를 보일 때로 정의한다. 하지만 깊은 안정(deep sedation)이나 전신 마취가 필요하기 때문에 실제 임상에서는 즉각적인 율동전환이 필요한 응급상황이 아니면 잘 이용되지 않고 있다. 전기적 율동전환의 합병증으로는 색전증, 율동전환 후 즉시 나타나는 부정맥, 마취에 따른 합병증 및 피부 화상이 있다. 그리고 전기적 심율동전환 요법 사용 시 지속성 심방세동 환자가 12개월 후까지 정상 율동을 유지하는 경우는 30~50%에 불과하며, 특히 1년 이상 된 만성 심방세동은 동율동으로 유지되는 확률이 매우 낮다는 단점이 있다.

(2) 심박동기(pacemaker) 요법[10]

심박동기(pacemaker) 요법은 심방 pacing을 통해 심한 서맥 후 나타나는 심방세동의 조기 수축을 억제시키고, 또는 조기 수축 발생 부위 반대편 1~2곳에 조율함으로써 심방세동 예방 효과를 기대한다. 심방동기 삽입 후 항응고요법은 심방세동을 그대로 둔 채 심실 반응만 규칙적으로 유지하는 경우에 필수적이다.

(3) 식이요법[11]

술이나 커피 등에 들어 있는 카페인 성분은 심방, 심실 조기 수축을 일으키거나 심방세동을 일으키는 경우가 있어 이를 피하는 것이 좋다. 흡연도 심장에 무리를 줄 가능성이 있으며, 협심증, 심근경색 등의 주범이 될 수 있는 죽상경화증이

9) 조정관, 심방세동의 치료, Korean Circulation J 1999, 29(4) :440-447
10) 물치료학, 심부전, p.267, 신일북스(2014).
11) 가톨릭대학교 가톨릭 중앙의료원 질병정보, 부정맥 예방 및 관리를 위한 생활습관, available at http://www.cmc.or.kr (acessed on Jan 10, 2017)

생길 위험이 커지기 때문에 금연은 필수이다. 일부 한약재는 사람에 따라 심각한 부작용을 초래하기 때문에 복용에 주의해야 한다. 와파린을 복용하고 있는 경우 vitamin K가 함유된 녹즙, 녹황색 채소, 콩 등을 적게 섭취해야 한다.

(4) 운동요법[12]

걷기, 자전거 타기, 수영과 같은 꾸준한 유산소운동은 심장 건강에 도움이 되며, 부정맥 예방에도 효과적이다. 하지만 무리한 운동은 부정맥 증상을 오히려 악화시키기 때문에 몸 상태에 맞는 적절한 운동을 선택하는 것이 중요하다. 비만도 심방세동의 위험 인자 중 하나이므로 적절한 운동으로 적정 체중을 유지하는 것이 중요하다. 수면 부족, 스트레스, 피로와 같이 자극을 줄 수 있는 요인은 피하는 것이 좋다.

4) 약물요법

(1) Vaughan-Williams 항부정맥제 분류[13][14]

심방세동에 사용되는 약물은 전기 발생과 전도를 조절하는 작용이 있는 물질이다. 여기에 속하는 약물들은 Vaughan-Williams 분류법에 따라 4가지로 분류된다. Vaughan-Williams 분류법은 약물의 탈분극-재분극에 대한 작용기전을 기준으로 한 체계이다. 이 분류법은 복잡하고 실제 진료현장에서 보편적으로 적용하기 어렵다는 한계점을 가지고 있다.

---

12) 가톨릭대학교 가톨릭 중앙의료원 질병정보, 부정맥 예방 및 관리를 위한 생활습관, available at http://www.cmc.or.kr (acessed on Jan 10, 2017)

13) 약물치료학, 심부전, p.245~248, 신일북스(2014).

14) 남기병, 부정맥의 약물요법, J Korean Med Assoc, 2013 May; 56(5): 425-430

Table 2. Vaughan-Williams 항부정맥제 분류

종류	작용기전			대표약물
	채널 차단시간 지속시간	재분극 (불응기)	Vmax	
I A	중간	연장	중간	Quinidine, procainamide, disopyramide
I B	가장 짧음	단축	약	Lidocaine, mexiletine, phenytoin
I C	가장 장시간	영향 없음	강	Flecainide, propafenone
II	β수용체 차단			Propranolol, esmolol
III	칼륨채널 차단			Amiodarone, sotalol, ibutilide, dofetilide
IV	칼슘통로 차단			Verapamil, diltiazem

* Vmax: 탈분극기의 최대속도

(2) 심박수 조절치료(rate control)[15]

심박수 조절치료는 베타차단제, 칼슘채널차단제, 그리고 디곡신이 사용되고 있다. 현재 임상에서는 비교적 안전성이 확보된 심박수 조절치료를 선택하는 것을 선호하고 있다. 특히 고령이고, 증상이 없거나 경미한 환자의 경우에는 심박수 조절치료가 선호된다.

• 베타차단제

심방세동 환자의 심박수 조절치료로 1차적으로 권장되는 약물은 베타차단제다. 특히 베타차단제는 심방세동과 관련된 심근허혈 또는 교감신경이 항진되어 있을 경우 유용하게 사용할 수 있고 장기간 심박수 조절에 권고되고 있다.

---

15) 약물치료학, 심부전, p.256, 신일북스(2014).

• Class Ⅳ 항부정맥제[16]

Class Ⅳ 항부정맥제로 사용되는 칼슘채널차단제는 칼슘이온의 유입과 유출을 억제하여 심박수를 늦춘다. 이 중 심방세동에 사용되는 칼슘채널차단제는 non-dihydropyridine계열의 verapamil과 diltiazem이 있다.

• 디곡신(Digoxin)[17]

디곡신은 부교감신경을 항진시켜 동방결절 탈분극을 감소시키고 방실결절 불응기를 증가시킨다. 따라서 심방세동에서 심박수 조절 치료에 이용 가능하며, 특히 좌심실 기능부전 심부전이 동반되어 있는 경우에 사용이 권장된다.

(3) 율동조절 약물(Rhythm Control)

율동조절 치료란 심방에서의 비정상적인 전기 발생 및 전도를 정상적인 율동으로 전환시키는 것을 말하며, 항부정맥제(chemical cardioversion)나 직류충격(electrical cardioversion)을 이용한다. 율동전환 후 심방세동이 재발할 위험이 높은 경우에는 항부정맥제를 계속 투여하여야 한다.

• 정상적인 율동전환을 위한 항부정맥제[18]

약물을 이용하여 정상적인 율동으로 전환시키는 것은 심방세동 발생 후 1주일 동안은 효과가 있지만 일반적으로 성공하기 어렵다. 또한 정상적 율동으로 전환된 후에도 부정맥이 재발할 수 있기 때문에 흔히 사용되지 않는다. 동율동 전환에 효과적인 항부정맥제는 flecainide, propafenone, amiodarone 및 dofrtilide가 있으며, disopyramide, procainamide, quinidine은 효과가 떨어지는 것으로 알려져 있으며, 디곡신, sotalol의 사용은 권장되지 않는다.

---

16) 약물치료학, 심부전, p.257, 신일북스(2014).

17) 약물치료학, 심부전, p.257, 신일북스(2014).

18) 약물치료학, 심부전, p.257~259, 신일북스(2014).

Table 3. 심방세동의 동율동전환을 위해 사용되는 항부정맥제의 용량 및 부작용

약물	투여 경로	권장 용량		부작용
Amiodarone	경구	입원 환자	• 1.2~1.8g/일 분할 투여하여 • 총 10g까지 투여 후에 유지용량으로 200~400mg/일 또는 30mg/kg single dose 투여	저혈압, 서맥, QT연장, TdP, 소화기 증상, 변비, 혈관염
		외래 환자	• 하루 600~800mg 분할 투여하여 총 10g까지 투여하고, • 이후에는 유지용량으로 200~400mg/일 투여	
	정맥주사	• 5~7mg/kg을 30~60분간 투여 후 1.2~1.8g/일 분할 투여하여 총 10g까지 투여. • 이후에는 유지용량으로 200~400mg/일 투여		
Dofetilide*	경구	CrCl (ml/분)	용량 (μg bid)	QT연장, TdP
		60 이상	500	
		40~60	250	
		20~40	125	
		20 이하	사용 금기	
Flecainide	경구	• 200~300mg		저혈압, 심방조동
	정맥주사	• 10~20분에 걸쳐 1.5~3.0mg/kg		
Ibutilide*	정맥주사	• 10분에 걸쳐 1mg, 필요 시 1mg 추가		QT
Propafenone	경구	• 600mg		저혈압, 심방조동
	정맥주사	• 10분에 걸쳐 1.5~2.9mg/kg		
Quinidine	경구	• 6~12시간에 걸쳐 0.75~1.5g 분할 투여 • 일반적으로 BB 또는 CCB와 함께 투여		QT연장, TdP, 소화기 증상, 저혈압

* 국내 시판되지 않음; TdP=torsedes de pointes; CrCl= creatine clearnce

• 직류 심율동전환의 전처치를 위한 항부정맥제[19]

직류 심율동전환은 심방세동 환자를 정상적인 심율동으로 전환시키는데 효과적이지만 환자에 따라 전기적 충격에 전혀 반응하지 않는 경우도 있으며 약 25%의 환자에서 하루 또는 일주일 이내에 재발하기도 한다. 특히 심방세동의 유병기간이 길었거나 좌심실 비대 및 심장의 구조적 이상이 있는 경우 높은 재발률을 보였다. 따라서 지속성 심방세동 환자에게 성공률을 높이고 심방세동의 재발을 억제하기 위해서는 직류 심율동전환 시행 전 항부정맥제를 사용할 수 있다. 직류 심율동전환의 전처치를 위한 항부정맥제로는 amiodarone,

19) 약물치료학, 부정맥, p.258~259, 신일북스(2014).

flecainide, propafenone, quinidine, sotalol이 있다.

• 정상적인 율동 유지를 위한 항부정맥제[20][21]

한 연구에 따르면 심방세동 환자가 직류 심율동전환 후 항부정맥제 없이 지낸 경우, 4년 동안 부정맥 재발 없이 지내는 경우가 10% 이하였으며, 연속적인 직류심율동전환 및 항부정맥제 투여 시 약 30% 정도로 향상되었다. 그러나 심방세동환자의 정상적인 율동을 유지하는 것이 색전증, 심부전 및 사망률을 감소시키는지는 명확하지 않다. 따라서 발작성 심방세동 또는 지속성 심방세동으로 인한 증상이 심한 경우 또는 장기간 정상적인 율동으로 유지할 수 있는 가능성이 높은 환자(젊은 나이, 구조적 심질환이 없는 경우, 유병기간이 짧은 경우, 좌심장 확대가 없는 경우)에게 항부정맥제를 사용하는 것이 타당하다. 만약 항부정맥제를 사용함에도 증상이 호전되지 않거나 부작용이 발생하면 약물치료를 중단하고 전극도자절제술 등을 고려해야한다. 장기적으로 정상적인 율동조절에 사용되는 항부정맥제에는 flecainide, propafenone, sotalol, amiodarone, dronedarone 등이 있다.

Table 4. 심방세동의 동율동 유지에 사용되는 항부정맥제의 용량 및 부작용

약물	일일 유지용량	잠재적 부작용
Amiodarone*	100~400mg	광과민성, 폐독증, 다발성 신경증, 소화기 증상, 서맥, TdP, 간독성, 갑상선 기능 이상, 안과적 합병증
Disopyramide	400~750mg	TdP, 심부전, 녹내장, 뇨저류, 구강 건조
Dofetilide	500~1,000μg	TdP
Flecainide	200~300mg	심실빈맥, 심부전, 방실결절을 통한 빠른 전도로 심방조동으로 전환
Propafenone	450~900mg	심실빈맥, 심부전, 방실결절을 통한 빠른 전도로 심방조동으로 전환
Sotalol**	160~320mg	TdP, 심부전, 서맥, 만성 폐쇄성 또는 기관지경련성 폐질환 악화

*유지용량은 loading dose기간(일일용량에 따라 1주일에서 1달) 이후의 용량을 의미한다.
**신장 기능 또는 (입원하여 약물 시작시기에) QT간격에 따라 용량 조절이 필요하다.
TdP= torsades de pointes

20) 유럽심장학회 치료 권고안에 기초한 심방세동의 새로운 치료방법 vol12, p.18~21, 대학심장학회 부정맥 연구회(2011).
21) 약물치료학, 부정맥, p.259~261, 신일북스(2014).

(4) 항응고요법

심방세동 환자의 뇌졸중이나 전신 혈전-색전증의 발생은 중대한 합병증으로 이를 예방하기 위해 항응고 치료는 매우 중요하다. CHA2DS2-VASc (congestive heart failure, hypertension, age > 75 years, diabetes mellitus, previous transient ischemic attack or stroke) 점수가 높을수록 뇌졸중의 위험도도 증가한다. CHA2DS2-VASc 점수가 2 이상인 경우에는 금기사항이 없는 한 warfarin을 비롯한 경구용 항응고제가 사용된다(Table 5).

Table 5. 질환별 CHA2DS2-VASc 점수와 warfarin 사용 여부

CHA2DS2-VASc 점수	
위험인자	점수
울혈성 심부전/좌심실기능장애	1
고혈압	1
연령 > 75세	2
당뇨병	1
뇌졸중/일과성 허혈증	2
혈관질환	1
65~74세	1
여성	1
최대 점수	9

CHA2DS2-VASc점수 = 0, 항응고치료를 안하거나 aspirin
CHA2DS2-VASc점수 = 1, warfarin 또는 aspirin
CHA2DS2-VASc점수 ≥ 2, warfarin (INR= 2~3 유지)

최근에는 와파린의 INR 수치를 2.0~3.0으로 유지하기 어렵다는 단점을 보완하면서도 뇌졸중과 전신 혈전 색전증 발생의 예방 효과가 열등하지 않은 새로운 항응고 약물(dabigatran, rivaroxaban, apixaban)이 사용되고 있다.[22]

---

22) 유럽심장학회 치료 권고안에 기초한 심방세동의 새로운 치료방법 vol12, p.18~21, 대학심장학회 부정맥 연구회(2011).

4. 상황별 심방세동의 치료

1) 개심술 후 심방세동[23]

개심술 후에 발생한 심방세동에는 칼슘채널차단제(verapamil, diltiazem)나 베타차단제(propranolol, esmolol) 정맥주사가 매우 효과적이다. 디곡신도 효과가 있는데, 심기능이 저하된 환자에게 특히 유용하고 필요에 따라서는 칼슘채널차단제나 베타차단제와 병용할 수도 있다.

원래 심방세동이 있었던 경우가 아니면 대개는 저절로 동율동이 회복된다. 회복되지 않을 경우 Class IC, IA, III 제재로 화학적 심율동전환을 시도해 볼 수 있다. 개심술후 심방세동의 발생을 예방하는 데에는 베타차단제가 효과적이다. 예방 목적으로 베타차단제를 사용할 때에는 심근 수축력 억제가 문제가 될 수 있으므로 소량(sotalol 40 mg q 8 hrs, propranolol 10 mg q 6 hrs)을 사용한다.

2) 심근경색 후 심방세동[24][25]

급성 심근경색에 심방세동이 동반된 경우는 예후가 좋지 않다. 심근경색 후 심방세동은 동율동 회복 후에 재발도 잦으므로 응급상황이 아니라면 심박수를 조절한다. 심실반응의 조절 약물로 verapamil, diltiazem, β-차단제가 효과적이지만, 수축력 억제 작용이 있으므로 주의해야한다. 율동 조절이 필요한 경우 amiodarone이나 sotalol을 사용한다.

Amiodarone이 sotalol보다 율동전환 효과와 심실반응 조절 효과가 더 우수하므로 심기능이 저하된 경우에는 amiodarone이 적당하고, 심기능이 좋을 때에는 sotalol이 더 적당하다. 좌심실 부전이 동반된 급성심근경색과

---

23) 조정관, 심방세동의 치료, korean circultaion 1999;29 (4):440-447

24) 조정관, 심방세동의 치료, korean circultaion 1999;29 (4):440-447

25) 2014 AHA/ACC/HRS Guideline for the Management of Patients With Atrial Fibrillation, p.7, American Heart Association(2014)

심실세동 환자에게 디곡신의 정맥주사는 좌심실 기능을 회복하는데 도움을 줄 수 있다. Class IC 제제는 심각한 부정맥 유발 작용 때문에 심근경색 환자에게는 금기이다.

3) 심부전에 동반된 심방세동[26]

심방세동이 한번 발생하면 심기능이 더욱 악화되고, 심방세동이 정상적인 율동으로 전환될 가능성은 더욱 적어지는 악순환에 빠지게 된다. 따라서 심부전에 심방세동이 동반되어 나타나는 경우에는 율동전환이 어렵고, 쉽게 재발할 수 있기 때문에 율동전환을 시도하기 전에 먼저 심부전 상태를 개선하여야 한다. 심부전 치료 시 ACE inhibitor의 투여가 매우 중요한데, 이는 교감신경계와 renin-angiotensin계가 활성화되는 것을 억제하여 정상적인 율동의 유지를 보다 용이하게 하기 때문이다.

5. 결론[27]

심방세동은 가장 흔한 부정맥의 하나로, 나이가 들면서 점차 증가해 85세 이상에서는 발병률이 20%에 이르는 질환이다. 또한 심방세동은 뇌졸중의 위험을 증가시키는 등 합병증을 일으킬 수 있어, 유병률 및 사망률을 유의하게 증가시키는 것으로 알려져 있다.

심방세동 환자의 치료는 합병증을 예방하는 동시에 환자의 증상 완화를 통한 삶의 질 향상에도 도움을 줘야 하므로 약료서비스가 매우 중요하다. 이번 약료지침안은 약사들이 환자의 상황을 고려해 적절한 약료서비스를 제공할 수 있도록 유럽 심장학회(ESC)와 미국 심장학회(ACCF/AHA/HRS) 가이드라인의

---

26) 조정관, 심방세동의 치료, Korean Circulation J, 1999;29 (4):440-447

27) 약물치료학, 부정맥, p.251, 신일북스(2014).

내용을 참고해 작성했다. 앞으로 약사들이 보건의료인으로서 의사, 간호사와 협동해 환자의 심방세동을 치료하고, 체계적인 약료서비스를 실천함에 있어 이 약료지침안이 도움이 되길 바란다.

PART

08

심부전

심부전
Heart Failure

1. 심부전의 정의[1)2)]

심부전(heart failure)은 심장의 구조·기능적 이상으로 인해 신체 대사 요구량을 충족시킬 만큼 충분한 혈액을 전달하지 못하는 임상증후군을 말한다(Figure 1).

2. 심부전의 분류

심부전의 임상적 분류는 2가지 체계에 따라 이뤄진다. ACC/AHA 가이드라인에서는 심부전의 평가 및 치료를 위해 위험인자나 증상발현 여부 또는 양상에 따라 심부전을 4단계로 분류하고 있으며, 이 분류법은 질병의 진행 과정뿐만 아니라, 예방적 치료 단계와 위험요소 차단까지 다루고 있다(Table 1). NYHA의 기능성 분류는 호흡곤란과 같은 심부전의 증상의 정도에 따라 구분하는 방법으로 질병의 경과나 치료에 대한 반응을 추적하는 데 도움이 된다.

---

1) 약물치료학, 심부전, p.151, 신일북스(2014).
2) 심부전 진료지침, p.2, 대한심장학회 심부전연구회(2016).

Figure 1. 심부전에 관련된 임상증후군

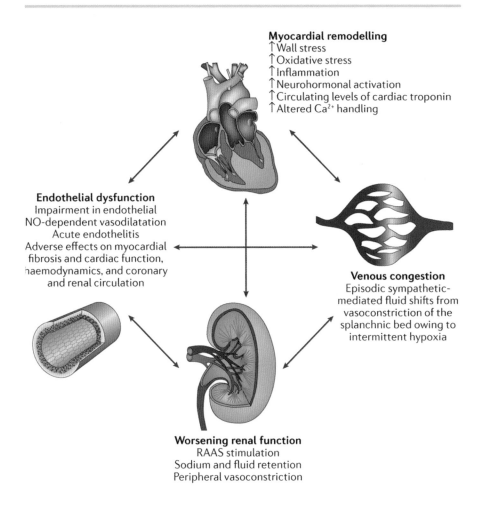

Myocardial remodelling
↑Wall stress
↑Oxidative stress
↑Inflammation
↑Neurohormonal activation
↑Circulating levels of cardiac troponin
↑Altered Ca^{2+} handling

Endothelial dysfunction
Impairment in endothelial
NO-dependent vasodilatation
Acute endothelitis
Adverse effects on myocardial
fibrosis and cardiac function,
haemodynamics, and coronary
and renal circulation

Venous congestion
Episodic sympathetic-
mediated fluid shifts from
vasoconstriction of the
splanchnic bed owing to
intermittent hypoxia

Worsening renal function
RAAS stimulation
Sodium and fluid retention
Peripheral vasoconstriction

Pathophysiology and clinical evaluation of acute heart failure, Robert J. Mentz
& Christopher M. O'Connor, AffiliationsContributionsCorresponding author,
Nature Reviews Cardiology 13, 28 – 35 (2016)
http://www.nature.com/nrcardio/journal/v13/n1/fig_tab/nrcardio.2015.134_F2.html

Table 1. ACC/AHA 및 NYHA에 따른 심부전의 분류[3][4]

ACC/AHA 분류		NYHA 분류	
A	심부전 진행 고위험군	I	신체 활동에 제한이 없음 일상 활동에도 증상이 없음
B	무증상 심부전 (심장 구조 이상을 보이나 아직 심부전 증상이 없음)	II	신체 활동에 약간의 제한이 있음 안정 시에는 증상이 없으나, 일상 활동에는 증상이 있음
C	심장 구조 이상과 심부전 증상을 가지고 있는 군	III	신체 활동에 심한 제한이 있음 안정 시에는 증상이 없으나, 일상 활동보다 낮은 활동 시에도 증상이 있음
D	말기 심부전 (약물치료를 최대화 함에도 증상이 지속되는 군)	IV	안정 시에도 증상이 있으며, 신체 활동으로 증상이 심해짐

3. 심부전의 약료

1) 약료의 목표[5]

심부전 약료의 목표는 심장의 수축 및 이완기능 이상을 보완함으로써 환자의 삶의 질 향상, 증상 경감, 입원율 감소, 진행 속도 감소 및 생존율 연장 등을 달성하는 것이다. 심부전은 복합적인 질환이므로 정확한 진단 및 확인, 위험인자 치료(당뇨, 고혈압, 관상동맥질환 등), 악화인자의 제거 및 최소화, 그리고 적절한 약물학적, 비약물학적 치료를 포함한 포괄적인 방법으로 약료를 제공해야 한다.

2) 약료의 일반적 접근 방법

심부전 상태는 만성 안정형 심부전에서 급성악화로 인한 급성 비대상성 심부전까지 그 상태가 다양하다. 이에 따라 심부전의 원인 및 임상 상태에 따라

---

3) 심부전 진료지침, p.9, 대한심장학회 심부전연구회(2016).

4) American heart association, Classification of heart failure, available at http://www.heart.org/HEARTORG/Conditions/HeartFailure/AboutHeartFailure/Classes-of-Heart-Failure_UCM_306328_Article.jsp#.WHxQFGfas2w(accessed on February 1, 2018).

5) 약물치료학, 심부전, p.158, 신일북스(2014).

약물치료의 우선 순위 및 원칙이 다르므로 각 시기에 맞는 적절한 치료가 필요하다.

ACC/AHA 분류로 구분할 때 A단계 환자들의 경우, 증상은 없지만 위험인자를 가지고 있어 심부전 발병 위험이 높은 상태이므로 적절한 운동이나 금연, 금주 등의 비약물요법과 함께 고혈압치료를 병행하는 것이 좋다. B단계 환자는 A단계 환자들의 치료요법을 행하는 동시에 예방 목적으로 약물을 투여할 수 있다. C단계 이상의 환자들은 심부전 증상이 나타나는 환자이므로 식염 조절과 함께 상황에 따라 약물치료 및 기계적 혈류순환장치의 사용이 필요하다.

Table 2. ACC/AHA 단계별 심부전의 약료 단계[6]

	Stage A	Stage B	Stage C	Stage D
약료의 방향	고혈압 치료, 이상지질 치료, 대사증후군 조절, 생활습관 교정	Stage A 전부	Stage A, B 전부, 염분 섭취 제한	Stage A, B, C 전부, 염분 섭취 제한, 심장 개조진행 예방
사용되는 약물	ACEI 또는 ARB 필요 시 statins	ACEI, ARB 또는 베타차단제	이뇨제, ACEI 또는 베타차단제 필요 시 추가 약물 (알도스테론 저해제, ARB, 디곡신, hydralazine, nitrates)	Stage C와 동일

3) 비약물요법

(1) 식이요법

현재 심부전의 식이요법은 부종을 제거하여 심장의 부담을 감소시키는 것을 목적으로 한다. 따라서 과식을 피하고, 소화가 쉬운 영양소와 양질의 단백질을 섭취하는 것이 좋다. 또한 울혈을 줄이기 위해 식염 제한과 수분 관리를 철저히 하는 것이 좋다.

---

6) 2013 ACCF/AHA Guideline for the Management of Heart Failure, Journal of the American College of Cardiology (2013).

• 염분[7)8)9)10)]

심부전 환자가 염분을 많이 섭취하면 부종이 생기고 혈압이 오르며 심장에 부담을 줄 수 있으므로 식염을 제한적으로 섭취하는 것이 권장된다. 하루 소금 섭취량은 경증일 경우 5~7g, 중등증에는 3~5g, 중증에는 0~2g으로 제한하도록 하며, 안정기에 접어들어도 1일 7g 이하로 섭취하는 것이 좋다. 저염 식사를 잘하는 경우에는 수분 제한이 반드시 필요하지는 않으나 일반적으로 하루 최고 2L까지 제한하며, 중환자의 경우에는 부종을 동반하는 일이 많으므로 하루 1.2L로 제한한다. 반면, 과도하게 염분 섭취를 제한하면 신경 호르몬계를 활성화시킬 우려가 있으며, 박출률 저하 심부전 환자의 임상 경과를 악화시킬 수 있다는 보고가 있으므로 나트륨 섭취량을 조금 높이고 이뇨제를 병행하는 것도 효과적이다. 부가적으로 강력한 이뇨제를 사용하는 경우 대부분의 경우 과도한 식염 제한은 필요하지 않다. 다만 일부 이뇨제의 경우 나트륨과 칼륨이 동시 배출될 수 있으므로 칼륨제와 칼륨이 함유된 음식을 다량 섭취하는 것이 좋다.

• 동물성 지방 및 콜레스테롤[11)12)13)14)15)]

지방은 열량이 높아 과식할 경우 비만을 초래할 수 있으므로 총열량의 20% 정도로 제한하는 것이 권장된다. 특히 울혈로 인하여 혈류가 저하되면 혈전이

7) Parrinello G, Di Pasquale P, Licata G, Torres D, Giammanco M, Fasullo S, et al. Long-term effects of dietary sodium intake on cytokines and neurohormonal activation in patients with recently compensated congestive heart failure. Journal of cardiac failure. 2009;15(10):864-73.

8) UCSF Medial Center. Diet and Conjestive Heart Failure. available at https://www.ucsfhealth.org/education/diet_and_congestive_heart_failure/(accessed on February 1, 2018)

9) Paterna S, Parrinello G, Cannizzaro S, Fasullo S, Torres D, Sarullo FM, et al. Medium term effects of different dosage of diuretic, sodium, and fluid administration on neurohormonal and clinical outcome in patients with recently compensated heart failure. The American journal of cardiology. 2009;103(1):93-102.

10) Son YJ, Lee Y, Song EK. Adherence to a sodium-restricted diet is associated with lower symptom burden and longer cardiac event-free survival in patients with heart failure. Journal of clinical nursing. 2011;20(21- 22):3029-38.

11) Wannamethee SG, Shaper AG, Whincup PH, Lennon L, Sattar N. Obesity and risk of incident heart failure in older men with and without pre-existing coronary heart disease: does leptin have a role? Journal of the American College of Cardiology. 2011;58(18):1870-7.

12) Bahrami H, Bluemke DA, Kronmal R, Bertoni AG, Lloyd-Jones DM, Shahar E, et al. Novel metabolic risk factors for incident heart failure and their relationship with obesity: the MESA (Multi-Ethnic Study of Atherosclerosis) study. Journal of the American College of Cardiology. 2008;51(18):1775-83.

형성되어 혈관계 질환이 쉽게 유발되므로, 콜레스테롤, 포화지방산이 함유된 동물성 지방 섭취를 줄이고, 불포화지방산이 많은 식물성 기름을 섭취하는 것이 좋다. 콜레스테롤은 1일 섭취량을 300mg 이하로 제한하는 것이 좋으며, 혈관질환이 있는 경우에는 200mg을 넘지 않는 것이 좋다.

• 단백질[16][17]

심부전은 위, 장, 간에 울혈을 일으켜 단백질의 흡수장애를 유발하고, 간의 알부민 합성을 저하시켜 부종을 유발할 수 있다. 따라서 심장 기능을 유지하기 위해 양질의 단백질을 충분히 섭취하는 것이 좋다. 하루 섭취량은 경증일 경우 체중(kg)당 1~1.5g, 중등도 혹은 중증일 경우 체중(kg)당 1g 정도가 권장된다.

• 음주[18][19][20]

알코올 섭취는 심부전 발생의 중요 위험인자이다. 심부전을 초래하는 알코올의 용량과 성별에 따른 차이는 확실하지 않으나, 알코올 섭취가 심근의 수축력을 떨어뜨리고, 각종 심장질환의 위험인자라는 것은 분명하다. 따라서 심부전

13) Abdulla J, Kober L, Abildstrom SZ, Christensen E, James WP, Torp-Pedersen C. Impact of obesity as a mortality predictor in high-risk patients with myocardial infarction or chronic heart failure: a pooled analysis of five registries. European heart journal. 2008;29(5):594-601.

14) Kenchaiah S, Evans JC, Levy D, Wilson PW, Benjamin EJ, Larson MG, et al. Obesity and the risk of heart failure. The New England journal of medicine. 2002;347(5):305-13.

15) Curtis JP, Selter JG, Wang Y, Rathore SS, Jovin IS, Jadbabaie F, et al. The obesity paradox: body mass index and outcomes in patients with heart failure. Archives of internal medicine. 2005;165(1):55-61.

16) Ribeiro RF Jr1, Dabkowski ER, O'Connell KA, Xu W, Galvao Tde F, Hecker PA, Shekar KC, Stefanon I, Stanley WC. Effect of a high-protein diet on development of heart failure in response to pressure overload. Appl Physiol Nutr Metab. 2014 Feb;39(2):238-47.

17) Sentner CP1, Caliskan K, Vletter WB, Smit GP. Heart Failure Due to Severe Hypertrophic Cardiomyopathy Reversed by Low Calorie, High Protein Dietary Adjustments in a Glycogen Storage Disease Type IIIa Patient. JIMD Rep. 2012;5:13-6.

18) Abramson JL, Williams SA, Krumholz HM, Vaccarino V. Moderate alcohol consumption and risk of heart failure among older persons. Jama. 2001;285(15):1971-7.

19) Walsh CR, Larson MG, Evans JC, Djousse L, Ellison RC, Vasan RS, et al. Alcohol consumption and risk for congestive heart failure in the Framingham Heart Study. Annals of internal medicine. 2002;136(3): 181-91.

20) Larsson SC1, Wallin A2, Wolk A2. Contrasting association between alcohol consumption and risk of myocardial infarction and heart failure: Two prospective cohorts. Int J Cardiol. 2016 Dec 28. pii: S0167-5273(16)33141-2.

환자에게 알코올을 과도하게 섭취하지 않도록 지속적으로 교육하는 것이 바람직하며, 특히 알코올성 심근병이 의심되는 경우에는 엄격한 금주가 필요하다.

• 정상 체중 유지[21][22]

비만은 고혈압, 수면 무호흡증과 같은 심부전의 위험인자와 관련이 있으며, 좌심실 비후, 이완기능 장애와도 관련이 있으므로 심부전의 발생을 예방하기 위해서는 정상 체중을 유지하는 것이 도움이 된다. 심장에 부담과 자극을 줄이기 위하여 저열량식과 저염식을 진행하면서 정상 체중을 유지한다. 또한 과식을 하는 경우 횡경막을 압박하여 호흡곤란을 일으킬 수 있으므로, 적은 양을 1일 5~6회로 나누어 먹는 것이 좋다.

(2) 운동요법[23][24][25]

1980년대 후반까지만 하더라도 심부전 환자들에게 증상을 최소화하고 손상된 심장을 보호하기 위해 신체 운동을 피할 것이 권장되었지만, 현재는 심장기능 상태를 개선하기 위한 안전하고 효과적인 방법으로 규칙적인 신체활동이 권장되고 있다. 적절한 운동훈련 프로그램은 말초이상과 운동능력을 함께 향상시킴으로써 증상 악화를 줄일 수 있다. 또한 운동은 혈관내피세포의 기능을 향상시키고 카테콜아민 과민반응을 억제하며, 말초에서 산소의 방출을 증가시키는 등 좋은 효과가 있기 때문에 심부전에 의한 재입원을 막을 수 있다는

21) Rosengren A1, Åberg M2, Robertson J2, Waern M3, Schaufelberger M4, Kuhn G5, Åberg D6, Schiöler L7, Torén K7. Body weight in adolescence and long-term risk of early heart failure in adulthood among men in Sweden. Eur Heart J. 2016 Jun 16. pii: ehw221.

22) Björck L1,2, Novak M3, Schaufelberger M4, Giang KW5, Rosengren A6. Body weight in midlife and long-term risk of developing heart failure-a 35-year follow-up of the primary prevention study in Gothenburg, Sweden. BMC Cardiovasc Disord. 2015 Mar 10;15:19.

23) Flynn KE, Pina IL, Whellan DJ, Lin L, Blumenthal JA, Ellis SJ, et al. Effects of exercise training on health status in patients with chronic heart failure: HF-ACTION randomized controlled trial. Jama. 2009;301(14):1451-9.

24) McKelvie RS. Exercise training in patients with heart failure: clinical outcomes, safety, and indications. Heart failure reviews. 2008;13(1):3-11.

25) Pina IL, Apstein CS, Balady GJ, Belardinelli R, Chaitman BR, Duscha BD, et al. Exercise and heart failure: A statement from the American Heart Association Committee on exercise, rehabilitation, and prevention. Circulation. 2003;107(8):1210-25.

장점이 있다.

심부전 환자에게 도움이 되는 운동량은 준비운동과 정리운동을 포함해서 중등도 강도의 운동을 1주일에 3~5일간 약 30~45분간으로 하되, 운동프로그램을 시작하기 전 점진적으로 운동 강도를 높여 가며 신체기능 상태, 협심증 증상 등을 참조하여 가장 적절한 목표 맥박수를 파악하여야 한다. 훈련은 유산소운동과 근력강화운동을 병합하여 중등도 강도로, 잘 훈련된 운동 지도자와 함께하는 것이 좋으며, 가능하면 제세동기를 곁에 두고 하도록 한다.

4) 약물요법

(1) 레닌-앤지오텐신계 차단제(레닌-앤지오텐신-알도스테론계통 차단제)

• 앤지오텐신전환효소억제제제(Angiotensin Converting Enzyme Inhibitors)[26)27)28)29)30)31)]

앤지오텐신전환효소 억제제 및 앤지오텐신 수용체 차단제의 치료효과는 모든 단계의 심부전에 효과가 있다. 또한 심근경색 이후에 이 계열의 약물을 사용하면 생존률을 높이고 중증 심부전으로 발전되는 것을 막아주며 재경색 위험을 낮추어

---

26) Effect of enalapril on survival in patients with reduced left ventricular ejection fractions and congestive heart failure. The SOLVD Investigators. The New England journal of medicine. 1991;325(5):293-302.

27) Packer M, Poole-Wilson PA, Armstrong PW, Cleland JG, Horowitz JD, Massie BM, et al. Comparative effects of low and high doses of the angiotensin-converting enzyme inhibitor, lisinopril, on morbidity and mortality in chronic heart failure. ATLAS Study Group. Circulation. 1999;100(23):2312-8.

28) Flather MD, Yusuf S, Kober L, Pfeffer M, Hall A, Murray G, et al. Long-term ACE-inhibitor therapy in patients with heart failure or left-ventricular dysfunction: a systematic overview of data from individual patients. ACE-Inhibitor Myocardial Infarction Collaborative Group. Lancet. 2000;355(9215):1575-81.

29) Garg R, Yusuf S. Overview of randomized trials of angiotensin-converting enzyme inhibitors on mortality and morbidity in patients with heart failure. Collaborative Group on ACE Inhibitor Trials. Jama. 1995;273(18):1450-6.

30) Iwatsubo K1, Ishikawa Y., Therapeutic targets for heart failure: beyond beta-adrenergic and renin-angiotensin system blockade, Recent Pat Cardiovasc Drug Discov. 2008 Jan;3(1):37-44.

31) Bauwens LJ1, Copper MP, Schmidt JT, Life-threatening angioedema as a side effect of angiotensin-converting-enzyme (ACE) inhibitors, Ned Tijdschr Geneeskd. 1995;139(13):674-7.

준다. 레닌-앤지오텐신 시스템 차단제에 속하는 약물에 대하여 각각의 초기 용량 및 목표 용량을 나타냈다(Table 3).

앤지오텐신전환효소 억제제는 부작용으로 마른 기침과 혈관부종을 일으킬 수 있고 투약 초기에는 저혈압이 발생할 수 있다. 또한 이 계열 약물은 고칼륨혈증을 일으킬 수 있으므로 칼륨보존성 이뇨제와의 병용투여 시 주의해야 하고 이 점에 대해서 환자에게 충분한 설명을 해 주어야 한다. 앤지오텐신 수용체 차단제는 이런 부작용이 비교적 적게 나타난다.

Table 3. 앤지오텐신전환효소 억제제의 초기 용량 및 목표 용량

성분명	초기 용량	목표 용량
Captopril	6.25mg tid	50mg tid
Enalapril	2.5~5mg bid	10mg bid
Lisinopril	2.5~5mg qd	20~40mg qd
Perindopril	2mg qd	8~16mg qd
Quinapril	10mg bid	20~40mg bid
Ramipril	1.25~2.5mg bid	5mg bid
Fosinopril	5~10mg qd	40mg qd
Trandolapril	0.5~1mg qd	4mg qd

• Angiotensin II Receptor Blocker (ARB)[32]

Angiotensin II Receptor Blocker는 ACE inhibitor의 2가지 제한점(ACE inhibitor가 다른 시스템-비전환효소계-을 통해 Angiotensin II가 지속적으로 생성되며, 키닌 분해를 억제하여 기침과 혈관 부종의 부작용을 발생시키는 현상)을 극복할 수 있는 레닌-앤지오텐신계 차단제이다. 따라서 ACE inhibitor에 내약성이 좋지 않은 경우 Angiotensin II receptor subtype AT1을 차단하여 Angiotensin II의 유해한 반응을 차단한다. 이를 통해 심실 개조, 심근 섬유화, 심근세포 자멸사, 심실 비대, 노르에피네프린 분비, 혈관 수축, 나트륨 및 수분 저류 등을 감소시킴으로써 심부전 환자의 증상을 개선시킬 수 있다(Table 4).

---

32) McKelvie RS, The therapeutic potential of angiotensin II receptor blockers in the treatment of heart failure. Expert Opin Investig Drugs. 2004 Mar;13(3):245-53.

Table 4. 앤지오텐신 수용체 차단제의 초기 용량 및 목표 용량

성분명	초기 용량	목표 용량
Candesartan	4~8mg qd	32mg qd
Valsartan	40mg bid	160mg bid
Losartan	50mg qd	150mg qd

(2) 베타차단제[33)34)35)36)37)38)]

심부전 상태에서는 정상 심장 근육에 비해 β1 수용체가 줄어들게 된다. 노르에피네프린은 β1 수용체에 더 선택적으로 작용하는데, 노르에피네프린은 심부전 시 그 농도가 증가함에 따라 심장 독성을 보이며 심장의 근육세포에 손상을 주게 된다. 이러한 병적 상황에 베타차단제를 사용하여 노르에피네프린의 지속적인 자극을 차단함으로써, 심부전 진행을 늦출 수 있다.

심부전 치료에 대한 ACC/AHA guidelines에 따르면 환자에게 베타차단제에 대한 금기가 확실히 있지 않는 경우 모든 안정형 수축성 심부전 환자에게 베타차단제를 사용해야 한다고 권장하고 있다. 베타차단제 사용 시 가장 중요한 사항은 저용량으로 시작하여 서서히 증량하면서 사용해야 한다는 것이다. 심부전 치료에 사용할 수 있는 베타차단제로는 carvedilol, bisoprolol 등이 있다.

33) Grayburn PA, Appleton CP, DeMaria AN, Greenberg B, Lowes B, Oh J, et al. Echocardiographic predictors of morbidity and mortality in patients with advanced heart failure: the Beta-blocker Evaluation of Survival Trial (BEST). Journal of the American College of Cardiology. 2005;45(7):1064-71.

34) Böhm M, Link A, Cai D, Nieminen MS, Filippatos GS, Salem R, Cohen Solal A, Huang B, Padley RJ, Kivikko M, Mebazaa A. Beneficial association of β-blocker therapy on recovery from severe acute heart failure treatment: data from the Survival of Patients With Acute Heart Failure in Need of Intravenous Inotropic Support trial. Crit Care Med. 2011 May;39(5):940-4. doi: 10.1097/CCM.0b013e31820a91ed.

35) Verdú Rotellar JM, Barroso A, Bernáldez MJ, Domíngueza M, Pie M, Sancho F, Simó M, Domingo M. Beta-blocker treatment of stable heart failure in primary care. Rev Esp Cardiol. 2009 Oct;62(10):1141-8. English, Spanish.

36) Su VY1, Chang YS, Hu YW, Hung MH, Ou SM, Lee FY, Chou KT, Yang KY, Perng DW, Chen TJ, Liu CJ. Carvedilol, Bisoprolol, and Metoprolol Use in Patients With Coexistent Heart Failure and Chronic Obstructive Pulmonary Disease. Medicine (Baltimore). 2016 Feb;95(5):e2427. doi: 10.1097/MD.0000000000002427.

37) 김덕경, 김수진. 심부전 치료에 있어서 베타차단제의 역할. J Korean Med Assoc 2007; 50(3): 274-77

38) Yamamoto K1.β-Blocker therapy in heart failure with preserved ejection fraction: Importance of dose and duration. J Cardiol. 2015 Sep;66(3):189-94. doi: 10.1016/j.jjcc.2015.02.004. Epub 2015 Apr 13.

(3) 이뇨제[39)40)41)42)]

이뇨제 치료의 첫 번째 목표는 수분저류와 폐울혈과 관련된 증상 완화와 함께 삶의 질 향상, 심부전으로 인한 입원률 감소이다. 이뇨제로는 루프 이뇨제, thiazide계 이뇨제, 칼륨보존 이뇨제 등이 있으며, 심부전에는 강력한 이뇨작용을 지니는 루프 이뇨제가 많이 사용된다.

루프 이뇨제와 thiazide계 이뇨제는 부작용으로 저칼륨혈증이 나타날 수 있으며, 칼륨보존 이뇨제는 반대로 고칼륨혈증을 일으킬 수 있다. 따라서 이뇨제를 복용하는 환자에게는 혈중 칼륨 농도를 정기적으로 모니터링하도록 지도해야 한다.

• loop계 이뇨제[43)]

루프 이뇨제는 헨레 고리 세뇨관의 상행각에서 작용하며, 여과된 나트륨의 20~25%를 재흡수한다. 루프이뇨제는 thiazide 이뇨제와는 다르게 콩팥질환 상태에서도 강한 효과를 유지하는데 작용점에서 충분한 약효를 나타내기 위해서는 고용량이 필요하다. 또한 어느 한계 이상에서는 약물 용량 증가가 효과를 증대시키지 못하므로, 약물 용량이 어느 수준에 도달하면 증량보다는 투여 간격을 좁히는 것이 권장된다. 이 계열에 속하는 약물로 심부전 약료에 사용되는 약물은 furosemide, torsemide, bumetanide 등이 있다.

• Thiazide계 이뇨제[44)]

Thiazide계 이뇨제는 원위세뇨관에서 나트륨의 재흡수를 저해한다. 이 계열의

39) Qavi AH1, Kamal R1, Schrier RW2,Clinical Use of Diuretics in Heart Failure, Cirrhosis, and Nephrotic Syndrome,Int J Nephrol. 2015;2015:975934.

40) Faris R, Flather MD, Purcell H, Poole-Wilson PA, Coats AJ. Diuretics for heart failure. The Cochrane database of systematic reviews. 2006(1):CD003838.

41) Faris R, Flather M, Purcell H, Henein M, Poole-Wilson P, Coats A. Current evidence supporting the role of diuretics in heart failure: a meta analysis of randomised controlled trials. International journal of cardiology. 2002;82(2):149-58.

42) Felker GM, Lee KL, Bull DA, Redfield MM, Stevenson LW, Goldsmith SR, et al. Diuretic strategies in patients with acute decompensated heart failure. The New England journal of medicine. 2011;364(9):797-805.

43) Palazzuoli A1, Ruocco G, Pellegrini M, Beltrami M, Del Castillo G, Nuti R, Loop Diuretics Strategies in Acute Heart Failure: From Clinical Trials to Practical Application, Curr Drug Targets. 2015;16(11):1246-53.

약물은 사구체에서 여과된 나트륨의 5~8%를 재흡수하기 때문에 루프 이뇨제와 비교하면 비교적 약한 이뇨제로 구분된다. 따라서 이 계열의 약물이 심부전에서 단독으로 쓰이는 경우는 흔치 않다. 타 이뇨제와 병용하면 효과적인 작용을 보인다. 이 계열에 속하는 약물로는 hydrochlorthiazide, chlorthalidone, metolazone 등이 있다.[44]

• 칼륨보존 이뇨제[45][46]

칼륨보존 이뇨제는 루프 이뇨제나 thiazide 이뇨제에 비해 효과가 미약하다. 이 계열에 속하는 이뇨제로는 spironolactone과 amiloride가 있으며 투여 시 혈중 칼륨 농도의 지속적인 관찰이 필요하다.

(4) 디곡신(digoxin)[47][48][49]

디곡신은 나트륨 펌프에 결합하여 나트륨의 세포 내 농도를 증가시켜 나트륨-칼슘 교환장치에 영향을 줘 칼슘의 세포외 방출을 감소시킴으로써 심장 수축 촉진효과를 가진다. 또한 과도한 sympathetic nervous system 활성의 감소를 통한 교감 신경계의 활성도 저하 효과까지 더해져 심부전 증상 완화와 운동능력 향상에 도움을 준다.

만성 심부전 환자에서 디곡신은 크게 두 가지 환자군에서 사용될 수 있는 것으로 요약된다. 첫째, 심방세동과 같은 심실위 부정빈맥과 심부전을 갖는

44) Oster JR, Epstein M, Smoller S. Combined therapy with thiazide-type and loop diuretic agents for resistant sodium retention. Annals of internal medicine. 1983;99(3):405-6.

45) Haris A1, Radó J.,Potassium-sparing diuretics (spironolactone, triamterene, amyloride), Orv Hetil. 1996 Sep 1;137(35):1907-14.

46) Larkin RJ, Atlas SA, Donohue TJ. Spironolactone in patients with heart failure. The New England journal of medicine. 2000;342(2):132-3; author reply 3-4.

47) Double-blind placebo-controlled comparison of digoxin and xamoterol in chronic heart failure. The German and Austrian Xamoterol Study Group. Lancet. 1988;1(8584):489-93.

48) Gheorghiade M1, Harinstein ME, Filippatos GS, Digoxin for the treatment of chronic and acute heart failure syndromes, Acute Card Care. 2009;11(2):83-7.

49) Lee DC, Johnson RA, Bingham JB, Leahy M, Dinsmore RE, Goroll AH, et al. Heart failure in outpatients: a randomized trial of digoxin versus placebo. The New England journal of medicine. 1982;306(12): 699-705.

환자의 심실반응률 조절을 위한 치료 초기에 고려될 수 있다. 둘째, 디곡신이 정상적인 동리듬을 갖는 환자의 생존률을 높이지는 않지만, 증상 완화와 삶의 질 향상을 위해 사용될 수 있다. 이에 따라 디곡신은 이뇨제, ACE inhibitor, 베타차단제와 함께 심부전 증상을 갖는 환자에게 함께 사용되는 것이 좋다.

디곡신은 서맥과 부정맥을 유발할 수 있고 시각장애, 무기력, 메스꺼움, 어지러움 등 다양한 부작용을 나타낼 수 있다. 특히 저칼륨혈증을 일으키는 이뇨제와 병용 시에는 이런 부작용 발생이 더욱 증가한다. 이밖에도 디곡신은 여러 가지 약물과 상호작용을 나타낼 수 있으므로 주의를 기울여야 한다.

(5) 기타 전문의약품

• 혈관확장제[50][51][52]

혈관확장제 중 nitrates와 hydralazine은 서로 보상적인 혈류동력학 역할을 하기 때문에 심부전에서 병합하여 사용되었다. Nitrates는 guanylate cyclase를 활성화하여 혈관 평활근에서 cGMP를 증가시켜 전부하를 감소킨다. Hydralazine은 동맥평활근에 주로 작용하여 직접적인 혈관이완작용을 가지므로 SVR을 감소시키고 일회 박출량과 심박출량을 증가시킨다. 최근 보고에 따르면 이 두 제제는 심실개조를 저해하고 nitratre tolerance를 방지하며 심부전 진행과 관련한 세포학적 기전을 저해함으로써 혈류동력학적 역할을 할 뿐만 아니라 심부전에서 임상적인 효과도 얻을 수 있다고 한다.

그렇기 때문에 Hydralazine과 isosorbide dinitrate(ISDN)의 병용이 선호된다. 이는 ISDN으로부터 일산화질소를 공급받고 hydralazine이 산화적 스트레스를 감소시킴으로써 일산화질소의 생체이용률의 증가와 관계있다고 여겨진다. 최근

---

50) Greenberg B1.Role of vasodilator therapy in congestive heart failure. Effects on mortality. Cardiol Clin. 1994 Feb;12(1):87-99.

51) Cohn JN, Johnson G, Ziesche S, Cobb F, Francis G, Tristani F, et al. A comparison of enalapril with hydralazine-isosorbide dinitrate in the treatment of chronic congestive heart failure. The New England journal of medicine. 1991;325(5):303-10.

52) Taylor AL, Ziesche S, Yancy C, Carson P, D'Agostino R, Jr., Ferdinand K, et al. Combination of isosorbide dinitrate and hydralazine in blacks with heart failure. The New England journal of medicine. 2004;351(20):2049-57.

연구에서는 급성 진행성심부전으로 입원하여 퇴원 후 ACEI나 ARB를 복용하는 환자에게 ISDN과 hydralazine를 추가한 결과 혈류역학 및 사망률, 입원율의 개선을 보였다.

• 심실수축증강제(Positive Inotropic Agents)[53][54]

심실수축증강제 등 세포 내 cAMP를 증가시키는 약물들은 급성 콩팥질환의 치료나 심대상부전환자에게 사용할 시 중환자실에 입원 치료할 경우 사용된다. 베타수용체 효능제와 phosphodiesterase inhibitor는 cAMP 농도를 증가시킴으로써 phospholipase 활성을 증가시키며 결국 수축하는 동안 칼슘의 유입을 늘려 수축력을 향상시킨다.

부가적으로 cAMP는 이완하는 동안 근육세포질 세망에 의하여 칼슘의 재흡수를 증가시켜 이완 활성을 향상시킨다. 이 계열에 속하는 약물에는 dobutamine과 milrinone 등이 있지만 모두 주사제로만 되어 있기 때문에 지역약국 약료에는 사용되지 않는다.

53) Flesch M1, Erdmann E. Na+ channel activators as positive inotropic agents for the treatment of chronic heart failure. Cardiovasc Drugs Ther. 2001 Sep;15(5):379-86.

54) Aranda JM, Jr., Schofield RS, Pauly DF, Cleeton TS, Walker TC, Monroe VS, Jr., et al. Comparison of dobutamine versus milrinone therapy in hospitalized patients awaiting cardiac transplantation: a prospective, randomized trial. American heart journal. 2003;145(2):324-9.

4. 상황별 치료전략

1) 심방세동과 심부전[55][56][57][58]

우리나라 심부전 환자의 약 삼분의 일은 심방세동을 동반한다. 심방세동으로 인해 심인성 뇌졸중의 위험이 증가하고 심부전 증상이 악화되므로 이들은 심방세동 치료를 병행해야 한다. 심방세동이 동반된 심부전 환자의 심박동수 조절을 위해서 베타차단제가 우선적으로 사용된다. 이들에게 Class I 항부정맥제는 금기이며 심방세동을 동반한 좌심실 수축기능 저하환자의 경우 amiodarone이 유일한 항부정맥제이다.

2) 고혈압과 심부전[59][60][61][62][63]

고혈압은 심부전 발생과 악화의 중요한 위험인자로 좌심실의 부하를 증가시켜 수축기 및 확장기 장애를 일으키고 좌심실 구조의 재형성을 일으킨다. 또한 심근

55) Lewis RV, McMurray J, McDevitt DG. Effects of atenolol, verapamil, and xamoterol on heart rate and exercise tolerance in digitalised patients with chronic atrial fibrillation. J Cardiovasc Pharmacol. 1989;13(1):1-6.

56) Khand AU, Rankin AC, Martin W, Taylor J, Gemmell I, Cleland JG. Carvedilol alone or in combination with digoxin for the management of atrial fibrillation in patients with heart failure? J Am Coll Cardiol. 2003;42(11):1944-51.

57) Roy D, Talajic M, Nattel S, Wyse DG, Dorian P, Lee KL, et al. Rhythm control versus rate control for atrial fibrillation and heart failure. N Engl J Med. 2008;358(25):2667-77.

58) Piepoli M, Villani GQ, Ponikowski P, Wright A, Flather MD, Coats AJ. Overview and meta-analysis of randomised trials of amiodarone in chronic heart failure. Int J Cardiol. 1998;66(1):1-10.

59) Weber MA1. Angiotensin-II receptor blockers for hypertension and heart failure: quality of life and outcomes. Manag Care Interface. 2005 Feb;18(2):47-54.

60) Angeli F, Verdecchia P, Reboldi GP, Gattobigio R, Bentivoglio M, Staessen JA, Porcellati C. Meta-Analysis of effectiveness or lack thereof of angiotensin-converting enzyme inhibitors for prevention of heart failure in patients with systemic hypertension. Am J Cardiol. 2004 Jan 15;93(2):240-3.

61) Gavras H1, Brunner HR. Role of angiotensin and its inhibition in hypertension, ischemic heart disease, and heart failure. Hypertension. 2001 Feb;37(2 Pt 2):342-5.

62) Sica DA. Mineralocorticoid Receptor Antagonists for Treatment of Hypertension and Heart Failure. Methodist Debakey Cardiovasc J. 2015 Oct-Dec;11(4):235-9.

63) Georgiopoulou VV, Kalogeropoulos AP, Butler J. Heart failure in hypertension: prevention and treatment. Drugs. 2012 Jul 9;72(10):1373-98.

허혈을 유발함으로써 심근장애를 악화시킨다. 그러므로 고혈압을 동반한 심부전 환자는 혈압을 조절하는 치료를 병행해야 한다.

약제 선택은 혈압의 강하를 도모하면서 심부전을 치료하는 것을 원칙으로 한다. 고혈압을 동반한 심부전 환자 치료의 1차 약제인 ACEI와 ARB는 심부전 환자에게 투약하였을 때 심기능 악화의 진행을 둔화시키며, 심혈관계 사망률을 감소시킨다. 또한 심비대를 퇴행시키는 효과는 베타차단제보다 크다고 알려져 있다. ACEI 또는 ARB로도 조절되지 않는 고혈압을 동반한 심부전환자의 경우 2차 약제로 베타차단제를 사용하고, 3차 치료제로는 알도스테론 길항제가 추천된다. 만일 ACEI 또는 ARB, 베타차단제, 알도스테론 길항제, 이뇨제의 병용요법에도 혈압이 조절되지 않는다면 amlodipine이나 hydralazine을 추가하여 치료한다.

3) 당뇨병과 심부전[64][65][66][67][68]

당뇨병은 심부전의 중요한 위험인자로 심부전 환자에게 매우 흔하게 나타나며, 심부전 환자의 기능상태 악화, 입원율 및 사망률 증가와 관련이 있다. 당뇨병의 기본적인 치료로써 ACEI 또는 ARB를 사용하는 경우, 신기능 저하와 같은 심부전의 다른 위험인자의 발생을 예방하여 심부전의 발생 빈도를 낮출 수 있다. 베타차단제의 경우에는 그 종류에 따라 혈당에 미치는 영향이 다르나, 당뇨병을 동반한 심부전 환자에게 금기가 아니며 당뇨병을 동반하지 않은 심부전 환자에서와 같이 예후를 향상시킬 수 있다. 알도스테론 길항제의 생존율 향상은

64) Lago RM, Singh PP, Nesto RW. Congestive heart failure and cardiovascular death in patients with prediabetes and type 2 diabetes given thiazolidinediones: a meta-analysis of randomised clinical trials. Lancet. 2007;370(9593):1129-36.

65) Swedberg K1, Rydén L2. Treatment of diabetes and heart failure: joint forces. Eur Heart J. 2016 May 14;37(19):1535-7.

66) Fácila L, Fabregat-Andrés Ó, Bertomeu V, Navarro JP, Miñana G, García-Blas S, Valero E, Morell S, Sanchis J, Núñez J. Metformin and risk of long-term mortality following an admission for acute heart failure. J Cardiovasc Med (Hagerstown). 2017 Feb;18(2):69-73.

67) Breunig IM, Shaya FT, McPherson ML, Snitker S. Development of heart failure in Medicaid patients with type 2 diabetes treated with pioglitazone, rosiglitazone, or metformin. J Manag Care Spec Pharm. 2014 Sep;20(9):895-903.

68) Ekeruo IA, Solhpour A, Taegtmeyer H. Metformin in Diabetic Patients with Heart Failure: Safe and Effective? Curr Cardiovasc Risk Rep. 2013 Dec 1;7(6):417-422.

당뇨병을 동반하지 않은 환자와 다르지 않지만, 고칼륨혈증과 신기능 악화에 주의해야 한다.

심부전 환자에 대한 당뇨병 약제들의 안전성 및 유효성은 아직 확실하게 정립되지 않았으나, metformin을 투여하는 경우 sulfonylurea제제나 인슐린에 비하여 입원과 사망, 심혈관 사건 발생이 낮았다. Thiazolidinedione 계열의 약물은 수분 저류를 유발할 수 있어 NYHA 기능 등급 Ⅱ 이상의 심부전에는 투약하지 말아야 한다. GLP-1이나 DPP-4는 심부전 환자에게서 그 효과가 입증되지 않았다.

4) 만성 콩팥질환[69)70)71)72)73)74)]

심부전 환자의 40% 이상이 만성 콩팥질환을 가지고 있는데, 이는 과도한 이뇨제 사용, 구토 및 설사에 의한 나트륨과 수분 부족, 저혈압, 체액 과잉, 우심부전, 심장 정맥 울혈 등이 신장 기능을 악화시키는 원인으로 알려져 있다. 특히 신장 기능이 심하게 떨어진 경우, 그 자체로 심부전의 예후에 큰 영향을 미치게 된다.

만성 심부전 환자에게 ACEI 또는 ARB의 효과는 익히 알려져 있으나, 높은

69) Bowling CB, Sanders PW, Allman RM, Rogers WJ, Patel K, Aban IB, et al. Effects of enalapril in systolic heart failure patients with and without chronic kidney disease: insights from the SOLVD Treatment trial. International journal of cardiology. 2013;167(1): 151-6.

70) Suzuki H, Kanno Y, Sugahara S, Ikeda N, Shoda J, Takenaka T, et al. Effect of angiotensin receptor blockers on cardiovascular events in patients undergoing hemodialysis: an open-label randomized controlled trial. American journal of kidney diseases: the official journal of the National Kidney Foundation. 2008;52(3):501-6.

71) Takahashi A, Takase H, Toriyama T, Sugiura T, Kurita Y, Ueda R, et al. Candesartan, an angiotensin II type- 1 receptor blocker, reduces cardiovascular events in patients on chronic haemodialysis--a randomized study. Nephrology, dialysis, transplantation: official publication of the European Dialysis and Transplant Association - European Renal Association. 2006;21(9): 2507-12.

72) Ghali JK, Wikstrand J, Van Veldhuisen DJ, Fagerberg B, Goldstein S, Hjalmarson A, et al. The influence of renal function on clinical outcome and response to beta-blockade in systolic heart failure: insights from Metoprolol CR/XL Randomized Intervention Trial in Chronic HF (MERIT-HF). Journal of cardiac failure. 2009;15(4):310-8.

73) Wali RK, Iyengar M, Beck GJ, Chartyan DM, Chonchol M, Lukas MA, et al. Efficacy and safety of carvedilol in treatment of heart failure with chronic kidney disease: a meta-analysis of randomized trials. Circulation Heart failure. 2011;4(1):18-26.

74) Cice G, Ferrara L, D'Andrea A, D'Isa S, Di Benedetto A, Cittadini A, et al. Carvedilol increases two-year survivalin dialysis patients with dilated cardiomyopathy: a prospective, placebo-controlled trial. Journal of the American College of Cardiology. 2003;41(9):1438-44.

심혈관계 사건을 보이는 만성 신기능 저하가 동반된 경우 그 효과에 대한 증거는 부족하다. 베타차단제의 경우, 투석을 하지 않는 신기능 저하를 동반한 심부전 환자에게서 효과가 보다 뚜렷하게 나타나며, 특히 metoprolol, carvediolol, bisoprolol은 신기능 저하 정도와 관계없이 환자의 생존율을 개선시킨다.

5) 만성 폐쇄성 폐질환[75)76)77)78)79)80)81)]

만성 폐쇄성 폐질환은 심부전의 진단을 어렵게 하고, 환자의 기능상태 및 예후 악화와 연관이 있다. 심부전에서 예후를 향상시키는 베타차단제는 기관지 연축을 악화시킬 수 있어 천식을 동반한 환자에게는 투약에 제한이 있으나, 만성 폐쇄성 폐질환을 동반한 심부전 환자에게는 금기가 아니다. 따라서 베타차단제를 소량으로 시작하여, 점차적으로 용량을 올리는 것이 추천된다. 반면 선택적 베타-1 차단제는 안전하게 사용할 수 있다.

만성 폐쇄성 폐질환에서 기관지 확장제로 사용되는 베타-2 작용제는 경구 복용의 경우 심부전 환자의 사망률을 증가시킨다. 흡입용 베타-2 작용제의 경우 전신 영향이 적고, 심부전 환자의 폐기능을 향상시킬 수 있으나, 심부전으로 인한

75) Lee HM, Truong ST, Wong ND. Evidence of lung function for stratification of cardiovascular disease risk. Korean circulation journal. 2011;41(4):171-4.

76) Arnaudis B, Lairez O, Escamilla R, Fouilloux A, Fournier P, Monteil B, et al. Impact of chronic obstructive pulmonary disease severity on symptoms and prognosis in patients with systolic heart failure. Clinical research in cardiology: official journal of the German Cardiac Society. 2012;101(9):717-26.

77) Stefan MS, Rothberg MB, Priya A, Pekow PS, Au DH, Lindenauer PK. Association between beta-blocker therapy and outcomes in patients hospitalised with acute exacerbations of chronic obstructive lung disease with underlying ischaemic heart disease, heart failure or hypertension. Thorax. 2012;67(11):977-84.

78) Hawkins NM, MacDonald MR, Petrie MC, Chalmers GW, Carter R, Dunn FG, et al. Bisoprolol in patients with heart failure and moderate to severe chronic obstructive pulmonary disease: a randomized controlled trial. European journal of heart failure. 2009;11(7):684-90.

79) Salpeter S, Ormiston T, Salpeter E. Cardioselective beta-blockers for chronic obstructive pulmonary disease. The Cochrane database of systematic reviews. 2005(4):CD003566.

80) Au DH, Udris EM, Curtis JR, McDonell MB, Fihn SD, Investigators A. Association between chronic heart failure and inhaled beta-2-adrenoceptor agonists. American heart journal. 2004;148(5):915-20.

81) Sengstock DM, Obeidat O, Pasnoori V, Mehra P, Sandberg KR, McCullough PA. Asthma, beta-agonists, and development of congestive heart failure: results of the ABCHF study. Journal of cardiac failure. 2002;8(4):232-8.

입원율 증가와 연관이 있어 사용에 주의가 필요하다. 스테로이드의 경우 경구용 제제는 염분과 수분의 저류를 일으키고 심부전을 악화시킬 가능성이 있지만, 흡입용 스테로이드는 심부전 악화와의 연관성이 알려지지 않았다.

6) 우울증[82)83)84)]

우울증이 동반된 심부전 환자는 복약 순응도가 떨어지고 임상 경과가 불량하다. 우울증이 심부전과 관련이 있다는 근거로는 자율신경계의 변화, 염증, 부정맥, 혈소판 기능 변화 등이 있다.

우울증이 동반된 심부전환자에게는 보조적 심리치료, 인지-행동치료와 우울증 약물 치료를 병행한다. 보조 요법을 이해하지 못하고 제대로 행해지지 않을 경우 심부전에 의한 재입원율과 사망률이 증가한다는 보고가 있다. 심부전 환자의 우울증에 대한 약물 치료는 SSRI가 비교적 안전하며, 삼환계 항우울제는 기립성 저혈압, 심장전도 이상 및 부정맥 등의 부작용이 있기 때문에 사용해서는 안 된다.

7) 악성종양[85)86)87)88)]

항암제 중 anthracycline과 trastuzumab은 심부전을 일으키거나 악화시킬 수 있다. Cyclophosphamide, toxoid, mitomycin-C, 5-fluorouracil, interferon은 고용량 투여 시 심장 독성을 일으킨다.

Trastuzumab으로 인한 심장 기능 저하는, 약물을 중단하면 대부분 회복되는 것으로 보고되어 있다. 따라서 trastuzumab에 관련된 심부전의 발생 및 악화를 예방하는 데 가장 중요한 전략은 필요한 시점에 trastuzumab 투여를 중단하는 것이다. 해외 진료지침에서는 trastuzumab 4~8주기 또는 치료 시작 3개월마다

---

82) York KM, Hassan M, Sheps DS. Psychobiology of depression/distress in congestive heart failure. Heart failure reviews. 2009;14(1):35-50.

83) Holzapfel N, Lowe B, Wild B, Schellberg D, Zugck C, Remppis A, et al. Self-care and depression in patients with chronic heart failure. Heart & lung: the journal of critical care. 2009;38(5):392-7.

84) O'Connor CM, Jiang W, Kuchibhatla M, Silva SG, Cuffe MS, Callwood DD, et al. Safety and efficacy of sertraline for depression in patients with heart failure: results of the SADHART-CHF (Sertraline Against Depression and Heart Disease in Chronic Heart Failure) trial. Journal of the American College of Cardiology. 2010;56(9):692-9.

심초음파를 통해 좌심실 박출률을 확인하여 좌심실 박출률이 45% 이하가 되거나, 혹은 좌심실 박출률이 정상 범주라도 초기 시점과 비교하여 10~15% 이상 감소하는 경우 trastuzumab을 중단하고 좌심실 박출률을 재평가할 것을 권고하고 있다.

심장 독성이 있는 항암제를 시작할 때 심부전 발생의 위험 요인이 될 수 있는 관상동맥질환 또는 고혈압과 같은 동반질환을 확인하고 함께 조절해야 한다.

8) 임신[89)90)]

앤지오텐신 전환효소억제제나 앤지오텐신 수용체 길항제는 태아 독성 때문에 임신 시에는 금기이다. 대체제로서 hydralazine과 nitrate가 후부하 감소 목적으로 사용될 수 있다. 베타차단제의 경우 모든 심부전 환자에게 투약되어야 하며 선택성 베타 1-차단제가 추천된다. 그러나 atenolol은 신생아에게 저혈당, 서맥, 호흡 저하를 야기할 수 있으므로 금기이다. 폐울혈을 동반한 경우 이뇨제가 유일하게 사용할 수 있는 약이지만, 태반의 혈류를 감소시킬 수 있으므로 주의가 필요하다. 이뇨제로는 주로 furosemide와 hydrochlorothiazide를 사용한다.

85) Eschenhagen T, Force T, Ewer MS, de Keulenaer GW, Suter TM, Anker SD, et al. Cardiovascular side effects of cancer therapies: a position statement from the Heart Failure Association of the European Society of Cardiology. European journal of heart failure. 2011;13(1):1-10.

86) Suter TM, Procter M, van Veldhuisen DJ, Muscholl M, Bergh J, Carlomagno C, et al. Trastuzumab-associated cardiac adverse effects in the herceptin adjuvant trial. Journal of clinical oncology: official journal of the American Society of Clinical Oncology. 2007;25(25):3859-65.

87) Albini A, Pennesi G, Donatelli F, Cammarota R, De Flora S, Noonan DM. Cardiotoxicity of anticancer drugs: the need for cardio-oncology and cardio-oncological prevention. Journal of the National Cancer Institute. 2010;102(1):14-25.

88) Belham M, Kruger A, Mepham S, Faganello G, Pritchard C. Monitoring left ventricular function in adults receiving anthracycline-containing chemotherapy. European journal of heart failure. 2007;9(4): 409-14.

89) European Society of G, Association for European Paediatric C, German Society for Gender M, Regitz- Zagrosek V, Blomstrom Lundqvist C, Borghi C, et al. ESC Guidelines on the management of cardiovascular diseases during pregnancy: the Task Force on the Management of Cardiovascular Diseases during Pregnancy of the European Society of Cardiology (ESC). European heart journal. 2011;32(24):3147-97.

90) Howlett JG, McKelvie RS, Costigan J, Ducharme A, Estrella-Holder E, Ezekowitz JA, Giannetti N, Haddad H, Heckman GA, Herd AM, Isaac D, Kouz S, Leblanc K, Liu P, Mann E, Moe GW, O'Meara E, Rajda M, Siu S, Stolee P, Swiggum E, Zeiroth S; Canadian Cardiovascular Society. The 2010 Canadian Cardiovascular Society guidelines for the diagnosis and management of heart failure update: Heart failure in ethnic minority populations, heart failure and pregnancy, disease management, and quality improvement/assurance programs. Can J Cardiol. 2010 Apr;26(4):185-202.

Spironolactone은 임신 첫 3개월에는 항 안드로겐 효과가 있어 금기이다. 일반적으로 알도스테론 길항제는 추천되지 않는다.

5. 결론

심부전은 대부분 만성질환으로 지속적인 관리가 필요한 질환이기 때문에 의료서비스와 약료서비스가 통합된 보건의료서비스를 제공하는 것이 필요하다. 이 약료지침안은 국내 의료계의 '만성 심부전 진료지침'과 유럽 및 미국의 가이드라인을 참고해 비약물요법과 약물요법으로 나누어 기술했다. 특히 심부전에 영향을 줄 수 있는 부정맥, 고혈압, 당뇨, 콩팥질환, 폐질환 등에서 약료서비스의 중요성이 높다고 판단되어 특수 상황을 중심으로 기술했다.

심부전 환자의 치료는 질환의 진행을 늦추는 동시에 환자의 삶의 질 향상에도 도움을 줘야하므로 상황에 따라 약사가 제공하는 약료서비스가 달라질 수 있다. 앞으로 약사가 심부전 약료를 실천하는 데 있어서 이 약료지침안이 도움이 되길 바란다.

PART

09

알레르기성
비염

알레르기성 비염
Allergic Rhinitis

1. 알레르기성 비염의 정의[1)2)]

알레르기성 비염은 IgE 매개 면역반응에 의해 재채기, 비강 가려움증, 묽은 콧물, 비충혈 등 특징적인 증상이 나타나는 질환을 말한다(Figure 1). 알레르기성 결막염과 천식이 동반되는 경우가 많다.

2. 알레르기성 비염의 분류[3)4)]

일반적으로 알레르기성 비염은 계절성 알레르기성 비염(seasonal allergic rhinitis, SAR)과 통년성 알레르기성 비염(perennial allergic rhinitis, PAR)으로 구분한다. 계절성 알레르기성 비염은 특정 시기에 발생하는 꽃가루와 같은 흡입 알레르기 항원(aeroallergens)에 대한 알레르기 반응으로 일어나는

---

1) 한국의 알레르기비염 진단과 치료지침서. p815, 대한 천식 및 알레르기학회(1999). available at http://www.allergy.or.kr/public/November_1999.pdf(accessed on February 1, 2018)

2) 약물치료학, 알레르기성 비염, p.1461, 신일북스(2014).

3) Bousquet J et al. Allergic Rhinitis and its Impact on Asthma(ARIA) 2008. Allergy 2008, 63:S8-160.

4) Bousquet J, Van Cauwenberge P, Khaltaev N. Allergic rhinitis and its impact on asthma. J Allergy Clin Immunol. 2001 Nov;108(5Suppl):S147-334.

Figure 1. Allergic rhinitis

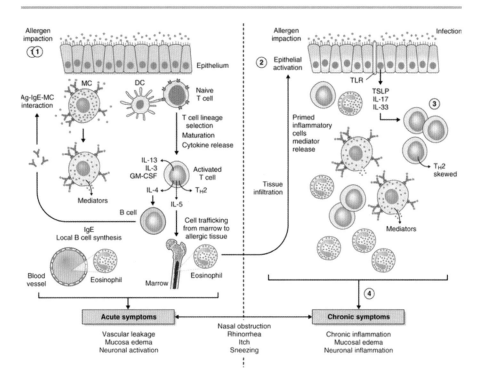

Clinical Respiratory Medicine. (공)저: Stephen G. Spiro,Gerard A Silvestri,Alvar Agustí,
Chapter 37 Upper Airway Disease Rhinitis and Rhinosinusitis
https://clinicalgate.com/upper-airway-disease-rhinitis-and-rhinosinusitis/

비염으로서 특정 시기에 발생하므로 예측 가능하다. 반면에 통년성 알레르기성
비염은 1년 내내 발생할 수 있으며 집먼지, 진드기, 동물 비듬, 곰팡이 또는
다수의 이들 알레르기 유발물질과 같은 비계절성 알레르기 항원에 의해
발생한다. 많은 경우 환자들은 이 두 가지 형태의 알레르기성 비염을 모두 가지고
있어 1년 내내 증상이 발현되며 특정 시기에 증세가 더 나빠지는 양상을 보인다.

한편 ARIA(Allergic Rhinitis and its Impact on Asthma) 가이드라인에서는
알레르기성 비염을 이러한 구분 대신에 증상의 빈도에 따라 간헐성 및 지속성,
심각도에 따라 경증-중등도-중증으로 분류하고 있다(Table 1).

Table 1. 알레르기성 비염의 분류

간헐성 경증 알레르기성 비염 (Mild intermittent AR)	일주일에 4일 미만으로 증상이 나타나거나 연속해서 나타나는 기간이 4주 미만이면서 증상이 수면이나 학교 또는 직장 생활을 방해할 정도로 심각하지는 않은 알레르기성 비염
지속성 경증 알레르기성 비염 (Mild persistent AR)	일주일에 4일 이상 증상이 나타나고 연속해서 나타나는 기간이 4주 이상이면서 증상이 수면이나 학교 또는 직장 생활을 방해할 정도로 심각하지는 않은 알레르기성 비염
간헐성 중증도-중증 알레르기성 비염 (Moderate/severe intermittent AR)	일주일에 4일 미만으로 증상이 나타나거나 연속해서 나타나는 기간이 4주 미만이면서 증상이 수면이나 학교 또는 직장 생활을 방해할 정도로 문제가 되는 알레르기성 비염
지속성 중증도-중증 알레르기성 비염 (Moderate/severe persistent AR)	일주일에 4일 이상 증상이 나타나고 연속해서 나타나는 기간이 4주 이상이면서 증상이 수면이나 학교 또는 직장 생활을 방해할 정도로 문제가 되는 알레르기성 비염

※ AR: allergic rhinitis

3. 알레르기성 비염의 약료

1) 약료의 목표[5]

알레르기성 비염 약료의 목표는 (1)증상의 빈도와 심각도를 완화하고, (2)동반질환과 합병증을 예방하며, (3)일상생활이 가능하도록 하는 것이다.

2) 약료의 일반적 접근 방법[6]

알레르기 비염의 발생에는 알레르기 반응의 항원이 되는 원인물질, 유발인자, 알레르기성 체질 등 크게 3가지 요소가 있으며, 이 요소들에 대한 3가지 치료 접근이 가능하다. 첫 번째는 원인 알레르기 항원을 피하는 회피요법, 두 번째는 증상을 예방하거나 치료하는 약물요법, 세 번째는 면역요법이다. 하지만 대부분의

---

5) 약물치료학, 알레르기성 비염, p.1463, 신일북스(2014).

6) 이우경. 알레르기비염의 진단 및 치료지침, 대한내과학회지 : 제71권 부록2호 2006 available at http://ekjm.org/upload/067102s819.pdf(accessed on February 1, 2018)

경우 원인물질이나 유발 인자를 쉽게 제거하는 것이 현실적으로 어려우므로 증상 완화 및 알레르기 염증 치료를 위한 약물요법을 시행하는 것이 치료의 기초가 된다.

3) 비약물요법

(1) 회피요법[7)8)]

알레르기성 비염을 일으키는 주요 항원으로는 집먼지 진드기, 꽃가루, 동물 등이 있다. 알레르기성 비염은 이러한 항원들에 의해 감작된 후 원인 항원에 다시 노출되면서 증상이 나타난다. 이에 따라 알레르기성 비염의 치료를 위해서는 원인 항원의 회피가 근본적으로 필요하며, 이러한 회피요법을 효과적으로 시행하기 위해서는 환자별 맞춤 치료가 필요하다. 지역약국 약사들은 일선에서 환자와 직접 대면할 기회가 많으므로 환자의 증상에 관심을 가지고 환자가 회피요법을 효과적으로 시행할 수 있도록 도움을 주어야 한다.

• 집먼지 진드기

집먼지 진드기의 성장에 영향을 주는 주요 인자들은 온도와 습도로서 섭씨 25도 이상, 상대습도가 50% 이상(절대습도 $8g/m^3$ 이상)일 때 잘 번식한다. 이에 따라 집먼지 진드기를 줄이기 위해서는 실내 상대습도를 50% 미만(절대습도 $8g/m^3$ 미만)으로 유지해야 한다. 또한 거실이나 침실과 같은 주된 생활 장소에는 카펫을 없애고 침실의 매트리스와 베개는 항진드기용 특수 커버를 씌울 것을 권장한다. 이밖에 일반적인 진공청소기나 먼지 털기는 집먼지 진드기의 제거에 별 효과가 없으므로 여과장치가 이중으로 있는 진공청소기를 사용해 청소를 하는 것이 좋다.

---

7) 한국의 알레르기비염 진단과 치료지침서. p.837~839, 대한 천식 및 알레르기학회(1999).

8) Okubo K, Kurono Y, Fujieda S et al. Japanese Guideline for Allergic Rhinitis 2014. Allergol Int. 2011;60:171-189.

• 애완동물[9][10]

애완동물 중에서 알레르기성 비염을 가장 잘 일으킬 수 있는 동물은 고양이로 알려져 있다. 고양이가 가지고 있는 주 항원은 피지선이나 비듬과 침 및 소변에서 발견되는 항원의 일종인 Fel d I로 항원 지속 기간이 수개월에 달한다. 개도 피부, 비듬, 침에서 Can f I라는 항원을 가지고 있어서 고양이보다는 덜 하지만 알레르기성 비염을 일으킬 수 있다. 이러한 고양이, 개에 알레르기가 있는 환자는 애완동물을 멀리하면 확실한 효과가 나타나므로 고양이나 개를 애완동물로 키우지 말아야 한다. 고양이 항원을 없애려면 약 20주 가량의 시간이 소요되므로 며칠 혹은 몇 주 동안 없애는 것으로는 증상이 호전 되지 않는다는 것을 환자에게 알려줄 필요가 있다. 혹시나 애완동물을 키우고 싶을 경우에는 애완동물을 실내가 아닌 실외에서 키워야 하며 침실과 같은 주요 생활공간에는 애완동물이 들어오지 않도록 해야 한다.

• 꽃가루

꽃가루가 원인인 알레르기성 비염환자는 꽃가루에 대한 노출을 줄이는 것이 증상 완화에 도움이 되므로 꽃가루가 많이 날리는 날에는 되도록 외출을 삼가는 것이 좋다. 맑거나 건조하고 바람이 부는 날에도 특히 꽃가루가 많이 날리므로 실외 활동을 줄여야 한다.

실외 활동 후에는 환자뿐만 아니라 환자의 가족들도 샤워를 함으로써 머리나 피부의 꽃가루를 없애 침실의 오염을 막아야 한다. 외출을 하지 않고 실내에 있을 시에도 꽃가루가 많이 날리는 날에는 창문과 문을 닫아 실내로 꽃가루가 들어오는 것을 막도록 해야 한다. 부득이하게 꽃가루가 많이 날리는 날에 외출을 하게 되었을 경우 마스크를 착용함으로써 코로 꽃가루가 적게 흡입되게끔 한다.

---

9) Hashimoto M, Nigi H, Sakaguchi M et al. Removal of cat major allergen (Fel d I) from futon (Japanese bedding) with a home washing machine. J Vet Med Sci. 1994;56:597-598.

10) Schou C, Hansen GN, Lintner T et al. Assay for the major dog allergen, Can f I: investigation of house dust samples and commercial dog extracts. J Allergy Clin Immunol. 1991;88:847-853.

4) 면역요법[11][12]

면역요법은 회피요법, 약물요법과 더불어 알레르기성 비염의 중요한 치료법중 하나이다. 면역요법은 원인 항원을 소량부터 차츰 증량 투여해 환자의 면역반응을 조절함으로써 알레르기성 비염의 증상을 경감하거나 소실시키는 치료법이다. 알레르기성 비염치료를 위한 grass pollen 추출물 주입에 대한 효과가 1911년 Noon에 의해 보고된 이래 계속해서 발전해왔다.

면역요법은 약물요법의 부작용을 겪거나 약물요법으로 적절히 조절되지 않는 환자의 경우 고려할 수 있는데, 적어도 3~5년 이상 시행해야 한다. 종료 시기에 대해서는 여러 견해가 있으나 대개 면역요법으로 증상이 소실되어 약 1~2년 이상 지속한 시점으로 설정하거나 그 이상 치료를 지속하기도 한다. 면역요법은 80~90%에서 효과가 있다고 보고되고 있으며, 계절성 알레르기 비염 환자가 통년성 알레르기 비염 환자보다 치료 효과가 좋은 것으로 나타났다. 면역요법에 사용된 항원의 종류가 적을수록, 치료 전 중증도가 가벼울수록, 연령이 낮을수록 치료 효과가 좋고, 만성 기관지염이나 중증 천식이 동반된 경우는 효과가 낮은 것으로 알려졌다.

5) 건강기능식품

회피요법이나 면역요법 외에도 건강기능식품의 사용이 알레르기성 비염증상 치료를 위한 비약물요법의 한 방법으로 고려될 수 있다.

비염에 효과가 있는 건강기능식품으로는 면역력 증강 효과를 가진 홍삼에서부터 꿀벌의 분비물로 만든 프로폴리스, 녹차잎, 구아바잎, 장미꽃잎 추출복합물 등 그 종류는 다양하다.

---

11) Cohen SG, Frankland AW, Dworetzky M. Noon and Freeman on prophylactic inoculation against hay fever. J Allergy Clin Immunol. 2003;111:1142-1150.

12) 한국의 알레르기비염 진단과 치료지침서. p.858~860, 대한 천식 및 알레르기학회(1999).

(1) 홍삼[13][14]

홍삼은 국내 비염 환자를 대상으로 임상시험이 진행되었던 만큼 홍삼의 비염 증상 완화 효과에 대해서는 주목해 볼만하다. 이 임상시험에서는 비염환자들에게 발효시킨 홍삼을 복용토록 했는데, 그 결과 비염에 의한 코막힘 증상 완화와 RQoL(rhinitis quality of life; practical problems, sleep, nasal symptoms, non-nose/non-eye symptoms, activity state, emotional state, and eye symptoms) 점수의 향상을 확인했다. 이러한 코막힘 증상 완화와 RQoL 점수의 향상은 홍삼의 주요 성분인 ginsenoside Rg1(RG1)성분이 알레르기성 염증 반응을 활성화시키는 히스타민, interleukin(IL)-1, IL-4의 작용을 효과적으로 억제하기 때문인 것으로 알려졌다. 따라서 약사는 코막힘 증상이 심한 비염환자에게 평소에 홍삼을 꾸준히 복용하도록 권장하면 좋을 것이다.

(2) 프로폴리스[15][16]

프로폴리스는 항산화, 항균, 면역력 증강 작용이 있어 비염환자의 치료에 도움을 줄 수 있다. 비록 사람을 대상으로 한 임상시험은 활발하지 않지만 동물을 대상으로 한 많은 실험에서 프로폴리스의 비염 치료 효과를 확인할 수 있었다. 쥐를 이용한 한 실험에서는 프로폴리스가 비록 비염 증상의 원인인 IgE 발현을 억제시킬 수는 없었지만 비만세포를 안정화시킴으로써 히스타민 유리를 억제하는 효능이 있다는 것이 밝혀졌다.

또한 프로폴리스의 Artepillin C, baccharin, kaempferide와 같은 성분들이 cys-leukotrienes의 작용을 막음으로써 히스타민의 유리를 억제하는 것으로 연구됐다. 비만세포 안정화제인 pemirolast가 비염 치료를 위한 전문의약품으로

13) JW Jung, HR Kang, GE Ji et al. Therapeutic Effects of Fermented Red Ginseng in Allergic Rhinitis: A Randomized, Double-Blind, Placebo-Controlled Study. Allergy Asthma Immunol Res. 2011;3:103-110.

14) Inoue K. Korean red ginseng for allergic rhinitis. Immunopharmacol Immunotoxicol. 2013;35:693.

15) Shinmei Y, Yano H, Kagawa Y et al. Effect of Brazilian propolis on sneezing and nasal rubbing in experimental allergic rhinitis of mice. Immunopharmacol Immunotoxicol. 2009;31:688-693.

16) Tani H, Hasumi K, Tatefuji T et al. Inhibitory activity of Brazilian green propolis components and their derivatives on the release of cys-leukotrienes. Bioorg Med Chem. 2010;18:151-157.

판매되고 있는 것을 고려해 볼 때 프로폴리스 또한 비염의 증상 치료를 위해 충분히 사용될 수 있을 것이다.

(3) 녹차잎, 구아바잎, 장미꽃잎 추출 복합물[17]

녹차잎, 구아바잎, 장미꽃잎 추출 복합물도 비염의 치료에 이용될 수 있다. 비염환자를 대상으로 한 임상시험 결과 녹차잎, 구아바잎, 장미꽃잎 추출물 복용군이 코 가려움(itching), 재채기(sneezing), 수양성 콧물 증상(rhinorrhea) 항목에서 placebo 복용군보다 baseline 대비 증상 감소폭이 더 컸고 이러한 결과는 통계적으로도 유의했다. 정확한 메커니즘은 규명되지 않았지만 앞서 살펴본 임상시험 결과로 미루어 볼 때 녹차잎, 구아바잎, 장미꽃잎 추출 복합물도 다른 건강기능식품처럼 알레르기비염 환자의 전반적인 증상을 완화시키고, 삶의 질을 향상시키는 데 도움이 될 수 있을 것이다.

6) 한방제제[18)19]

미국의 가이드라인에 의하면 아직까지 한방제제로 알레르기성 비염을 치료하는 지침은 없다. 하지만 국내에서는 비염을 치료하기 위해 오랫동안 한방제제를 사용해 왔고, 알레르기성 비염은 한방의 관점에서 비구(鼻鼽, 콧물이 흐르는 것), 구체(鼽嚏, 맑은 콧물을 흘리면서 곁들여 재채기를 하는 병증)에 해당한다고 볼 수 있다. 원인으로는 비, 폐, 신이 텅 비고 상한 것(허손)과 풍한사기가 콧구멍으로 들어오는 것(비규침습)으로 보고, 구체적인 유발인자로는 계절, 운기, 칠정, 육음, 음식, 노역, 일광 등이 있다.

치료는 병인병리에 의거해 비장, 폐장, 신장의 기능 조절에 중점을 두고 다음과 같이 실시한다. ①폐를 따뜻하게 만들고 폐의 기운을 북돋아주고(온보폐장),

---

17) 김성열, 강혜련, 김주희 등. 알레르기 비염 치료제로서 녹차, 구아바잎, 장미꽃잎 추출 복합물의 효과: 무작위 이중맹검 시험. Korean J Asthma Allergy Clin Immunol 2009;29:89-95.

18) 우현수, 김창환. 알레르기성 비염의 한방 치료에 대한 고찰. 대한한의학회지. 2006;27(1):155-164

19) 한의학대사전 편찬위원회. 한의학대사전. 서울. 청담. 2001.

②찬 기운을 제거해 몸을 따뜻하게 만들어주고(거풍산한), ③소화기를 활성화시켜 기운을 돋게 하며(건비익기), ④저하된 신장의 기능을 돕고, 신장이 폐에서 흡수한 기운을 흡수하는 기능(보신납기)을 해준다. 또한 정기(正氣)가 허하고 사기(邪氣)가 쇠퇴된 병세에 대하여 정기를 북돋는 것을 위주로 하고 사기를 몰아내는 것을 보조로 하는 치료인 부정거사를 하는 것을 원칙으로 한다.

증상에 따라 치료하는 방법이 달라지기도 하는데, 비구는 폐의 기운이 허약(폐기허약)하고, 외부에서 침입하여 오싹오싹 추우면서 열이 나고 온몸이 쑤시는 증상(외감풍한)이 주요 병인병리이고 폐기허한(폐기허로 인한 한증)이 주요 증상이므로, 온보폐장, 거풍산한이 전체 치료의 원칙이 된다. 만약 이 증상에 비기허가 수반되면 건비익기보폐의 치료를 하고, 신기허가 수반되면 온폐보신납기의 치료를 한다.

현재까지 비질환에 상용되고 있는 처방 중 실험적으로 항알레르기 효능이 입증된 것으로는 소청룡탕, 삼소음, 보중익기탕, 신이산, 세신산, 신이청폐음, 여택통기탕, 갈근탕(Table 2) 등이 있으며, 임상적으로 계지탕, 황련통성산, 가미방풍통성산, 통관산, 형개연교탕 등도 효과가 입증되고 있다.

Table 2. 알레르기성 비염 약료에 사용되는 한방제제

처방	구성약제	주치병증
소청룡탕	마황, 백작약, 오미자, 반하, 세신, 건강, 계지, 자감초	감기, 기관지염, 알레르기성 비염, 늑막염, 신염 초기
삼소음	인삼, 자소엽, 전호, 반하, 갈근, 적복령, 진피, 길경, 지각, 감초, 생강, 대조	감기, 급성 기관지염, 폐결핵
보중익기탕	황기, 인삼, 백출, 감초, 당귀, 진피, 승마, 시호	기허발열(氣虛發熱), 중기하함(中氣下陷), 만성 소모성 질병
신이산	토복령, 택사, 우바우르시엽, 육계, 자실, 지황, 작약, 저령, 인진호, 접골목, 차전자, 창출, 모근, 방기, 복령	신염, 신증후군, 신우염, 방광염의 보조 치료 / 부종, 배뇨 감소
세신산	세신, 백개자, 연호색, 감수	기관지 천식, 만성 기관지염
신이청폐음	감초, 맥문동, 비파엽, 석고, 승마, 신이, 지모, 치자, 황금, 백합	비치(鼻痔)를 치료
여택통기탕	갈근, 감초, 강활, 독활, 마황, 방풍, 백지, 승마, 창출, 천초, 황기	비불문향취(鼻不聞香臭) 코로 냄새를 맡지 못하는 것.
갈근탕	갈근, 감초, 계지, 대조, 마황, 생강, 작약	비건(鼻乾) 코안이 마르는 증.

7) 약물 요법[20][21][22]

Figure 2. ARIA 알레르기성 비염 치료 가이드라인

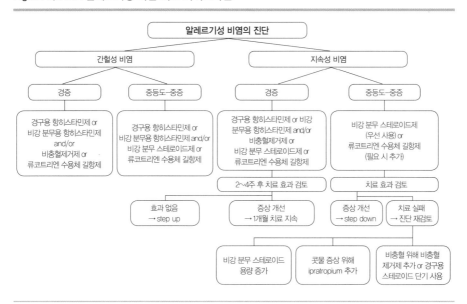

알레르기성 비염 환자들은 증상의 개선을 위해 회피요법과 더불어 약물요법을 필요로 한다. 알레르기성 비염 치료를 위해 정기적으로 사용할 수 있는 1차 약물로 비강 분무 스테로이드제와 경구·비강 분무 항히스타민제가 있다. 2차 약물로 비충혈제거제, 비만세포 안정제, leukotriene 수용체 길항제, 항콜린제인 ipratropium이 있으며, 비강 분무 비충혈제거제나 경구 스테로이드제는 알레르기성 비염을 치료하는 데 있어 정기적으로 사용하기에는 부적합한 약물이다.

ARIA 가이드라인에서 제시하는 알레르기성 비염의 종류와 단계에 따른 약물치료 알고리즘은 다음과 같다(Figure 2). 간헐성 비염이 경증인 경우에는 경구용 항히스타민제나 비강 분무 항히스타민제를 단독으로 또는 비충혈제거제와 함께 사용할 것을 권장한다. 중등도–중증일 경우에는 경증일 때의 약물 외에 비강

20) Apgar DA. Allergic Rhinitis. In: Chisholm–Burns et al. Pharmacotherapy: principle&practice. 3rd ed. New York: McGraw–Hill Medical . 2013;1109–25.

21) 약물치료학. 알레르기성 비염, p.1466, 신일북스(2014).

22) Bousquet J et al. Allergic Rhinitis and its Impact on Asthma (ARIA) 2008. Allergy 2008;63:S8–160.

분무 스테로이드제를 사용할 수 있다. 지속성 알레르기성 비염의 경우, 중등도-중증의 단계에서 비강 분무 스테로이드제의 우선 사용을 권장한다. 2~4주 후 치료 효과를 검토하고 약물요법을 수정 및 보완한다.

(1) 일반의약품

알레르기성 비염 치료 약물 중에는 일반의약품으로 구입할 수 있는 제품이 출시돼 있으며, 그 범위는 점점 확대되는 추세다. 앞으로는 이러한 약물들로 자가치료(self-care)를 하는 경우가 많아질 것이기에 환자가 적절한 약물을 선택할 수 있도록 약사의 가이드로서의 역할에 대한 필요성이 제기되고 있다.

• 항히스타민제(Antihistamines)

항히스타민제는 유발 알레르기항원에 노출이 예상되는 1~2시간 이전에 복용하는 것이 효과적이다. 또한 졸음 유발 부작용에 대해 미리 알려주는 것이 좋다. 항히스타민제를 음식과 같이 복용하거나 식후에 복용하는 경우 오심, 구토, 또는 상·복부 자극과 같은 소화기계 부작용을 예방할 수 있다는 것을 복약지도를 통해 알려줄 필요가 있다.

① 1세대 항히스타민제

항히스타민제는 경증 알레르기성 비염의 1차 치료약제이지만, 비선택적 항히스타민제라고도 불리는 1세대 항히스타민제는 작용시간이 짧고, blood brain barrier(BBB)를 통과하여 진정작용, 항콜린작용(시야 흐림, 점막 건조, 배뇨장애, 변비) 등의 부작용을 일으키기 때문에 사용에 제한이 많다. 1세대 항히스타민제로는 chlorpheniramine maleate, clemastine fumarate, piprinhydrinate가 있다.

② 2세대 항히스타민제[23][24]

말초 선택적 항히스타민제라고도 부르는 2세대 항히스타민제는 일반적으로

---

23) May et al. Allergic Rhinitis. In: Dipiro JT et al., Pharmacotherapy: a pathophysiologic approach. 8th ed. New York:Elsevier, 2011;1649-1660.

24) Wallace DV et al. The diagnosis and management of rhinitis: an updated practice parameter. J Allergy Clin Immunol 2008;122(2):S1-S84.

1세대 항히스타민제에 비해 부작용이 적어 더 선호된다. 현재 국내에서는 다수의 2세대 항히스타민제가 유통 중이며 이 중 cetirizine, fexofenadine, loratadine이 일반약으로 시판되고 있다. 2세대 항히스타민제 간에도 졸음 유발 정도에 차이가 난다. Fexofenadine은 고용량에서 졸음을 유발하지 않지만 loratadine은 고용량에서 졸음을 유발할 수 있으며, cetirizine은 상용량에서도 졸음을 유발할 수 있다.

• 비충혈제거제(Decongestants)[25]

알레르기성 비염 환자의 여러 증상 중에서 비충혈 증상은 가장 환자를 힘들게 하는 증상 중의 하나이며, 비충혈제거제는 α1 아드레날린 효능제로 비점막의 아드레날린 수용체에 결합하여 혈관을 수축함으로써 비충혈 증상을 개선한다. 비충혈제거제는 알레르기성 비염의 다른 증상인 재채기, 가려움증, 묽은 콧물, 다른 안과 관련 증상에는 그다지 효과가 없다. 비충혈제거제에는 경구제와 비강 분무제가 있으며, 비강 분무제는 일반의약품으로 시판되고 있다.

① 경구용 비충혈제거제[26][27][28]

경구용 비충혈제거제는 국소제제에 비해 효과가 즉각적이지는 않지만 효과가 더 오래 지속되고 국소 자극효과가 덜하며, 비강 분무 비충혈제거제에 비해 약물 유발성 비염 발생 위험이 적다. 하지만 경구제제는 교감신경 흥분 효과로 심혈관계와 중추신경계에 영향을 미칠 수 있으므로 혈압이 잘 조절되지 않는 환자에게는 문제가 될 수 있으므로 사용을 피하는 것이 좋다. 중추신경계에 대한 작용으로 불면증, 불안증, 과민증을 일으킬 수 있고 환자에 따라서는 식욕 부진이나 진전, 두통, 환각을 나타내기도 한다. 이 약물들에 의해 전립선의 α1 수용체가 흥분되면 뇨저류의 부작용이 나타나기도 한다. 현재 국내 시판중인

25) 약물치료학, 알레르기성 비염, p.1470, 신일북스(2014).

26) Apgar DA. Allergic Rhinitis. In: Chisholm-Burns et al. Pharmacotherapy: principles & practice. 3rd ed. New York: McGraw-Hill Medical, 2013;1109-1125.

27) Wallace DV et al. The diagnosis and management of rhinitis: an updated practice parameter. J Allergy Clin Immunol 2008;122(2):S1-S84.

28) 약물치료학, 알레르기성 비염, p.1471~1472, 신일북스(2014).

경구용 비충혈제거제의 성분으로 pseudoephedrine, phenylephrine이 있다.

② 비강 분무형 비충혈제거제[29]

비강 분무형 비충혈제거제는 충혈된 코의 점막에 약물을 직접 점적이나 스프레이 형태로 투여함으로써 빠르고 신속하게 비충혈 증상을 해소한다. 그러나 이 약물들은 오래 사용할 경우 반동성 혈관 확장 작용이 일어나 지속적 비충혈 증상을 일으키는데, 이것을 약물유발성 비염(rhinitis medicamentosa)[30]이라고 한다.

비강 분무 비충혈제거제의 다른 부작용으로는 작열감, 따가움, 비점막건조가 있다. 약사는 환자가 비강 분무 비충혈제거제를 사용하는 경우 바르게 사용하는 방법을 복약상담을 통해 알려, 약물 유발성 비염과 같은 부작용이 발생하지 않도록 한다. 비강 분무형 비충혈제거제에는 xylometazoline, oxymethazoline이 있다.

(2) 전문의약품

• 비강 분무 항히스타민제[31][32][33]

비강 분무 항히스타민제는 경구용 항히스타민제와 비교했을 때 효과 면에서는 유사하고, 코막힘을 개선하는 효과는 오히려 뛰어나다. 비강 분무 항히스타민제는 비만세포를 안정시키는 효과도 지니고 있다. 환자가 중증의 알레르기성 비염을 가지고 있는 경우 보통 경구용 항히스타민제로 효과적으로 증상을 치료할 수 있으나 경우에 따라서는 비강 분무형 항히스타민제를 함께

---

29) 약물치료학, 알레르기성 비염, p.1473~1474, 신일북스(2014).

30) May et al. Allergic Rhinitis In: Dipiro JT et al., Pharmacotherapy: a pathophysiologic approach. 8th ed. New York: Elservier, 2011;1649-60.

31) Ellis AK, Zhu Y, Steacy LM et al. A four-way, double-blind, randomized, placebo controlled study to determine the efficacy and speed of azelastine nasal spray, versus loratadine, and cetirizine in adult subjects with allergen-induced seasonal allergic rhinitis. Allergy Asthma Clin Immunol. 2013;9:16.

32) 약물치료학, 알레르기성 비염, p.1470, 신일북스(2014).

33) Astelin (azelastine hydrochloride). 2007. available at: http://www.astelin.com/Astelin.Public/AstelinPi.pdf(accessed on February 1, 2018)

사용할 수도 있다. 미국에서는 azelastine과 olopatadine의 두 가지 성분이 비강 분무 항히스타민제로 FDA 허가를 받아 유통되고 있고 우리나라에는 azelastine만이 제품으로 판매되고 있다. 임산부 및 수유부, 6세 이하의 유아, 소아의 경우 금기이며, 부작용으로는 쓴 맛, 약사 분무로 인한 비점막 과민증(따끔거림, 가려움, 재채기 등)과 비출혈이 나타날 수 있다.

• 경구용 항히스타민제[34]

경구용 항히스타민제는 일반의약품으로 많이 유통되고 있지만 특정 용량에 따라서는 전문의약품으로 분류되어 있다. 전문의약품으로 분류된 경구용 항히스타민제는 일반의약품과는 다른 용법·용량이 제시돼 있으므로 약사는 처방전 검토 시 일반의약품의 용법·용량과 비교하면서 검수해야 한다. 전문의약품으로 분류된 경구용 항히스타민제의 성분으로는 fexofenadine, bepotastine salicylate, olopatadine이 있다. Fexofenadine(30mg, 180mg: 전문의약품, 120mg: 일반의약품)과 같이 용량에 따라 전문의약품과 일반의약품으로 나뉘는 것들은 주의하여 처방하여야 한다. Fexofenadine 30mg은 6~11세 어린이의 계절성 알레르기성 비염에 사용한다.

• 비강 분무 스테로이드제[35][36][37]

비강 분무 스테로이드제는 알레르기성 비염 치료에 가장 효과적인 약물이다. 알레르기성 비염의 증상이 중증일 때 사용하거나 중등도의 증상인 경우에도 경구 또는 비강 항히스타민제로 증상의 조절이 되지 않을 때 사용할 수 있다. 비강 분무 스테로이드제의 비강 점막에 대한 효과는 여러 가지로 설명될 수 있으며, 호중구의 화학주성을 억제하여 세포 내 비후를 줄이고, 혈관수축작용을

---

34) 약물치료학, 알레르기성 비염, p.1468, 신일북스(2014).

35) 약물치료학, 알레르기성 비염, p.1467, 신일북스(2014).

36) Dipiro JT et al. Pharmacotherapy: a pathophysiologyic approach. 8th ed. New York:Elsevier. 2011;1649-1660

37) Rodriguez-Martínez CE, Sossa-Briceño MP, Vladimir Lemos E. Cost-effectiveness analysis of mometasone furoate versus beclomethasone dipropionate for the treatment of pediatric allergic rhinitis in Colombia. Adv Ther. 2015;32:254-269.

하며 비만세포와 관련된 알레르기성 비염의 후기 반응을 억제함으로써 증상을 완화시킨다고 알려졌다.

비강 분무 스테로이드의 치료 효과는 즉각적이지 않으므로 환자에게 이 점을 주지시켜 지속적인 치료를 받게끔 해야 한다. 환자들 중 일부는 치료 시작 후 며칠 만에 증상이 개선되지 않는다고 불평할 수 있는데 최고의 효과가 나타날 때까지 2~3주의 시간이 소요되기도 하므로 약사는 복약지도 시에 환자에게 충분한 설명을 하여야 한다. 비강 분무 스테로이드제로는 beclomethasone, fluticasone, mometasone, budesonide, micronized ciclesonide, triamcinolone이 있다. 소아의 경우 beclomethasone보다 mometasone이 추천된다.

• 경구 비충혈제거제

현재 국내에서 전문의약품으로 시판 중인 경구용 비충혈제거제의 성분은 Pseudoephedrine과 phenylephrine 2가지가 있다. Pseudoephedrine은 단일성분제제로 판매되고 있지만, phenylephrine은 복합제로만 출시돼 있다. Pseudoephedrine 120mg을 함유한 복합제(예: 코싹정, 알레그라디정)는 2013년 12월을 기점으로 일반의약품에서 전문의약품으로 전환됐다.

• 비만세포 안정제[38]

비만세포 안정제는 비만세포에 결합해 알레르기성 비염의 매개물질 유리를 방해한다. 효과는 중등도 정도로 비강 분무 스테로이드나 경구/비강 분무 항히스타민제보다 덜 효과적이다. 이 약물은 코 가려움증, 재채기, 분비 과다 및 코 막힘 증상을 줄인다. 효과는 대개 4~7일째에 나타나며, 경우에 따라서는 2주의 시간이 소요되기도 한다. 비만세포 안정제의 약물로는 cromolyn sodium과 pemirolast가 있으며 pemirolast가 전문의약품으로 취급되어 시판되고 있다. Cromolyn은 중등도의 국소자극감과 재채기, 불쾌한 맛, 비출혈 등의 부작용이 나타날 수 있다.

---

38) 한국의 알레르기비염 진단과 치료지침서. p.851. 대한 천식 및 알레르기학회(1999).

• Leukotriene 수용체 길항제[39)40)41)42)]

Leukotriene 수용체 길항제로 monteleukast와 pranlukast가 있으며, 전문의약품으로 취급되고 있다. 이 두 약물은 crysteinyl leukotriene 수용체에 길항제로 작용하여 염증을 매개하는 물질인 crysteinyl leukotriene의 효과를 길항하며, 기존 약물들과 전혀 다른 기전으로 약효를 나타내기 때문에 다른 약물과의 병용 투여가 가능하다.

선택적 항히스타민제나 비강 분무 스테로이드제보다 효과적이진 않으나 항히스타민제와 병용 시 항히스타민제 단독으로 사용했을 때 보다는 효과가 있는 것으로 밝혀졌다. 중등도의 지속성 천식을 동반한 알레르기성 비염 환자에게 montelukast가 단독요법으로써 효과적으로 사용될 수 있다.

• 항콜린제

항콜린제로 ipratropium이 있으며, 이는 4급 암모늄 구조를 가지고 있어서 전신 흡수는 경미하게 일어난다. 보통 비강 스프레이를 이용해 국소적으로 사용하며, 전체적인 체액의 분비를 억제해 통년성 비염에 효과적이다. 알레르기와 관련된 콧물 증상의 개선 시에 주로 사용된다.

39) 약물치료학, 알레르기성 비염, p.1474, 신일북스(2014).

40) 한국의 알레르기비염 진단과 치료지침서. p.854. 대한 천식 및 알레르기학회(1999).

41) Rodrio GT et al. The role of antileukotriene therapy in seasonal allergic rhinitis: A systemic review randomized trials. Ann Allergy Asthma Immunol 2006;96:779-86.

42) Polos PG, Montelukast is an effective monotherapy for mild asthma and for asthma with co-morbid allergic rhinitis. Prim Care Repair J 2006;15:310-1.

4. 상황별 알레르기성 비염의 약료

1) 소아[43][44][45][46][47]

건강보험심사평가원에 따르면 알레르기성 비염에 대해 최근 5년간(2010~2014년) 심사결정자료(건강보험 및 의료급여)를 분석한 결과, 2014년 기준 진료 인원은 약 635만 명으로, 그 중에서도 2014년 기준 전체 진료 인원 4명 중 1명이 10세 미만 유·소아로 약 156만 2,000명이 진료를 받았고, 특히 영유아에게 많이 나타난 것으로 드러났다. 소아 알레르기성 비염은 성인과 기본 개념은 동일하지만, 특징적인 증상을 나타내기 때문에 질병의 발견 및 치료에 관심을 기울여야 한다.

소아 알레르기성 비염 환자들은 다음과 같은 특징적인 증상을 나타낸다. 소아환자는 손바닥으로 코를 밀어 올리는 행동(allergic salute), 비강의 혈액순환 장애로 아래 눈꺼풀에 혈류 정체가 생겨 눈 밑의 피부가 다크서클(dark circle)과 같은 보라색을 띠는 알레르기 샤이너(allergic shiner)를 보인다. 또한 계속해서 코를 문지른 결과 콧등에 가로로 주름이 잡히기도 한다. 이외에 코로 숨을 쉬는 것이 힘들어 구강호흡을 하게 되면서 부정교합 및 멍하게 입을 벌리고 있는 아데노이드 얼굴(adenoid face)과 같은 특징이 나타나기도 한다.

알레르기 원인 항원의 경우 나이에 따라 다르게 나타나는데, 영·유아에서는 음식물이 주로 원인이며, 연령이 증가하면서 흡입 항원에 대한 감작이 증가되어 주요 원인 항원으로 작용하게 된다. 따라서 소아의 알레르기비염의 증상은 4~5세 정도가 되어야 좀 더 확실해지고, 사춘기나 청년기에 이르러서야 전형적인 증상을 볼 수 있다.

소아에 대한 알레르기성 비염의 치료 방법으로는 환경을 조절하는 것을

43) 강현구, 「알레르기성 비염 환자, 5년간 13.2% 늘어」, 의약뉴스, available at http://www.newsmp.com/news/articlePrint.html?idxno=140381(accessed on February 1, 2018)

44) 약물치료학, 알레르기성 비염, p.1463, 신일북스(2014).

45) 한국의 알레르기비염 진단과 치료지침서. p.870. 대한 천식 및 알레르기학회(1999).

46) 나영호, 소아 알레르기 비염의 진단과 치료, Korean Journal of Pediatrics, 2006;49(6):593-601

47) 한국의 알레르기비염 진단과 치료지침서. p.878-880, 대한 천식 및 알레르기학회(1999).

통한 회피요법과 약물치료, 면역치료 등이 있다. 환자의 연령과 심각한 정도를 판단하여 치료 방침을 세울 수 있고, 코의 통기성을 복구하고 분비물을 조절하며, 코 막힘과 관련된 합병증의 치료 및 증상의 재발을 예방하는 것을 목적으로 한다. 약물치료를 통해 질병을 완치할 수는 없지만 증상을 호전시킬 수 있고, 항히스타민제, 분무용 국소 스테로이드제, cromolyn sodium, 항콜린제, 비충혈 제거제 등이 사용된다.

1차 치료약물로 사용되는 항히스타민제는 계절성 알레르기비염과 연관된 재채기, 콧물 및 코 가려움증에 효과가 있는 반면 코막힘 증상에는 효과가 불확실하다. 초등학생의 경우 복용 편의를 위해 1일 1~2회 일정한 시각의 규칙적인 투약이 선호된다. 분무용 국소 스테로이드제는 강력한 항염증 작용이 있어 효과가 탁월하지만 소아의 성장장애 부작용을 초래할 수 있어 주의가 필요하다. 따라서 계절성 알레르기 비염인 경우 증상이 있는 계절에만 제한적으로 사용하고, 통년성 알레르기비염의 경우에는 지속적으로 사용하지만 수개월간 증상이 잘 조절되면 사용을 중단해 볼 수 있다.

항히스타민제와 비충혈제거제를 사용하여 알레르기비염 증상이 적절하게 조절되지 않으면 항염증 약물을 추가로 사용하기도 하는데, cromolyn은 유일한 비스테로이드성 국소 항염증 약물로 안전성이 우수해 소아 알레르기비염의 예방약물로 추천되고 있으나, 하루에 4~6회 분무해야 하고, 증상을 호전시키는데 2~4주가 소요되기 때문에 순응도가 낮다는 단점이 있다. 항콜린제인 ipratropium은 점막 건조효과를 나타내 스프레이제의 형태로 알레르기 및 비알레르기 비염과 감기에서 콧물을 감소시키는데 효과적이며, 6세 이상에서 사용할 수 있다. 하지만 코와 입이 건조해지는 현상이 나타날 수 있으며, 이때는 감량하면 된다.

비충혈제거제는 계절성 및 통년성 비염에서 비충혈 증상을 완화하는 데 효과적으로 사용된다. 국소 비충혈제거제도 항히스타민제와 함께 알레르기성 비염에서 1차 치료 약물에 해당하지만, 5일 이상 사용하는 경우 약물성 비염을 일으킬 수 있어 보조적으로 단기간만 투여한다. 경구 비충혈제거제는 흥분, 불면증, 보챔, 그리고 심계항진을 초래할 수 있으며, 특히 소아에게 사용할 경우 주의가 필요하다.

2) 노인[48][49]

65세 이상의 노인에서는 통년성 비염의 원인이 알레르기인 경우는 드물고, 대부분 비알레르기 기전으로 발생한다. 노인 비염의 비알레르기 기전으로는 부교감신경 과민반응이나 알파 아드레날린 과민반응 등의 자율신경계 부조화, 무스카린성 수용체의 변화, 과거 코질환의 합병증 등이 있다.

노인인구에서 비염을 진단할 때에는 다른 동반질환 유무에 대한 확인이 필요하다. 웨게너 육아종증이나 사르코이드증, 비용종, 뇌척수액 누출 또는 복용 중인 약제에 의한 부작용은 아닌지 면밀한 검토가 필요하며, 고혈압이 동반된 노인의 경우 비염 치료 시 고혈압 치료제와의 연관성을 따져 상병간의 경중을 따져야 한다.

노인 비염의 치료에서 약제 선택 시 부작용에 대해 고려하는 것이 특히 중요하다. 일반적으로 노인의 알레르기 비염 선택 약제로 2세대 항히스타민제나 국소 스테로이드제를 사용하며, 비충혈제거제를 사용할 경우 혈압에 주의해야 한다. 베타차단제를 사용하고 있는 고혈압 환자에게 면역치료는 상대적으로 금기이다. 다른 경우로, 노인이 수양성 비루증과 함께 알레르기 비염증상이 있다면 ipratropium bromide(Atrovent®)가 도움이 된다. 고혈압약으로 인한 비염인 경우에는 pseudoephedrine을 치료 중인 고혈압 환자에서 적절하게 사용할 수 있다.

3) 임산부[50][51]

임산부의 알레르기성 비염은 전부터 이 질환을 앓고 있던 경우가 많으며, 임신 중에 악화되거나, 출산 후에도 완화되지 않는 경우가 있어 문제가 되고 있다. 임신과 관련된 코막힘과 콧물 등의 주요 증상은 보통 임신 2개월부터 분만 때까지 발생하며, 이는 임신 중 증가되는 에스트로겐과 프로게스테론이

---

48) 한국의 알레르기비염 진단과 치료지침서. p.854, 대한 천식 및 알레르기학회(1999).

49) 반가영 · 박해심, 노인 알레르기질환의 치료, J Korean Med Assoc. 2015 Jan;58(1):49~54.

50) 한국의 알레르기비염 진단과 치료지침서. p.865~866, 대한 천식 및 알레르기학회(1999).

51) 안영환, 임산부 알레르기 비염, babytimes. available at
http://www.babytimes.co.kr/n_news/pdf/22/2227.pdf(accessed on February 1, 2018)

원인이다. 증상의 호전이나 악화 등의 개인차가 심한 편이며, 부비동염은 임신 중 6배나 더 많이 발생한다는 보고가 있다.

알레르기성 비염의 치료 시 태아에 미치는 영향을 우려해 치료를 잘 받지 않는 경우가 있다. 알레르기성 비염 자체는 태아에게 큰 영향을 주지 않지만, 비염으로 인한 부가적인 증상인 코골이 등으로 저산소증이 유발될 시 이는 장기적으로 봤을 때 태아에게 부정적인 영향을 끼칠 수 있기 때문에 증상이 심한 경우는 치료를 받아야 한다.

치료 방법은 일반적인 치료에서 소개한 것과 마찬가지로 크게 회피요법, 면역요법, 약물요법 3가지로 나눌 수 있다. 회피요법의 경우 이전에 알레르기성 비염을 진단 받고, 검사를 통해 원인 물질을 알고 있다면 쉽게 시행할 수 있는 치료로, 임신 기간 중에 그 물질에 노출되지 않도록 더 신경 써서 관리해야 한다. 하지만 이전에 진단을 받지 않았거나 원인물질을 모르는 경우, 또는 원인물질이 현실적으로 회피하기 힘든 경우 시행이 어렵고 그 효과를 보기 어렵다.

면역요법의 경우 임신 중에 처음 시작하는 것은 추천되지 않고 있다. 이전부터 면역요법을 시행하고 있던 환자의 경우에는 임신 중에도 그대로 진행하는 것이 가능하다.

약물요법은 태아에게 영향을 미칠 수 있기 때문에 주의해야 하며, 임신 초기 14주까지는 가능한 약물 복용을 피하는 편이 좋다. 임산부에게 안전하게 사용할 수 있는 약물들로 치료를 진행하는 것이 좋다. 항히스타민제의 경우 1세대보다는 2세대 이상의 항히스타민제의 사용이 추천되며, cetirizine, loratadine 등이 비교적 안전한 약물로 알려져 있다. 비강 분무 국소 스테로이드제는 증상이 호전되지 않을 경우 사용할 수도 있으나, 가능하면 저용량을 사용하는 것이 좋다. 또한 모든 스테로이드 약물의 안전성이 입증된 것은 아니기 때문에 약물의 선택을 신중히 해야 한다. Budesonide 스테로이드 제제의 경우, 해외 여러 연구와 논문에서 안전성이 입증되어 있어 임신 중 비교적 안전하게 사용할 수 있다. 비충혈제거제의 경우 내복약으로 psuedoephedrine이 권장되나 임신 초기에는 금기이다.

이 외에도 생리심염수를 이용한 비강세척 등을 시행할 수 있다. 세척 방법은 양쪽 콧구멍에 생리식염수를 각각 200cc씩 넣어 세척하는 것으로 하루 1~2회 실시하며, 이는 비점막의 불필요한 분비물의 제거와 점막의 수분 유지에 도움이 되어 증상 완화 효과를 볼 수 있다.

5. 결론

알레르기성 비염은 면역질환의 일종으로 아직까지는 완치가 되지 않는 질병이다. 이 때문에 의료 서비스만으로는 효율적인 치료를 기대하기 힘들 것이다. 질병의 원인을 분석하고, 치료의 성공률을 높이기 위해서는 접근성이 높고 약에 대해 전문적인 서비스를 제공할 수 있는 약사의 도움이 필요하다.

이를 위해 약료서비스의 바탕이 되는 체계적인 자료를 제공하고자 알레르기성 비염의 약료지침안을 만들었다. 특별히 소아, 임산부, 노인의 경우 일반적인 성인과는 특징적인 증상들이 나타나고, 그 치료에 있어서 주의해야할 부분들이 있기에, 특수 상황을 중점적으로 다루었다.

알레르기성 비염과 같이 지속적인 관리가 필요한 질병의 치료에는 약사가 제공하는 약료서비스가 중요하다. 약사들이 체계적인 약료서비스를 행하는 데 있어 이 약료지침안이 도움이 되길 바란다.

PART

10

우울증

우울증
Depressive Disorder

우울증
Depressive Disorder

1. 우울증의 정의[1)2)]

우울증은 기분의 저하, 의욕이나 흥미의 상실, 죄의식, 수면장애, 식욕장애, 에너지 저하, 집중력 저하 등을 보이며 일상생활이나 사회생활에 심각한 지장을 주는 상태로 정의될 수 있다(Figure 1).

2. 우울증의 분류[3)4)5)6)]

우울증은 다양한 기준에 따라 분류된다. 우울증의 원인에 따라 반응성 우울증 (reactive depression)과 내인성 우울증(endogenous depression)으로

---

1) 전홍진. 우울증과 자살. J Korean Med Assoc. 2011 April; 54(4): 370-373.

2) World Health Organization. Pharmacological treatment of mental disorders in primary health care. Geneva: World Health Organization; 2009

3) American Psychiatric Association. Diagnostic and statistical manual of mental disorders: DSM-IV. 4th ed. Washington, DC:American Psychiatric Association; 1994.

4) 송후림. 우울증은 무엇일까. available at http://www.khugnews.co.kr/wp/?p=1191(accessed on October 2014)

5) Sadock BJ, Kaplan HI, Sadock VA. Kaplan & Sadock's synopsis of psychiatry: behavioral sciences/ clinical psychiatry. 10th ed. Philadelphia: Lippincott Williams & Wilkins; 2007.

6) Lee S, Tsang A, Huang YQ, He YL, Liu ZR, Zhang MY, Shen YC, Kessler RC. The epidemiology of depression in metropolitan China. Psychol Med 2009;39:735-747.

Figure 1. Neurobiology of depressive disease

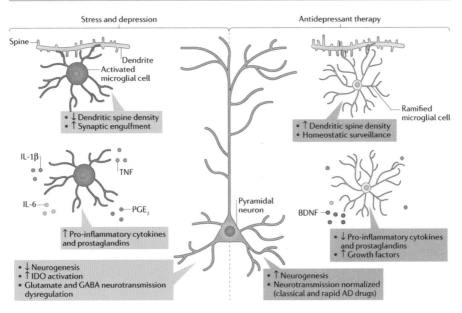

http://www.nature.com/nrn/journal/v17/n8/abs/nrn.2016.69.html
Integrating neuroimmune systems in the neurobiology of depression, Eric S. Wohleb, Tina
Franklin, Masaaki Iwata& Ronald S. Duman, AffiliationsCorresponding author,
Nature Reviews Neuroscience 17, 497-511 (2016)

나누어진다. 외부의 구체적 사건에 대한 반응으로 나타나는 우울증을 반응성 우울증이라 하고, 외부의 구체적 자극이 없는 상황에서 개인의 고유한 특성으로 인해 나타나는 우울증을 내인성 우울증이라고 한다.

우울증은 또한 증상에 따라 주요 우울증(major depression)과 경도 우울증(minor depression)으로 나누어진다. 우울감이나 절망감, 부적절한 죄책감을 느끼거나, 식욕이나 체중 및 수면 양의 감소나 증가, 성욕의 상실이나 피로감, 집중력의 저하, 우유부단함을 경험하거나, 죽음이나 자살에 대한 생각이 2주 이상 지속되어 사회생활이나 직장생활에 장애를 일으키면 주요 우울증이라고 한다. 주요 우울증과 증상은 비슷하되, 그 정도가 경하거나 지속 시간이 짧아서 사회생활이나 직장생활에 장애를 일으키지 않으면 경도 우울증이라고 한다. 이와 더불어 주요 우울증과 증상은 비슷하되, 그 정도는 경하면서 2년 이상 지속되는 것은 '기분부전장애(dysthymic disorder)'라고 정의한다.

계절에 따른 우울증으로는 계절성 정동장애(seasonal affective disorder)가 있으며, 일조량이 적은 겨울에 우울해지는 겨울철 우울증과 무더운 여름에 우울해지는 여름철 우울증으로 나눌 수 있고 겨울철 우울증의 비율이 더 높다. 또 다른 우울증의 종류로는 암, 심장질환, 뇌경색 등을 앓는 환자가 겪는 합병증으로서의 우울증이 있다. 이 우울증은 치료가 간과될 가능성이 많은데, 이는 우울증의 신체적 증상이 내과질환의 증상과 비슷하기 때문이다. 이런 합병증으로서의 우울증을 치료할 때는 약물 상호작용의 가능성에 대해 고려해야 한다.

우울증이 있는데도 겉으로 드러나지 않는 가면우울증(masked depression)이 있는데, 이 우울증은 다양한 신체적·정신적 증상이 두드러져 우울 증상이 가려진다. 가면우울증의 대표적 증상으로는 두통·어지럼증과 같은 신경학적 증상, 목·어깨·허리 통증과 같은 골·근육계 증상, 불안·불면증·심계항진 등과 같은 생리적 각성 증상, 구역질·소화불량·과민성대장증상 같은 위장 증상, 비뇨기 증상 등이 있다. 이런 증상들은 특별한 질환이 없는 경우에도 나타난다.

마지막으로 시기에 따른 우울증 분류로는 청소년 우울증, 임신 우울증, 산후 우울증, 갱년기 우울증, 주부 우울증, 노인 우울증 등이 있다.

3. 우울증의 약료

1) 약료의 목표

우울증 약료의 목표는 다음 세 가지로 간추릴 수 있다. 첫째로 증상을 완화시켜 환자가 사회생활을 원만하게 영위해 나갈 수 있도록 도와주는 것, 둘째로는 재발을 낮추는 것, 그리고 마지막으로는 자살에 대한 위험을 평가하고 이를 사전에 예방하는 것이다. 우울증 증상이 심하면 병원에 입원하여 치료하도록 권장하는 경우가 있는데 특히 환자의 자살 기도 위험성이 높을 때는 반드시 입원하여 치료를 받도록 해야 한다.

2) 약료의 일반적 접근 방법[7]

약물의 부작용, 약물 상호작용, 과거의 치료반응, 환자의 선호도, 복약 순응도, 비용 및 동반질환 등을 고려하여 약물을 선택할 것을 권고한다. 이때 1차 선택약으로 SSRI(Selective Serotonin Reuptake Inhibitors)를 사용하고, 약효가 미흡하거나 없을 경우 SNRI(Serotonin Norepinephrine Reuptake Inhibitor), MAOI(Monoamine Oxidase Inhibitor) 등을 권고한다. 다만 환자 요인 및 비용을 감안해서 TCA(Tricyclic Antidepressants)도 1차 선택약으로 선택하는 것을 고려할 수 있다.

경도 및 중등도의 우울증으로 정신병적 양상을 동반하지 않은 경우, 초기 치료에 대해서는 항우울제 단독치료제가 1차적으로 선택된다. 만일 단독치료제로 반응하지 않으면 항우울제+항우울제 또는 항우울제+비정형 항정신병약물이 2차적으로 선택된다. 중증일 경우에도 초기 치료로는 항우울제 단독치료가 1차적으로 선택된다. 증상이 심한 중증 우울증에서는 단독치료보다는 항우울제 두 가지 혹은 항우울제와 비정형 항정신병약물을 사용하는 병용치료가 선호된다.

3) 비약물요법

(1) 심리치료

• 인지행동치료(Cognitive behavior therapy)[8]

인지치료란 심리적인 문제에 기여하는 감정, 생각(인지), 행동들이 서로 밀접한 관련이 있으며 환자 스스로 생각(인지)을 조절하여 문제의 본질을 파악하고 해결하는 훈련을 할 수 있도록 도움을 주는 전문적인 심리치료(psychotherapy) 방법으로, 흔히 행동치료와 함께 이루어지며 이 둘을 결합하여 인지행동치료

7) 송후림. 우울증은 무엇일까. available at
   http://www.khugnews.co.kr/wp/?p=1191(accessed on February 1, 2018)

8) Jeon HJ, Lee JY, Lee YM, Hong JP, Won SH, Cho SJ, Kim JY, Chang SM, Lee D, Lee HW, Cho MJ. Lifetime prevalence and correlates of suicidal ideation, plan, and single and multiple attempts in a Korean nationwide study. J Nerv Ment Dis 2010;198:643-646.

(cognitive-behavior therapy, CBT)라고 부른다.

치료는 치료자와 환자가 단독으로 만나거나 환자의 소규모 집단에서 이루어지고 치료 횟수에는 개인차가 있지만 보통 6~10회 정도의 치료가 시행된다. 환자의 부정적인 생각에 대한 논리적 증거를 찾도록 훈련하는 과정에서 다양한 기법을 사용하여 인지의 변화를 촉진한다. 그에 따라 내담자는 자신의 왜곡된 생각을 찾아내는 기술, 부적응적인 믿음을 수정하는 기술, 예전과는 다른 방식으로 사람들과 관계 맺는 기술, 감정을 인식하고 조절하는 기술, 그리고 문제가 되는 행동을 변화시키는 기술을 익힌다. 내담자가 이러한 기술을 일상생활에 적용할 수 있게 되고, 삶에서 벌어지는 문제를 해결하는 데 유용하게 활용할 수 있게 되면 인지행동치료는 마무리된다.

우울증 환자는 흔히 자신과 주변 환경에 대해 부정적인 시각을 가지고 있어서 환자의 삶의 경험 중 대부분이 이러한 부정적인 사고 경향에 의해 지속적으로 왜곡된다. 하지만 우울증 환자는 이러한 사고 경향이 너무 완고하여 스스로는 자신의 사고 결과가 비이성적인 생각에 의한 판단 오류임을 알아채기 어렵다. 따라서 약사는 환자로 하여금 인지행동치료를 통하여 부정적인 사고는 하나의 습관이라는 것을 이해하게 하고 삶과 자신에 대해 긍정적인 사고를 갖도록 지도해야 한다.

• **대인관계치료(Interpersonal psychotherapy)**[9]

대인관계치료는 심리적인 증상이 대인 관계에서 겪는 문제와 밀접하게 연결되어 있다는 가정 하에 개인이 주요 대인 관계 영역에서 경험하는 문제를 해결하고 효과적으로 소통하며 지지 자원을 늘리는 방법을 통해 우울증을 치료하고자 하는 심리치료 방법이다.

치료는 환자의 실제 대인 관계에서 일어나는 주요 문제들에 초점을 맞추며 대인 관계 문제 영역을 크게 슬픔(grief), 불화(dispute), 역할 전환(role-transition), 대인 관계 민감성(interpersonal sensitivity)으로 나눈다. 문제

---

9) Jeon HJ, Lee JY, Lee YM, Hong JP, Won SH, Cho SJ, Kim JY, Chang SM, Lee HW, Cho MJ. Unplanned versus planned suicide attempters, precipitants, methods, and an association with mental disorders in a Korea-based community sample. J Affect Disord. 2010;127:274-280

원인이 슬픔일 경우 슬픔을 온전히 이해하도록 돕고 그들의 경험을 다른 사람들과 나누도록 돕는다. 이 과정을 통해 환자가 고립감을 줄이고 새로운 애착 관계를 형성하도록 돕는다. 대인 관계에서 일어난 불화로 고통 받고 있다면 치료자는 환자가 관계에 신경과 관심을 투자할 것을 촉진하고 커뮤니케이션 방식을 분석하여 분쟁을 해소할 수 있도록 돕는다.

역할 전환이란 환자가 삶의 맥락에 생긴 변화로 인해 관계가 변하면서 혼란과 고통을 느끼는 것으로 이 경우 치료자는 역할 변화로 인한 환자의 양가감정을 다루어 지난 역할을 애도하고 옛 역할과 새로운 역할에 대한 균형 잡힌 시각을 가지도록 촉진한다. 환자의 대인 관계 민감성이 문제가 되는 경우에 치료 목표는 환자의 사회 기술을 향상시키고 자신의 애착 욕구를 만족시킬 수 있도록 돕는 것이다.

약사는 환자가 현재 겪고 있는 갈등과 대인관계 문제에 관심을 가져야 하며, 환자가 사회대인관계치료를 통하여 현재의 사회적 역할을 잘 수행하고 원만한 대인관계를 형성해 나갈 수 있도록 도와야 한다.

• 정신역동치료 (Psychodynamic Therapy)[10]

정신역동치료는 삶에 의식보다 무의식이 훨씬 많은 영향을 준다는 입장을 견지하고 내부의 심리적 갈등들이 개인의 우울증 유발에 있어 중요한 요소가 된다는 가정에 기초하는 것으로 내담자로 하여금 무의식에 억압된 동기를 의식하게 하고 그것을 다시 통찰하게 함으로써 부적응 행동이나 강박적 행동에서 벗어나게 하는 심리치료 방법으로 정신분석치료라고도 한다.

정신역동치료에서 내담자가 무의식의 억압된 동기로부터 벗어나도록 하는 주요 치료 기술로는 자유연상법, 꿈의 분석, 전이 해석 등이 있다. 먼저, 자유연상은 어떤 대상과 관련하여 마음에 떠오르는 생각, 감정, 기억들을 아무런 수정도 가하지 않고 이야기하도록 하는 것을 말한다. 꿈은 자는 동안에 무의식에 대한 자아의 방어가 약해져 억압된 욕구와 본능적 충동들이 나타나게 되는

---

10) Nock MK, Borges G, Bromet EJ, Alonso J, Angermeyer M, Beautrais A, Bruffaerts R, Chiu WT, de Girolamo G, Gluzman S, de Graaf R, Gureje O, Haro JM, Huang Y, Karam E, Kessler RC, Lepine JP, Levinson D, Medina-Mora ME, Ono Y, PosadaVilla J, Williams D. Cross-national prevalence and risk factors for suicidal ideation, plans and attempts. Br J Psychiatry 2008;192:98-105.

것으로 이것의 의미를 분석하고 해석하는 기법이 이용된다. 전이는 내담자가 과거 중요한 관계에서 가졌던 감정, 욕구, 기대 등을 현 상황에서 반복하려는 것을 말하며 치료기간 동안 내담자는 치료자에게 이러한 무의식 속의 생각이나 감정들을 드러내므로 이를 이해하고 분석한다. 이러한 기법들을 통해서 치료자는 내담자의 증상이 무의식적으로 어떤 의미를 지니는지 이해하여 해석을 제공한다. 내담자는 이 과정을 통해 자신의 무의식에 대한 지적 인식을 획득하고 자아의 힘을 강화하여 행동이 본능의 욕구보다는 현실에 바탕을 두게 된다.

정신역동치료는 치료자와 내담자 사이의 관계를 재구성하는 것이 필요하므로 장기적인 치료를 요한다. 장기간에 걸쳐 둘 사이에 형성된 신뢰관계를 통해 치료자에게는 내담자의 과거(무의식)를 심도 있게 밝히는 것이 요구되는데 약사는 무의식을 밝혀 통찰하는 기술에 대한 전문성이 부족하므로 이 치료에 기여하는 것이 힘들다. 다만, 환자와 소통하는 과정에서 자유연상법을 통해 환자를 관찰하고 파악하여 환자에게 내원을 권장할 수 있으며 환자 스스로 자신의 상태를 알게 하는 데 도움을 줄 수 있다.

• 문제해결치료(Problem solving therapy)[11]

문제해결치료는 짧은 기간 안에 상담의 목적을 달성하고자 하는 것으로 문제의 원인을 규명하기보다는 내담자가 가진 자원(강점, 성공 경험, 예외 상황)을 활용하여 내담자의 문제 해결을 도와주는 상담치료법이다. 예를 들면 직장과 가정 내에서 오랫동안 지속된 문제를 해결하거나 갑자기 발생한 심각한 문제의 해결을 도와주는 것이다.

이 과정에서는 해결해야 할 문제를 명확하게 하고 문제 해결을 위해 가능한 방법들을 나열하며 그것을 단계별로 수행하고 다음 단계의 문제로 넘어가는 과정으로 문제를 해결한다. 이렇게 할 때 내담자는 문제에 깊이 빠져들지 않으며 부정적인 상황에 오래 머물지 않고 첫 회 상담부터 자신이 바라는 변화를 꿈꾸며 변화를 위한 구체적인 행동을 시작할 수 있는 힘을 얻는다. 또한 문제에 대한

---

11) Ono Y, Kawakami N, Nakane Y, Nakamura Y, Tachimori H, Iwata N, Uda H, Nakane H, Watanabe M, Naganuma Y, Furukawa TA, Hata Y, Kobayashi M, Miyake Y, Tajima M, Takeshima T, Kikkawa T. Prevalence of and risk factors for suicide-related outcomes in the World Health Organization World Mental Health Surveys Japan. Psychiatry Clin Neurosci 2008;62:442-449.

전문가가 내담자임을 강조함으로써 내담자 속에 잠재되어 있는 해결 방법을 발전시킨다. 이처럼 문제해결 중심 단기 상담은 내담자가 가진 강점이나 예외 상황에 대한 탐색을 통하여 내담자의 문제해결 능력을 높이는데 역점을 둔다.

약사는 환자가 현재 갖는 문제가 무엇인지에 관심을 갖고 환자의 강점이 무엇이며 문제 해결을 위해 어떻게 그를 이용할 수 있을지를 판단할 필요가 있다. 이를 통해 환자의 문제해결을 도울 수 있으며 환자의 우울증 회복에 기여할 수 있다.

(2) 영양치료[12][13][14]

우울증에는 환경적 요인뿐만 아니라 영양 섭취도 중요하다. 영양 섭취는 단극성 우울 장애는 물론 양극성 장애(조울증)에도 영향을 미친다. 우울증 약물 치료에도 효과가 없거나 약물 부작용 때문에 치료를 중단해야 할 경우에 영양 치료를 시도한다. 또한 영양 치료는 기존의 치료에 대한 반응을 더욱 증강시키는 효과도 있다.

Eicosapentanoic acid(EPA)는 음식물을 통해 섭취해야 하는 불포화 지방산이며 전자간증, 노인황반변성, 심장질환, 조현병, 알츠하이머, 우울증 등에 사용할 수 있다. IL-1β, IL-2, IL-6, INF-γ, TNF-α 등의 cytokine은 세로토닌 전구체의 농도를 낮게 만드는데, EPA는 이러한 cytokine들을 저해함으로써 우울증 치료에 효과를 보인다. 드물지만 오심, 설사, 속쓰림, 피부 발진 등의 증상이 나타날 수 있으며, 하루 3g 이상 섭취 할 경우 피가 묽어지고 출혈 위험이 증가하므로 주의해야 한다. 임상적으로 적절하다고 밝혀진 용량은 없지만 보통은 하루 1g을 추천한다.

12) Cho MJ, Chang SM, Hahm BJ, Chung IW, Bae A, Lee YM, Ahn JH, Won SH, Son J, Hong JP, Bae JN, Lee DW, Cho SJ, Park JI, Lee JY, Kim JY, Jeon HJ, Lee HW. Prevalence and correlates of major mental disorders among Korean adults: a 2006 National Epidemiologic Survey. J Korean Neuropsychiatr Assoc 2009;48:143-152.

13) National Institute of Mental Health. A fact sheet of statistics on suicide with information on treatments and suicide prevention. Bethesda (MD): National Institute of Mental Health; 2010.

14) Pandey GN. Altered serotonin function in suicide. Evidence from platelet and neuroendocrine studies. Ann N Y Acad Sci 1997;836:182-200.

5-Hydroxytryptophan(5-HTP)는 자연적으로 생성되는 아미노산이며 트립토판으로부터 세로토닌과 멜라토닌이 합성 될 때의 대사 중간체이다. 수면장애, 우울증, 불안, 편두통, 월경전증후군, ADHD 등에 5-HTP가 사용되는 것으로 알려져 있고, 세로토닌의 생산을 증가시켜 뇌와 중추신경계에 작용함으로써 우울증에 효과를 나타낸다. 드물지만 eosinophilia-myalgia syndrome(호산구증가증-근육통), 속쓰림, 오심, 구토, 졸림 등의 증상이 나타날 수 있으며 적절한 용량은 환자의 나이, 건강 상태 등의 여러 가지 요소에 의해 변하므로 의사나 약사와 상의를 하도록 한다. 현재까지는 적정 용량 범위에 대한 과학적인 증거가 충분하지 않다.

S-adenosylmethionine(SAM)은 자연적으로 존재하는 황 함유 생화학 물질로 L-methionine과 adenosine triphosphate로부터 합성된다. 주로 생체 내에서 다른 화합물에 메틸기를 전해주는 역할을 하거나 글루타티온으로 변환되어 항산화 작용을 한다. 우울증, 관절염, 담즙울혈, 섬유근육통에 사용할 수 있으며, 명백하게 밝혀진 것은 아니지만 SAM이 세로토닌과 노르에피네프린 합성을 증가시키고 신경전달물질 수용체 반응성을 증가시키는 기전이 있을 것이라는 가설이 있다. 고용량 섭취 시 설사, 변비, 입 마름, 졸림, 불안 등이 나타날 수 있으며 이상적인 용량은 정해지지 않았으나 일반적으로는 하루 400~1,600mg을 추천한다.

Magnesium citrate(구연산 마그네슘)는 혈중에 마그네슘이 부족할 때 사용하는 보충제이며 마그네슘은 세포, 신경, 근육, 뼈, 심장의 정상적 기능 유지에 중요하다. 명백하게 밝혀진 기전은 없으나 마그네슘이 NMDA receptor (세포의 사멸과 정상세포 간의 신호전달을 조절하는 것으로 알려진 신경 수용체)의 활성을 감소시켜 뇌를 안정화시키고 불안 및 우울한 감정을 완화 시키는 것으로 추측되고 있다. 배탈이나 설사를 일으킬 수 있으나 식사와 함께 섭취 시 이러한 부작용이 감소되며 성인 용량으로는 하루 320~420mg을 권장한다.

(3) 아로마 치료[15]

아로마 치료(aromatherapy) 혹은 향기요법이란 식물의 향과 약효를 이용해서 몸과 마음의 균형을 회복시켜 인체의 항상성 유지를 목표로 하는 자연요법을 말한다. 향기와 약효가 있는 식물(허브)을 치료에 이용하는데, 그중에서도 허브에서 추출한 에센셜 오일(essential oil)을 주로 사용한다. 아로마 치료는 과학적으로 확연한 우울증 개선 효과가 검증된 바가 없으며 체계적인 연구가 이루어져 있지도 않은 형편이다. 따라서 아로마 치료로 효과를 보았다는 경우 심리적인 요인이 많이 작용하였을 것이다.

단, 가벼운 우울증이 있는 사람들에게 우울증에 효과가 있는 아로마 오일의 냄새를 맡거나 목욕할 때 욕조에 떨어뜨리는 등의 방법으로 적어도 4주 이상 시행하면 효과가 있다. 마사지와 병행하거나 병원 치료와 병행할 경우 효과가 더 극대화된다고 한다. 사용되는 아로마 오일로는 바질, 버가못, 네롤리, 자스민, 멜리사, 로즈, 샌달우드, 라벤더 등이 있다. 이러한 아로마 오일의 향기는 코의 후각 신경을 통해 뇌의 변연계에 전달되어 감정과 기억, 호르몬 분비 등에 직접적인 영향을 미친다. 이를 통해 아로마 치료는 신경계통을 강화시키고 마음의 균형과 조화로움을 지니게 한다. 하지만 우울증의 경우 정신과적인 면담 치료와 약물 치료를 반드시 필요로 하는 정신과 질환의 일종이므로 원인이 불분명한 만성 우울증이나 심한 우울증은 반드시 의사나 약사와 상의하여 적절한 약물치료를 받아야만 한다.

(4) 운동요법[16]

운동 치료는 경도에서 중등도 우울증 치료에 효과가 우수하며, 규칙적인 운동은 정신적인 요소, 즉 우울증, 불안감, 위축감을 감소시키고, 자기만족도와

---

15) Oquendo MA, Placidi GP, Malone KM, Campbell C, Keilp J, Brodsky B, Kegeles LS, Cooper TB, Parsey RV, van Heertum RL, Mann JJ. Positron emission tomography of regional brain metabolic responses to a serotonergic challenge and lethality of suicide attempts in major depression. Arch Gen Psychiatry 2003;60:14-22.

16) Lesage AD, Boyer R, Grunberg F, Vanier C, Morissette R, M□nard-Buteau C, Loyer M. Suicide and mental disorders: a case-control study of young men. Am J Psychiatry 1994;151:1063-1068.

자긍심을 향상시킨다. 또한 우울증 치료에 있어 운동 치료는 항우울제 치료나 인지행동치료와 비교하여 유사한 치료 효과를 보인다고 한다.

치료로는 구체적으로 매일 30분 이상 약간 숨이 찰 정도로 걷기를 권장한다. 하지만 모든 운동은 엔도르핀을 분비시키기 때문에 어느 운동이든 효과가 있는데, 그 기간이 길수록 치료 효과가 증가한다. 운동은 심리적 안정과 정신적 건강에 크게 영향을 미치고, 자아 존중감 향상에 도움을 준다. 특히 규칙적인 운동은 긴장과 스트레스를 감소시켜 불안과 우울증 감소에 도움을 줄 뿐 아니라 심혈관 질환이나 통증을 완화시켜 우울증 치료에 도움이 된다.

운동은 비용이나 부작용, 재발 방지 측면 등에서 여러 가지 장점이 부가될 수 있기 때문에 예방과 치료 효과의 유지 측면에서 특히 고려될만한 부분이다. 따라서 약사로서 환자에게 규칙적인 신체활동을 권장하여, 운동을 통해 신체적 측면뿐만 아니라 정신적 건강도 개선될 수 있음을 상기시켜, 건강한 생활을 할 수 있도록 지도해야 한다.

(5) 광치료[17]

광치료는 통상적인 실내조명보다 5~10배 정도 강한 빛(10,000lux)을 이용하여 우울증 증상을 완화시키는 치료 방법이다. 계절별 우울증과 비계절별 우울증 둘 다 효과적이며 특히 부분적인 수면장애, 조병, 경조병을 앓는 환자들에게 효과적이다. 우울증에 대한 광치료의 유효성에 대해서는 아직까지 완전히 논의가 끝나지 않았으나 CANMT(Canadian Network for Mood and Anxiety Treatments)에 따르면 1차적으로 선택을 권장한다.

치료 방법은 일조량이 풍부한 날 실외로 나가거나 혹은 가정에서 밝은 빛을 내는 전등기구(라이트 박스)를 이용하여 특히 눈 주위에 쬐는 것이다. 기본적인 용량은 하루 30분 10,000lux이며 효과는 1주 내지 3주 안에 나타난다. 이 외에 LED를 사용한 방법도 있으나 아직까지는 논란이 있기에 권하지 않는다. 작용기전은 분분하지만 현재까지 밝혀진 바로는 생체 리듬을 변화시켜

---

17) Cavanagh JT, Carson AJ, Sharpe M, Lawrie SM. Psychological autopsy studies of suicide: a systematic review. Psychol Med 2003;33:395-405.

세로토닌과 카테콜아민 시스템을 조절하는 것이다. 부작용으로는 두통, 눈의 피로, 구역질, 흥분이 있으나 증상이 경미하다. 단, 양극성 장애 환자들은 경조증 혹은 조증이 발생할 수 있으니 주의한다. 단독요법 이외에도 약물 복용을 함께 할 시 약물 반응을 촉진시키는 효과가 있는 것으로 밝혀지고 있으나 아직까지는 충분히 검증되지 않아 추천하지 않는다.

우울증의 특성상 피로하고 사회생활이 감소한다. 따라서 실외 출입이 줄어들고 악순환이 반복되어 그 증상이 심화되기에 이른다. 이 때 전문가인 약사가 환자를 밖으로 나가게 하여 빛을 쬐게 해야 한다. 주변 사람이 단순히 야외활동을 권하는 것보다 전문가인 약사의 제안은 더욱 효과적으로 환자의 마음을 움직일 수 있다. 게다가 광치료는 단순히 빛에 의한 체내 호르몬 변화뿐만 아니라 주변 사람들을 보며 환자 스스로가 본인 질병에 대한 의식을 확고히 하고 개선시킨다.

4) 일반의약품

성 요한 초(St. John's wort), 징코 빌로바(ginkgo biloba) 등 여러 물질들이 우울증에 효과가 있다고 알려졌는데 성 요한 초 외에는 아직 근거 자료들이 부족한 상태이다.

(1) 성 요한 초(St. John's wort)[18]

성 요한 초는 야생에서 자라는 식물로, 그 잎이나 꽃을 약용으로 사용한다. 유럽에서 기원한 이 식물은 오랫동안 건강을 목적으로 사용되어 왔다. 이 식물은 우울증에 사용되기도 하는데 아직 그 효능이나 안전성에 대한 과학적인 근거가 더 필요하다. 다만 American College of Physicians와 American Society of Internal Medicine에서는 성 요한 초를 경도 및 중등도의 우울증에 고려할 수 있다고 한다. 이는 성 요한 초에 함유된 hypericon이나 hyperforin이 신경계 전달물질로 작용하여 환자의 기분을 조절하는데 도움을 주기 때문이다.

---

18) Jeon HJ, Roh MS, Kim KH, Lee JR, Lee D, Yoon SC, Hahm BJ. Early trauma and lifetime suicidal behavior in a nationwide sample of Korean medical students. J Affect Disord 2009; 119:210−214.

국내에서는 우울증에 캡슐 또는 정제로 표준추출물(0.3% hypericon 함량) 300 mg을 1일 3회 복용하도록 승인되어 있다.

하지만 성 요한 초는 많은 부작용을 야기하는데, 다른 종류의 우울증 약과 성 요한 초를 병용할 경우 세로토닌의 양이 급격히 증가하여 잠재적인 위험요인이 되거나 혹은 다른 항우울증 치료제의 효과를 감소시킬 수도 있다. 이 외에 성 요한 초에 의한 자극 때문에 위장관 부작용이 발생하거나 환자가 더 예민해져 몇몇 환자는 더 증가된 불안감을 호소할 수 있다. 또한 성 요한 초는 많은 종류의 약과 상호작용을 일으키기 때문에 다른 약을 복용하는 환자의 경우 주의하여 사용할 필요가 있다.

결과적으로 성 요한 초는 경도 및 중등도 환자에 대해 고려될 수 있다. 하지만 다른 항우울제에 대하여 비교우위의 효능을 갖고 있지 않으며, 다른 약물과의 상호작용으로 인한 부작용을 일으킬 수 있기 때문에 항우울제에 대한 대체약으로 사용하여서는 안 된다. 따라서 만약 성 요한 초를 사용하고자 할 경우 약사에게 이야기하고 상담을 받은 후 사용하여야 한다.

5) 전문의약품

(1) 삼환계 항우울제(Tricyclic Antidepressants, TCA)[19)20)]

TCA는 화학구조가 세 개의 환을 가지고 있으며, 화학구조에 따라 2급 아민과 3급 아민으로 구분된다. TCA는 norephrine과 serotonin의 재흡수를 억제하고 dopamine의 재흡수도 일부 억제하여, 이 억제효과에 의해 치료효과가 나타난다. 그러나 이 계열의 약물이 치료효과를 나타내는 데는 수용체가 down-regulation 되는데 걸리는 시간인 약 4주 정도의 기간이 필요하다. 이것으로 짐작해볼 때 약효의 발현은 신경간극 내의 모노아민 농도가 증가하기 때문이라기보다는

---

19) Min Soo Lee, M.D, 70p, Pharmacological Treatment of Depression, Korea University College of Medicine (2003)

20) Seung-Hyun Kim, MD; and Hyun-Cheol Song, MD, 117-123p, Treatment Strategies for the Geriatric Depression, Department of Psychiatry, Korea University College of Medicine, Seoul, Korea (2000)

모노아민 증가로 인한 수용체의 탈감작현상이 생기고 결과적으로 수용체의 수가 정상적인 범위로 감소되는데 기인하는 것으로 추정되고 있다.

하지만 TCA는 또한 muscarinic cholinergic, H1 histamine, α_1-adrenergic 수용체에 대한 억제작용 때문에 부작용을 갖는다. Cholinergic 수용체 억제에 의한 구강 건조, 시야 혼탁, 배뇨 장애, 변비, 현기증, 인지능력의 손상 등의 항콜린성 부작용이 나타난다. 그뿐 아니라 진정작용(sedation), 체중 증가 등의 항히스타민성 부작용과 α_1-adrenergic 수용체 차단으로 인한 기립성 저혈압 등의 신경계 부작용을 유발할 수 있다. TCA는 상용량에서 심전도에 영향을 미치기 때문에 부정맥을 일으킬 수 있다. 이 부작용들은 우울증 환자가 TCA 복용을 중단하게 되는 중요한 이유가 된다.

일반적으로 TCA를 이용한 우울증 치료 시 처음에는 가능한 가장 낮은 용량으로 시작하여 취침 전에 복용하도록 하고 환자의 반응에 맞추어 점진적으로 용량을 증가하도록 해야 한다. TCA를 이용한 약물치료 중 갑작스럽게 약물복용을 중단하면 금단증상을 일으킬 수도 있다. 따라서 약물복용을 중단하거나 다른 약으로 전환해야 할 때는 매 3~7일마다 용량을 점진적으로 줄이는 점감요법을 써야 한다. TCA로 인한 금단증상은 cholinergic rebound 현상에 기인하며 임상적으로는 현기증, 구토, 설사, 수면장애 및 불안 등이 나타날 수 있으므로 이 점에 대한 환자교육을 실시한다.

(2) 선택성 세로토닌 재흡수 저해제(Selective serotonin reuptake inhibitors: SSRI)[21]

SSRI는 세로토닌이 절전섬유로 재흡수되는 과정을 선택적으로 차단함으로써 신경간극에서의 세로토닌 농도를 높이고 다른 신경전달물질에는 비교적 영향을 미치지 않는다. 이 계열에 속하는 약물에는 fluoxetine, citalopram, sertraline, paroxetine, fluvoxamine이 있다.

SSRI는 효과면에서는 TCA에 비해 우월하지 않았으나 부작용과 안전성

---

21) Min Soo Lee, M.D, p.70~71, Pharmacological Treatment of Depression, Korea University College of Medicine (2003)

면에서는 우수하다. SSRI는 매우 약한 H1, α_1, dopamine$_2$, muscarinic 수용체 차단효과를 가지므로 TCA에서 흔히 나타나는 부작용들이 적다. 그러나 TCA와 비교하여 SSRI는 소화기계 장애, 식욕 저하, 성기능 장애, 불안의 증가 등 부작용이 나타난다. SSRI는 MAOI 혹은 TCA와 같이 투여할 경우 생명에 위협적인 세로토닌 증후군이 나타날 수 있다. Fluoxetine, sertraline과 paroxetine 등의 SSRI는 단백결합률이 95% 이상이기 때문에 다른 약물의 단백질 결합을 방해하여 혈중 농도를 증가시킬 수 있다. 또 다른 SSRI의 약물상호작용으로는 CYP450의 효소들을 억제하여 다양한 약물들의 혈중 농도를 상당수 상승시킨다.

식사와 관계없이 물 한 잔과 함께 하루에 정해진 시각에 1~2회 나누어 복용한다. 혈중농도를 일정하게 유지하기 위해 매일 일정한 시간에 복용하도록 해야 한다. 복용을 중단할 때에는 뇌와 신체가 변화에 쉽게 적응할 수 있도록 서서히 용량을 줄여가며 끊어야 한다. 만일 갑작스럽게 약을 끊을 경우, 뇌 내 세로토닌 부족으로 인한 반동 등으로 인해 불안, 초조, 우울 증상이 갑작스럽게 심해질 수 있다.

(3) 세로토닌-노르에피네프린 재흡수 저해제(Serotonin-norepinephrine reuptake inhibitors: SNRI)[22]

Duloxetine, venlafaxine, desvenlafaxine, milnacipran은 세로토닌과 노르에피네프린의 재흡수를 억제함으로써 약효를 나타내는 것으로 알려져 있으며 미약하지만 도파민의 재흡수를 억제하는 작용도 있다. SNRI는 세로토닌과 노르에피네프린의 재흡수를 억제하고, 시냅스에서 두 가지 물질의 농도를 높이는 역할을 한다. 이 약은 TCA와는 달리 콜린성 수용체나 히스타민 수용체 및 α-아드레날린 수용체에는 거의 친화성을 나타내지 않아 TCA에 비해 부작용이 적은 이점이 있다.

주요한 부작용은 SSRI와 같이 구역, 구토, 두통, 현기증, 식욕 부진, 불면증, 발한, 변비, 성기능 장애 등이 있다. 성기능 장애 현상은 SSRI에 비해 빈도가

---

22) Kim C, Lesage A, Seguin M, Chawky N, Vanier C, Lipp O, Turecki G. Patterns of co-morbidity in male suicide com-pleters. Psychol Med 2003;33:1299-1309

낮은 편이다. Duloxetine과 Milnacipran의 경우, 조절되지 않는 협우각 녹내장 환자에서 동공산대의 발생을 증가시키므로 금기이다. 또한 관상동맥질환을 동반한 환자는 SNRI의 사용을 피하도록 해야 한다.

SNRI의 사용으로 노르아드레날린 활성이 급격히 바뀌게 되므로, SNRI를 처음 복용하는 환자들은 낮은 용량으로 시작하여 몸이 약물의 효과에 적응할 수 있게 한다. 초기 용량에서 부작용이 없을 경우, 치명적인 부작용 없이 증상의 개선이 보일 때까지 용량을 증량한다. Venlafaxine은 용량이 증가됨에 따라 확장기 혈압이 높아지는 효과가 있으므로 정기적으로 혈압을 측정하도록 지도한다. 이 약은 하루 용량 300mg 이상 복용하는 환자의 13%에서 고혈압 현상을 나타내는 것으로 보고되었으므로 특히 고혈압 환자에게 이 약을 처방할 경우에는 각별한 주의가 필요하다. SNRI를 급격하게 중단할 경우, 금단증상을 나타낼 수 있으므로 점감요법을 써야 한다.

(4) 모노아민 산화효소 저해제(Monoamine oxidase inhibitors: MAOI)[23]

MAOI는 중추신경계의 신경간극에서 Monoamine oxidase를 억제함으로써 노르에피네프린, 세로토닌, 도파민 등의 모노아민 농도를 증가시킨다. 이 계열 약물은 크게 비가역적인 MAOI와 가역적인 MAOI로 분류하며, 비가역적인 MAOI로는 phenelzine과 tranylcypromine이 있고 가역적인 MAOI에는 moclobemide가 있다. 비가역적인 MAOI는 다른 우울증 치료제에 비해 부작용이 심한 편이기 때문에 현재 우리나라에서는 시판되고 있지 않은 약물이다.

Tyramine을 많이 함유한 치즈나 버터 등의 발효유 가공식품과 이 약물들을 함께 복용할 경우 치명적인 고혈압이 발생할 수 있다. 따라서 이러한 부작용이 적은 가역적인 MAOI로 moclobemide가 시도되고 있다.

Moclobemide의 효과가 나타나려면 4~6주 정도가 걸리며, 하루에 300mg를 식사 직후 2~3회 분할 복용하고 중증일 경우 하루에 600mg까지 증량한다.

23) Dumais A, Lesage AD, Alda M, Rouleau G, Dumont M, Chawky N, Roy M, Mann JJ, Benkelfat C, Turecki G. Risk factors for suicide completion in major depression: a casecontrol study of impulsive and aggressive behaviors in men. Am J Psychiatry 2005;162:2116-2124.

간질환 또는 간 대사기능 손상 환자는 1일 투여량을 절반 정도로 감량하도록 한다. 나타날 수 있는 부작용으로는 세로토닌 증후군과 약간의 구갈, 변비 현상이 있다.

(5) 기타 계열 약물[24]

Bupropion은 다른 약물과 달리 주로 도파민 재흡수를 억제하여 우울증에 치료 효과를 나타내며 세로토닌 재흡수를 억제하는 작용은 약한 편이다. 치료 효과는 TCA나 SSRI와 유사하지만 부작용으로 간질이 발생할 위험이 있기 때문에 1차 치료제로는 잘 사용하지 않는다. 이 약은 성기능에 관한 부작용이 적고 오히려 성적 흥분이 증가되는 것과 관련된 보고가 많이 있으므로 성기능 장애가 있는 우울증 환자에게 대체약물로 쓰이기도 한다. Bupropion은 도파민 수용체에 항진적으로 작용함으로써 안절부절, 불면, 떨림과 같은 중추신경계 흥분작용을 유발할 수 있으며, 그 밖에도 체중 감소나 구역, 현기증, 구토, 변비 및 구갈이 나타날 수 있다. 1회 100mg씩 1일 3회 4주 이상 복용하며, 1회 최대 용량은 150mg이다.

Trazodone은 중추신경계 절전섬유의 자가수용체(autoreceptor)인 $5-HT_2$ 수용체와 결합하여 차단함으로써 세로토닌의 분비를 촉진한다. 또한 세로토닌 재흡수를 억제하는 효과도 있어 이 두 가지 작용기전에 의하여 세로토닌 효능을 나타낸다. 이 약은 상용량에서 안정, 인지능력 퇴행, 현기증을 일으키기도 하며 상당한 안정 효과가 있으므로 초조감이나 불면증이 있는 우울증 환자에게 사용할 수 있다. 반드시 식후에 복용하며 초회 1일 150mg로 3~4일마다 1일 50mg씩 증량한다. 외래환자의 1일 최대 용량은 400mg이고 입원 환자(중증의 우울증)는 600mg이다.

Mirtazapine은 중추신경계에서 세로토닌 작용을 증강시키며, 자가수용체인 α_2-아드레날린 수용체를 길항하여 노르에피네프린 분비를 촉진한다. 또한 H1-

---

24) Depaulis A, Bandler R, Vergnes M. Characterization of pretentorial periaqueductal gray matter neurons mediating intraspecific defensive behaviors in the rat by microinjections of kainic acid. Brain Res 1989;486:121-132.

receptor를 차단하는 작용이 강한 편이지만 도파민 수용체와 도파민 재흡수에는 거의 영향이 없다. 따라서 항히스타민 효과로 인해 안정, 체중 증가, 구갈, 변비 등의 부작용이 나타날 수 있다. 이 약은 초기에는 1일 15mg을 복용하며 원하는 효과가 나타날 때까지 증량하도록 하고 1일 유효 용량은 15~45mg이다.

6) 상황별 약료

(1) 소아청소년 우울증[25][26]

소아청소년 우울증이란 18세 미만의 소아청소년기에 발생하는 우울증을 일컫는다. 소아기에서 청소년기로 이행되는 동안 우울증 발병률이 급격히 증가하는 경향이 있으며, 특히 우리나라의 경우에는 과도한 조기교육이나 학업 경쟁과 같은 부가적인 요인으로 인해 소아청소년 우울증의 발생 비율은 상당히 높다. 2013년 제9차 청소년 건강 행태 온라인 조사 통계자료에 의하면 한국 청소년의 우울감 경험률도 2005년 29.9%에서 2009년 37.5%로 증가된 양상을 보이고 있으며, 또한 스트레스 인지율은 43.2%, 자살 생각률은 19.1%, 자살 시도율은 4.6%로 보고되었다. 청소년기 우울증은 종종 만성적이고, 악화와 호전을 반복하는 경과를 보이며, 성인기까지 우울증이 지속될 위험성이 높다. 청소년기 우울증은 성장과 발달에 영향을 미치고, 학업 성취, 또래 관계 및 가족과의 관계에 중요한 영향을 미친다. 또한 주요 우울증은 청소년기 자살의 주요 원인이 된다.

원인은 유전인자와 조기 부모 상실, 가족 내 갈등, 학업 스트레스와 같은 사회·환경적 인자, 그 외에도 환경 독성 인자 노출 등으로 구분할 수 있다. 우울증은 유전되는 경향이 있어서, 부모가 우울증이 있는 경우 소아에게도 발생할 가능성이 높으며, 또한 부모가 자주 다투거나, 별거, 이혼, 재혼한 부모의 소아에게서 우울증 발생률이 높다. 청소년 우울증의 경우, 기질적 원인보다는

25) Glassman AH, Roose SP, Bigger IT(1993) : The safety of tricyclic antidepressants in cardiac patients: risk-benefit reconsidered. JAMA 269:2673-5

26) Sanders-Bush E, Sulser F(1995) : Drugs used for the treatment of active disorders. In: Munson PL(Ed), Principles of Pharmacology. Basic Concepts and Clinical Application, pp 309-24.

환경적 요인에 의하여 발병되는 경우가 많다.

증상은 소아, 청소년의 우울증은 성인 우울증과 비슷한 증상을 보이고 과민성, 신체증상 호소 등의 증상을 많이 호소하며 성인에 비해 재발률과 심각성이 높다. 소아의 경우 우울감을 느끼거나 표현하는 방식이 아직 미숙하기 때문에 공격적인 행동, 무감동, 학교 공포증, 부모에 대한 지나친 집착 등의 증상으로 나타날 수 있다. 또한 청소년 우울증은 낮은 학교 성적, 물질 남용, 반사회적 행동, 성적 문란, 가출 등으로 나타날 수 있다.

치료는 약물치료와 심리치료를 병용하는 것으로 이루어진다. 약물 치료로 SSRI가 1차적으로 권장되며, 현재 미국 FDA에서는 소아청소년 우울증 치료에 fluoxetine과 escitalopram만을 허가하였다. 하지만 SSRI는 소아청소년 환자에서 자살 충동을 일으킬 위험이 있어 논란이 되고 있다. 우리나라에는 소아청소년 우울증 치료에 사용하도록 승인된 약물은 없지만 fluoxetine과 sertraline을 임상에서 사용하고 있다. 이와 같이 소아청소년 우울증의 경우 조기에 발견하여 치료해야 하는 질환이다. 따라서 약사로서 소아청소년의 정신건강 문제에 대해 효율적으로 접근하여 조기에 선별하고, 치료 기관으로 연계하여 의료 서비스를 제공받게 하는 역할이 매우 중요하다.

(2) 노인 우울증[27)28)29)30)]

노인 우울증이란 일반적으로 65세 이후에 진단되는 우울증을 일컫는다. 노년기에는 외로움과 상실감을 경험하며 생물학적으로도 우울증에 취약하다. 따라서 우울증의 발병 가능성이 다른 연령보다 높다. 특히 노년기에는 자신의 우울 등 심리상태를 직접적으로 표현하지 않고, 각종 신체 증상을 주로 호소하는 가면성

---

27) Mendlewicz J(1998) : Care of depression in older patients. Introduction. Int Clin Psychopharmacol 13(5):S1-S2

28) Small GW(1991) : Recognition and treatment of depression in the elderly. J Clin Psych 56:11-22

29) Coffey D, Jenkin L, Richter E(1994) : A double-blind comparison of sertraline and nortriptyline in the treatment of depressed geriatric outpatients. Presented at the ECNP, Oct, 1994

30) Flint A, Rifat S(1996) : The effects of sequential antidepre-ssant treatment on geriatric depression. J Affect Disord 36: 95-105

우울이 흔하고 노년기 우울을 어느 정도 당연한 현상으로 여기기 때문에 진단에 어려움이 있다. 그러나 노년기 우울증은 각종 기능의 감소로 인하여 가정적, 사회적 부담을 증가시키고, 심근경색 등 각종 신체질환을 유발 또는 악화시키며, 연간 노인 사망률의 증가를 초래하고, 심각한 경우 노인 자살의 원인이 되기 때문에 임상적으로 매우 중요하다.

원인은 크게 심리사회적, 생물학적 두 가지로 나뉜다. 심리사회적 원인은 사별 등 가까운 사람의 상실, 고립, 사회적 지지체계의 감소, 낮은 자존감, 경제적 문제 등이다. 현대사회에서 노인은 소외되기 쉽고 더 많은 상실을 경험하고 있으며 상대적으로 지지체계가 부족하다. 생물학적 원인으로는 유전적 원인, 신경전달 물질 및 내분비계의 변화, 각종 신체적 질환, 사용 약물의 영향이다. 이밖에도 노년기에 흔한 암, 중풍, 파킨슨씨병, 갑상선질환, 고관절골절, 심근경색, 만성폐쇄성폐질환 등의 신체질환은 우울증을 유발할 수 있다. 또한 이러한 질병들을 치료하기 위하여 사용하는 약물 또한 우울증을 유발할 수 있다.

노인성 우울증의 특징은 대개 신체적인 호소가 많고 멜랑콜리형을 자주 보이며 인지기능의 감퇴가 빈번하다는 것이다. 노년기 우울증에서 나타나는 멜랑콜리형은 무력감, 유쾌한 자극에 대한 반응의 상실, 아침에 악화되는 우울감, 새벽에 잠이 깼을 때 다시 잠들지 못함, 현저한 정신운동성 지연 또는 초조, 부적절하거나 과도한 죄책감 등이다. 그 외에도 노년기 우울증에서 건강 염려가 많고 정신병적 증상들도 동반될 수 있는데 환각은 비교적 적은 반면 망상이 흔하고 망상의 내용은 죄책감, 허무주의, 신체망상, 피해망상이 흔하다.

치료의 목표는 환자의 기분증상과 기능을 호전시키고 삶의 질을 증진시키는 것으로써 급성 우울증 치료의 목표는 증상의 회복과 재발을 예방하는 것이다. 치료를 함으로써 단순히 증상을 경감시키는 것이 아니라, 증상을 완전히 없애주는 것을 목표로 해야 한다. 우선적으로 고려해야하는 사항은 우울증의 심한 정도와 어떠한 아형에 해당되는지, 동반된 다른 내과 질환이 있는지의 여부, 그리고 현재 환자가 어떠한 약물들을 복용해야할 필요가 있는지를 종합적으로 판단하여 신중하게 결정해야 한다.

심혈관계 질환을 앓고 있는 경우 대부분의 SSRIs와 bupropion은 심박동, 심전도, 그리고 혈압에 미치는 영향이 미미하여 처방되어질 수 있다. 드물게

SSRIs에 의해 심각한 sinus node slowing을 초래할 수 있다는 보고가 있어 주의를 기울일 필요가 있다. 신경계 질환의 경우 mirtazapine, desipramine, MAOI 제제, 그리고 SSRIs를 투여받은 환자의 약 1%에서 경련 유발 가능성이 있으며 경련의 기왕력이 있는 환자들에게는 가능한 clomipramine과 bupropion은 피한다. 파킨슨병이 동반된 경우 dopamine type 2 수용체 길항작용을 지닌 amoxapine은 투여하지 않는다.

(3) 산후 우울증[31][32][33]

산후 우울증은 출산 한 여성들의 약 10~15%에서 나타날 수 있는 정신적 장애이며, 대부분 분만 4주 이내에 발병한다. 이 기간 동안 나타나는 정신적 장애로는 증상의 정도에 따라 산후 우울감, 산후 우울증, 산후 정신병으로 분류할 수 있다. 산욕기 동안 산모는 부모로서의 새로운 역할이나 분만 후의 공허감, 상실감, 호르몬의 생리적 변화 등의 긴장 요인으로 인해 다양한 심리반응을 갖는다. 이러한 심리 반응은 정상적인 분만과정을 거친 산모라 할지라도 출산 후 우울감으로 나타나는 경우가 많다.

원인으로는 다른 우울질환과 마찬가지로 유전학적, 생물학적 그리고 심리사회적 인자들이 모두 고려되고 있다. 유즙 분비 반사, 호르몬의 변화, 혈액 손실 등의 생리적인 측면과 임신과 분만으로 인한 신체상의 변화, 대인관계, 사회생활의 변화로 인한 자존감 손상, 모성 역할에 대한 심리적 갈등 등의 심리사회적인 측면을 들 수 있다. 산후 우울증의 주요 위험인자로는 임신 기간의 우울 증상이나 정서적 스트레스, 가정 및 사회적 지지체계의 약화 등이 있다.

증상은 슬픔, 불쾌감, 흥분, 민감성, 불안, 불면증, 기억력과 집중력 저하, 식욕 부진 등이 나타나고, 산모가 태어난 아기에 대해서 부정적인 태도를 갖는 경우도 있다. 아기를 낳아서 기쁜 반면 싫어하기도 하는 불일치의 경험을 하기도 하며,

---

31) Buist A. Treating mental illness in lactating women. Medscape Womens Health 2001;6:3.

32) Chaudron L. Postpartum depression; What pediatricians need to know. Pediatr Rev 2003:24: 154-61.

33) Brockington I. Postpartum psychiatric disorders. Lancet 2004;364:303-10.

아기의 안녕을 걱정하는 강박관념에 사로잡히기도 하고, 부모 노릇을 잘할 수 있을까 걱정하기도 하며 다음 임신을 기피하기도 한다. 그밖에도 산후 우울증을 겪는 경우, 쉽게 당황하고 자주 울고 싶고 희망이 없고 무가치하다고 느끼며 자신이나 아기가 죽을 것 같은 느낌을 갖기도 하고 자살 충동을 느끼기도 한다.

치료는 일반적으로 증상의 심한 정도에 따라 치료법이 결정되며 경증이나 중등도의 우울증인 경우 우선 인지행동치료, 대인관계 치료 등의 정신사회적 치료와 광치료가 권장되고, 중등도에서 심한 우울증이거나 재발 위험이 높은 우울증인 경우 정신사회적 치료와 더불어 약물치료를 실시하도록 한다. 약물치료로는 nefazodone, doxepin, fluoxetine을 제외한 항우울제(TCA, SSRI)가 많이 사용되나 모유 수유에 안전하다고 인정된 약은 아직 없다. 그러나 모유로 분비되더라도 양이 미미한 것으로 알려져 있어서 주의해서 복용하면 일반적으로 수유모에게도 비교적 안전하다고 한다. 산후 우울장애의 경우 처음에는 비교적 경한 산후우울감이라 할지라도 적절한 관리가 이루어지지 않는다면 심한 정신질환으로 진전될 수 있으므로 약사로서 초기의 산후우울감과 같은 산모의 심리적 변화에 주목하여 제대로 된 치료로 연계하는 것이 중요하다. 또한 산모의 정서적 지지가 되어주고, 규칙적인 생활을 할 수 있도록 돕는 등의 역할을 해야 한다.

(4) 갱년기 우울증[34][35][36]

갱년기 우울증이란 대개 40대부터 50대 초반에 나타나는 우울증으로, 우울한 감정이 다른 생애주기와 구별되어 주로 이 시기에만 특징적으로 경험하는 일들과 감정에 기인하며 일상생활에 영향을 미칠 정도로 우울감을 느끼게 되는 것을 말한다. 여성은 40대에, 남성은 50대 후반에 주로 많이 나타나며 발병률은 여성이 남성에 비해 3배가량 높다.

---

34) 신혜숙(1995). 폐경기 경험에 관한 연구: Q방법론적 접근, 대한간호학회지, 25 (4)., 807-824.

35) 박영숙(1992). 폐경전후기 호르몬 보충요법, 대한간호, 제 31권 제 4호 통권 167호

36) Alistair G. Hay John Bancroft an d Ev e C Joohn stione (1994). Affectiv e Sympt om s in W om en Att en ding a M anopau se Clinic, British Journal of P sy chiatry , 164, 513- 516.

원인은 이 시기에 주로 겪게 되는 신체적 변화, 사회ㆍ경제적 변화, 심리적 변화 등으로 알려져 있지만 아직 명확하지는 않다. 갱년기에 들어 에스트로겐 분비가 감소하면 세로토닌, 노르아드레날린 분비가 이어서 감소되며, 뇌하수체 전엽에서 분비되는 베타 엔도르핀 등의 호르몬이 감소되어 우울증이 발생하는 것으로 추정된다. 더불어 배우자와의 사별, 전직이나 실직, 질병 경험, 자녀들이 집을 떠나게 되어 느끼는 외로움과 공허감, 얼마 남지 않은 생에 대한 공포감, 노화에 따른 신체적 변화에 대한 스트레스 등도 갱년기 우울증을 부추기는 요인이다.

증상은 개인마다 정도나 형태에 있어서 차이가 있지만 짜증, 눈물 등이 가장 많이 나타나고 지나친 걱정, 불안 그리고 기분이 잘 변하고 작은 스트레스에도 쉽게 흥분하며 우울한 기분, 식욕의 증가, 의욕 저하, 집중력 저하, 아침에 일찍 일어남, 수면 중간에 자주 깨어남, 중요한 사람들과 감정적으로 멀어진 듯한 느낌 등이 나타난다.

치료는 인체 내에 부족한 호르몬을 보충해주거나 약사나 전문의와 상담하여 우울증 약을 복용하는 것으로 이루어지며 심리치료 등이 병행되기도 한다. 호르몬 치료의 경우 에스트로겐 보충요법으로 갱년기의 여러 가지 증상을 완화해 주고 뇌조직 내의 노르아드레날린과 세로토닌을 증가시켜 심적 상태를 개선해 주지만 호르몬 치료에는 부작용도 따르므로 이득과 손실을 충분히 고려하여 결정해야 한다. 약사는 갱년기 증상을 가진 환자들의 우울증을 염두에 두고 의심해보아야 하며 의심될 경우 내원을 권장해야 하고 복약지도 시 갱년기의 특징과 그에 해당하는 호르몬 요법과 우울증 약에 대한 이해를 도와야 한다.

(5) 다른 정신질환이 동반된 우울증

• 양극성 장애[37][38]

양극성 장애란 조증과 우울증이 교대로 나타나는 질병으로, 감정의 장애를 주요 증상으로 하는 내인성 정신병이다. 조울증, 양극성 우울증 또는 양극성 장애라고도 불린다. 많은 동반질환들이 우울증과 함께 나타날 수 있는데 이 중 양극성 장애는 우울증과 마찬가지로 하나의 질병으로 인식되어 치료되기도 하므로 치료 방법이나 약물 선택에 있어 신중해야 할 필요가 있다.

원인은 크게 유전학적 원인, 생물학적 원인, 사회심리학적 원인으로 나눌 수 있다. 유전적 원인이 양극성 장애에 많은 관련이 있지만 이러한 유전적 요소가 환자에게 어떻게 영향을 주는지는 아직 밝혀져 있지 않다. 다만 유전적인 요소는 주요 우울증보다 양극성 장애에 더 큰 역할을 하는 것으로 여겨진다. 생물학적 원인으로 환자의 노르에피네프린, 도파민, 세로토닌의 조절 이상이 있으며 이 외에 뇌의 호르몬 조절의 이상, 신경 해부학적인 이상, 24시간 생체 시간의 조절 이상 등이 이야기 되고 있다. 사회심리학적 요인에 의한 양극성 장애는 일반적으로 환자가 외부요인에 의해 우울한 감정을 느낄 때 나타나며, 이 때 발생한 우울감에 대한 부정으로 발생하는 조증에 의해 양극성 장애가 나타날 수 있다.

증상은 두 가지 경우로 나뉠 수 있는데 조증의 증상을 보일 때와 울증의 증상을 보일 때로 나눌 수 있다. 조증의 증상을 보일 경우에는 기분이 주체할 수 없을 정도로 좋아지는 게 주요한 특징으로 대체로 이러한 기분이 지속된다. 심지어는 악재나 불행이 연속적으로 일어나도 웃으면서 지나친다. 또한 호흡 시에 공기가 청량한 느낌이 들고 상태가 충동적으로 변한다. 이에 대한 예시로는 가볍게는 무리에서 갑자기 뛰쳐나가기, 길거리에 드러눕거나 하는 등의 행동을 하고, 심하게는 본인이나 타인에게 해를 끼치거나 병적인 도박을 하는 경우도 있다. 울증의 증상을 보일 경우에는 일반적으로 우울감, 이유 없는 불안함과 초조함,

---

37) American Psychiatric Association(APA 1996). Practice guidelines. Washington, DC, American Psychiatric Association

38) Cunningham LA, Borison RL, Carman JS, Chouinard G, Crowder JE, Hearst E, et al. A comparison of venlafaxin, trazodone, and placebo in major depression. J Clin Psychopharmacol 1994;14:99-106

아무것도 하고 싶지 않아하는 무기력, 절망 등을 겪는다. 또한 현실에 부합되지 않아 좌절하는 생각, 가정을 하며 그에 대한 쓸데없는 걱정이 많아진다. 무슨 일을 하든지 매사에 자신감이 없고 쉽게 해왔던 일이 힘들어지고 조그만 난관에도 힘들다고 호소를 하는 등 아무 일도 할 수 없는 한심한 인간으로 폄하하는 등 자기 비하가 심해진다. 또한 이때에는 자살을 생각하고 때로는 자해를 하기도 한다.

치료는 우울증에 동반된 양극성 장애이기 때문에 조증에 대한 치료보다는 울증에 대한 치료에 중점을 둘 필요가 있다. 1차 선택약으로 항정신병약물 단독, 항정신병약물+기분조절제 또는 항정신병약물+항우울제가 사용된다. 이 경우 약사는 두 가지 공존 질환이 같은 증상이나 반대의 증상을 갖는 경우이므로 약물치료에 있어 중복된 처방은 없는지, 병용금기약물과 같은 부분에 있어 신경 써주어야 한다. 또한 질환이 사회적으로 쉽게 수용되기 힘들기 때문에 환자의 복약순응도에 있어 문제가 있을 수 있으므로 약물 복용의 중요성을 이야기하여 환자가 정확하게 약물을 복용할 수 있도록 한다. 더 나아가 우울증이나 양극성 장애 모두 환자의 사회심리적인 문제나 약물치료로는 교정되기 힘든 부분들이 많을 수 있기 때문에 약사는 환자의 상태에 집중하여 치료에 도움이 되도록 한다.

• 불안장애[39]

불안장애란 비정상적이고 병적인 불안과 공포로 인해 일상생활에 장애를 일으키는 정신질환을 통칭한다. 불안으로 교감신경이 흥분되어 두통, 심장 박동 증가, 호흡 수 증가, 위장관계 이상과 같은 신체적 증상이 발생하고 일상 활동을 수행하기 어려운 경우 불안장애로 진단할 수 있다. 또한 불안장애는 우울증을 동반하여 나타나는 경우도 많다. 불안장애에 해당하는 질환으로는 강박장애, 외상 후 스트레스 장애, 특정 공포증, 사회 공포증 등이 있다.

원인으로는 불안이나 우울 등의 정서적인 부분을 담당하는 뇌신경 내 신경전달물질의 부족 또는 과다, 유전적으로 타고난 소인, 과거나 현재에서 받아들인 정보를 해석하고 판단하는 인지행동적인 부분의 병적인 불안이 장애를 일으킬 수 있다. 특히 외상 후 스트레스 장애나 급성 스트레스 장애는 극심한

---

39) Prien RF and Kupfer DJ. Continuation drug therapy for major depressive episodes; how long shold it be maintained? Am J Psychiatry 1986;143:18-23

정신적 충격을 일으키는 사고나 재해 등으로 인해 주로 발병된다.

증상은 불안장애에 속하는 진단에 따라 각기 다르다. 강박 장애의 경우에는 자신의 손이 오염되었다는 생각, 집에 문을 잘 잠그고 왔는지에 대한 걱정, 주변 물건의 배치를 대칭적으로 해야겠다는 생각 등이 자꾸 떠올라 이를 행동으로 옮기지 않으면 불안감이 증가한다. 이러한 불안을 덜기 위해 손을 20~30분씩 자주 씻어 습진이 생기거나, 칫솔질을 오래해 잇몸이 손상되거나, 문이 잘 잠겼는지 자꾸 확인하여 외출하는 데 시간이 오래 걸리는 등의 증상이 있다. 외상 후 스트레스 장애는 정신적 충격을 주는 사고나 재해 이후에 꿈이나 회상을 통해 사고나 재해를 반복적으로 재경험하게 되거나 이와 관련된 장소나 교통수단을 회피하고 각성, 흥분 상태가 지속되어 불면, 감정 통제의 어려움 등을 느끼게 된다. 특정 공포증은 특정 조건에서 불안이 과도하게 일어나 행동 통제가 되지 않는 것으로 높은 곳이나 뱀, 곤충, 혈액, 주사기 바늘 등을 접했을 때 울면서 주저앉거나 의식을 잃는 등의 행동이 나타난다. 사회 공포증의 경우에는 다른 사람들 앞에서 말하거나 행동하는 것을 매우 힘들어하는 증상이 있다.

치료는 대체적으로 항우울제와 항불안제를 이용한 약물 치료가 자주 이용된다. 항불안제는 즉각적으로 불안 증상을 경감하기 위해 벤조디아제핀 계열 약제나 buspiron이 사용되며 항우울제는 효과가 나타나는데 4주 이상의 시간이 걸린다. 불안장애 중 강박 장애, 특정 공포증, 사회 공포증 등에서는 인지행동치료법이 비약물치료법으로 이용될 수 있다. 따라서 약사는 환자가 약물 복용을 잘 하도록 지도하는 것이 중요하며, 인지행동치료 시 환자가 부정적인 생각에 대한 논리적인 증거를 찾을 수 있도록 다양한 기법을 이용하여 변화를 유도해야 한다.

• 공황장애[40][41]

공황장애란 특별한 이유 없이 예상치 못하게 나타나는 극단적인 불안증상, 즉 공황발작(panic attack)이 주요한 특징인 질환이다. 공황발작은 극도의 공포심이

40) Quitkin FM, Rabkin JG, Markowitz JM, Stewart JW,McGrath PJ, Harrison W. Use of pattern analysis to identify true drug response. Arch Gen Psychiatry 1987;44:259-64

41) Stahl SM. Essential psychopharmacology: Neuroscientific basis and clinical application. New York, Cambridge university press. 1996

느껴지면서 심장이 터지도록 빨리 뛰거나 가슴이 답답하고 숨이 차며 땀이 나는 등 신체증상이 동반된 죽음에 이를 것 같은 극도의 불안 증상을 말한다. 공황장애는 한 달 이상 행동적 특성이 나타나며, 다음 공황발작에 대한 두려움을 유발한다. 우울증 환자의 공황장애 평생 유병률은 약 65%까지 보고되었다. 또한 우울증은 공황장애의 합병증 중 하나로 공황장애를 가진 사람들 중 30~70%가 우울증을 경험한다. 공황장애를 가진 사람들에게 나타나는 우울증은 공황장애가 지속됨에 따라 2차적으로 생기는 경우가 많다.

원인으로는 뇌 기능과 구조의 문제가 보고되고 있다. 대표적인 것으로는 노르에피네프린, 세로토닌, GABA 등 신경 전달물질 시스템의 이상, 측두엽, 전전두엽 등의 뇌 구조의 이상 등이다. 공황장애를 가진 사람들 중 약 70%가 공황발작이 시작되기 전부터 범불안장애나 스트레스 상황을 경험하는 것으로 알려져 있다. 첫 공황발작은 대인관계 갈등, 질병, 이별, 파산과 같은 스트레스 상황에서 갑작스럽게 나타나며, 특히 가까운 대인관계 마찰이 매우 밀접하게 관련된다.

공황장애의 증상은 정신증상과 신체증상이 함께 나타나는 경우가 많다. 정신증상의 예로는 극도의 공포와 죽음에 이를 것 같은 절박한 느낌이 있다. 한 번 공황발작을 경험한 뒤, 다음 발작이 있지 않을까 하는 두려움에 불안해하는 경우도 있다. 신체증상으로는 빈맥, 심계항진, 호흡곤란, 발한과 같은 신체 증상이 나타나는데 대개 발작은 20~30분 지속되고 1시간을 넘기는 경우는 거의 없다. 심장과 호흡 문제와 관련된 신체증상이 공황발작 시 환자가 가장 걱정하는 문제이며, 자신이 곧 죽을 것이라는 생각에 응급실을 방문하는 경우가 많다. 공황장애는 광장공포증(agoraphobia)이 동반되는 경우가 있는데 광장공포증은 백화점 같은 공공장소에 혼자 놓여 있게 되는 것을 두려워하는 것이다.

공황장애가 동반된 우울증의 치료는 SSRI가 1차 치료제로 사용되는데 이는 SSRI가 우울증뿐만 아니라 공황장애에도 치료적 작용이 있기 때문이다. Escitalopram은 두 가지 증상이 동반된 환자에서 효과적으로 사용된다. 그밖에도 paroxetine과 fluoxetine이 사용된다. Paroxetine은 5~10mg/day로 시작해서 1~2주마다 10mg/day 단위로 증량하며 만일 진정작용이 너무 심하게 나타나면 fluoxetine 10mg/day로 변경하도록 지도한다.

비약물요법으로는 인지행동치료, 상담을 통한 심리요법 등이 있다. 대부분의 공황장애 치료에서는 심리요법과 약물요법 두 가지를 쓰며, 한 가지 요법만 사용할 시 두 가지 요법을 사용하는 것보다 효율이 떨어진다고 한다. 약사는 환자가 약을 복용하면서 부작용이 나타나지 않는지 확인해야 한다.

4. 결론

우울증 치료 시 TCA 항우울제들은 40년 이상 치료제로서 사용되어 왔다. 그러나 그 부작용으로 심혈관계 질환이나 혈당조절 등이 문제가 되어 현재는 SSRI로 치료법이 옮겨가는 추세이다. 비약물요법 또한 아로마치료, 운동치료, 광치료 등 다양한 방법들이 있지만 약물치료에 비해 임상적 효과를 나타내지 못하였기에 심리치료만이 오랫동안 광범위하게 사용되어 왔다.

약사는 우울증 환자와 소통할 수 있는 기회가 많으므로 의사가 챙기지 못한 부분까지 도움을 줄 수 있다. 의사소통 기법이나 사회기술에 관련된 교육은 충분히 약사의 범위 내에서 이루어질 수 있다. 간단한 상담에서부터 전문적인 심리치료사를 소개해 주는 등 사소한 도움이 우울증 회복에 예상치 못한 열쇠가 될 수 있으므로 환자의 치료를 위하여 약사들은 적극적인 태도로 임해야 할 것이다.

PART

11

이상지질혈증

이상지질혈증
Dyslipidemia

1. 이상지질혈증의 정의[1)2)]

Figure 1. Lipoproteins

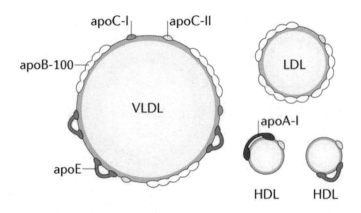

http://www.nature.com/nrmicro/journal/v11/n10/box/nrmicro3098_BX1.html

죽상경화성 이상지질혈증(atherogenic dyslipidemia)은 낮은 고밀도지단백 콜레스테롤(high-density lipoprotein cholesterol, HDL-C), 높은 중성지방

---

1) Hong Keun Cho, Diabetes Mellitus and Disorder of Lipid Metabolism, 대한내분비학회지, 2006;21(2); 101-105
2) 약물치료학, 이상지질혈증, p.281, 신일북스(2014).

농도 그리고 약간 높거나 또는 정상인 저밀도지단백 콜레스테롤(low-density lipoprotein cholesterol, LDL-C) 농도의 조합을 의미한다(Figure 1). 축약해서 이상지질혈증이라고 부른다.

이상지질혈증은 지단백 대사 이상으로 발생하는 질환으로 혈중 내의 지질양이 비정상적으로 변화되어 높은 콜레스테롤 혈증, 높은 중성지방 혈증, 낮은 고밀도지단백(high density lipoprotein, HDL) 혈증 등의 형태로 나타난다.

2. 이상지질혈증의 분류

이상지질혈증은 정상 범위를 벗어난 지단백의 종류에 따라 여섯 가지로 구분된다(Table 1).

Table 1. 이상지질혈증의 분류

종류	상승되는 지단백	발생 빈도	혈중지질상태	
			콜레스테롤수치	TG치
I형	킬로미크론	드묾	정상 또는 약간 높음	매우 높음
IIa형	LDL	많음	매우 높음	정상
IIb형	LDL+VLDL	많음	높음	약간 높음
III형	IDL(LDL1)	비교적 드묾	높음	높음
IV형	VLDL	많음	정상 또는 약간 높음	높음
V형	VLDL+킬로미크론	드묾	높음	높음

3. 이상지질혈증의 약료

1) 약료의 목표[3]

고강도 statin 치료 군에서는 치료 시작 전 기저 LDL-C 대비 평균 50% 이상

---

3) 이상지질혈증 치료지침. 2판 수정보완판, 한국지질동맥경화학회 치료지침 제정 위원회(2009)

감소가 목표 수치이고, 중등강도 statin 치료 군에서는 기저 LDL-C 대비 평균 30~49% 감소가 목표이다.

2) 약료의 일반적 접근 방법[4)5)]

이상지질혈증의 경우 기본적으로 지질 수치가 비정상적인 경우 먼저 생활양식을 변화(therapeutic lifestyle change, TLC) 시키도록 한다. 만일 생활양식을 성실히 변화 시켰음에도 불구하고 개선이 되지 않는 경우 약제를 사용한다. 치료 약제로는 지질감량 효과가 높은 statin 약제 또는 중성지방을 낮추는 fibrate류, niacin 등이 사용된다. Statin 약제의 경우 ATP Ⅳ Guidelines를 참고로 하여 Statin 약제의 종류 및 용량을 결정하여야 한다. Statin에 대한 ATP Ⅳ Guidelines는 다음 표와 같다(Table 2).

Table 2. Statin에 대한 ATP Ⅳ Guidelines

환자군		Statin intensity
Clinical ASCVD 환자군	75세 이하	고강도
	76세 이상	중등강도
Clinical ASCVD가 없고 LDL ≥ 190mg/dL인 환자군	21세 이상	고강도
Clinical ASCVD가 없고 40~75세 이며 LDL 수치가 70~189mg/dL인 당뇨병 환자군	10-year ASCVD risk < 7.5%	중등강도
	10-year ASCVD risk ≥ 7.5%	고강도
Clinical ASCVD가 없고 40~75세 이며 LDL 수치가 70~189mg/dL인 비당뇨병 환자군	10-year ASCVD risk ≥ 7.5%	중등강도-고강도

Clinical ASCVD: acute coronary syndromes, history of myocardial infarction, stable angina, coronary or other arterial revascularization, stroke, transient ischemic attack, or peripheral arterial disease of atherosclerotic origin.

고강도 Statin: atorvastatin 40~80mg, rosuvastatin 20mg
중등강도 Statin: atorvastatin 10mg, rosuvastatin 10mg, pitavastatin 2~4mg, pravastatin 40mg, lovastatin 40mg, fluvastatin 40mg BID, simvastatin 20~40mg
저강도 Statin: pitavastatin 1mg, pravastatin 10~20mg, simvastatin 10mg, fluvastatin 20~40mg

4) 약물치료학, 이상지질혈증, p.281~282, 신일북스(2014).

5) HFS Illinois Department of Healthcare and Family Services, statin에 대한 ATP guideline, available at http://www.hfs.illinois.gov/assets/ATP_IV_Handout.pdf (acessed on Jan 11, 2017)

Clinical ASCVD 환자군의 경우 나이에 따라 Statin의 강도를 달리하여 치료를 하여야 하는데, 75세 이하인 환자의 경우 고강도 statin을 사용하고 76세 이상인 환자라면 중등강도의 statin 약제를 사용하여야 한다. Clinical ASCVD가 없고 LDL 수치가 190mg/dL 이상인 환자군의 경우 고강도의 statin 약제를 사용하여 치료하여야 한다. 또한 Clinical ASCVD가 없고 40~75세이며 LDL 수치가 70~189mg/dL인 당뇨병 환자군의 경우 10-year ASCVD risk를 구하여 7.5% 미만인 경우 중등강도의 statin 약제를 사용하고, 10-year ASCVD risk가 7.5% 이상인 경우 고강도의 statin 약제를 사용하여야 한다. 만일 Clinical ASCVD가 없고 40~75세 이며 LDL 수치가 70~189mg/dL인 비당뇨병 환자군이면서 10-year ASCVD risk가 7.5% 이상인 경우에는 중등강도 statin 약제나 고강도 statin 약제를 사용하여 치료하도록 한다.

3) 비약물요법

(1) 식이요법[6]

이상지질혈증은 포화지방산, 콜레스테롤 등의 지질 과다 섭취, 과식, 음주 등과 같은 요인에 영향을 받는다. 2013년에 나온 National Cholesterol Education Program의 Adult Treatment Panel Ⅳ 콜레스테롤 가이드라인에서는 다음 표 **Table 3**와 같은 식이 지침을 제시하고 있으며, 식이의 중요성을 강조하고 있다. 각 영양소 항목별로 어떠한 약료 서비스를 제공할 것인가에 대해 살펴보면 다음과 같다.

Table 3. 생활습관(식이) 개선을 위한 권고사항

recommendation	NHLBI 등급	NHLBI 근거 서술	ACC/ AHA COR	ACC/ AHA LOE
DIET				
LDL-C: Advise adults who would benefit from LDL-C lowering*to:				

---

6) 박용순, 이상지질혈증의 식사요법, Clinical medicine, 2010;8(1);50-54.

recommendation	NHLBI 등급	NHLBI 근거 서술	ACC/ AHA COR	ACC/ AHA LOE
1. 적은 양의 지방을 함유하는 채소, 과일, 그리고 곡물, 가금류, 생선, 콩류, 비열대과일성 기름, 견과류의 섭취를 강조하고 당류, 설탕이 함유된 음료, 그리고 붉은 육류 등의 섭취를 제한하는 식이요법의 시행. a. 칼로리 요구량, 개별적이고 문화적인 식이 선호도, 그리고 다른 병(당뇨와 같은)의 치료를 위한 영양 요법 등을 적절히 조화시키는 식이요법의 시행. b. DASH(the USDA Food Pattern, or the AHA Diet) 식이요법 등의 달성.	A (Strong)	CQ1: ES4 (high), ES6 (low), ES8 (moderate), ES9 (moderate)	I	A
2. 포화지방이 차지하는 칼로리가 5~6%가 되는 식이 패턴의 달성을 목표로 한다.	A (Strong)	CQ1: ES11 (high)	I	A
3. 포화지방으로부터 얻는 칼로리의 양을 줄인다.	A (Strong)	CQ1: ES11 (high), ES12 (moderate), ES13 (moderate)	I	A
4. 트랜스지방으로부터 얻는 칼로리의 양을 줄인다.	A (Strong)	CQ1: ES14 (moderate), ES15 (moderate)	I	A
BP: Advise adults who would benefit from BP lowering to:				
1. 적은 양의 지방을 함유하는 채소, 과일, 그리고 곡물, 가금류, 생선, 콩류, 비열대과일성 기름, 견과류의 섭취를 강조하고 당류, 설탕이 함유된 음료, 그리고 붉은 육류 등의 섭취를 제한하는 식이요법의 시행. a. 칼로리 요구량, 개별적이고 문화적인 식이 선호도, 그리고 다른 병(당뇨와 같은)의 치료를 위한 영양 요법 등을 적절히 조화시키는 식이요법의 시행. b. DASH(the USDA Food Pattern, or the AHA Diet) 식이요법 등의 달성.	A (Strong)	CQ1: ES1 (low), ES3 (high), ES5 (high), ES6 (low), ES7 (low), ES8 (moderate)	I	A
2. 나트륨의 섭취를 줄인다.	A (Strong)	CQ2: ES1 (high), ES2 (moderate), ES3 (high), ES4 (high), ES5 (high), ES8 (low), ES9 (low)	I	A

recommendation	NHLBI 등급	NHLBI 근거 서술	ACC/ AHA COR	ACC/ AHA LOE
3. a. 하루 2,400mg 이상의 나트륨 섭취를 제한. b. 더 나아가 나트륨의 섭취를 1,500mg/d 이하로 줄인다면 더욱 나은 혈압 조절 가능. c. 심지어 이러한 목표를 달성하지 않아도, 나트륨의 섭취를 최소 1,000mg/d 이하로 줄인다면, 혈압 감소 가능.	B (Moderate)	CQ2: ES2 (moderate), ES3 (high)	IIa	B
4. 나트륨의 섭취를 줄임과 동시에 DASH 식이요법을 시행한다.	A (Strong)	CQ1: ES3 (high), ES5 (high), ES8 (moderate) CQ2: ES1 (high), ES2 (moderate), ES3 (high), ES4 (high), ES5 (high), ES6 (moderate)	I	A
〈NHLBI 등급〉 A: Strong recommendation B: Moderate Recommendation C: Weak recommendation D: recommendation against E: Expert opinion N: No recommendation for of against		〈ACC/AHA COR〉 I: 이익 〉〉〉 위험, 치료가 수행되어야 한다 IIa: 이익 〉〉 위험, 치료가 수행되는 것이 합당하다.(reasonable) IIb: 이익 ≥ 위험, 치료의 수행이 고려될 수 있다 III: 이익이 없거나 해로움	〈ACC/AHA LOE〉 A: multiple randomized clinical trials 혹은 meta-analysis로 얻어진 data B: single randomized trial	
ACC, American College of Cardiology AHA, American Heart Association BP, blood pressure COR, Class of Recommendation CQ, critical question DASH, Dietary Approaches to Stop Hypertension		ES, evidence statement HDL–C, high–density lipoprotein cholesterol LDL–C, low–density lipoprotein cholesterol LOE, Level of Evidence NHLBI, National Heart, Lung, and Blood Institute USDA, U.S. Department of Agriculture		

• 지방

지방은 단위 그램(g) 당 에너지 생산량이 높아 주 에너지 저장원으로 이용된다. 이러한 지방의 과다 섭취는 체중 증가뿐 아니라 혈중의 중성지방과 콜레스테롤 농도 또한 높일 수 있다.

국민건강영양조사에 의하면 한국인의 평균 지방 섭취량은 총 섭취 에너지의 20%이나, 식생활의 서구화로 인해 동물성 지질의 섭취가 증가하고 있는 것이 문제이다. 또한 섭취하는 지방의 종류가 실제 혈중 콜레스테롤 및 중성지방의 농도에 미치는 영향이 크다고 알려져 있다. 때문에 약사는 이상적인 식이를 위해서 어떠한 지방을 선택해 섭취하는지, 그 선택에 주의하도록 권고해야 한다.

① 포화지방산

포화지방산은 탄화수소 사슬을 이루는 각 탄소가 이중결합 없이 인접탄소와 연결되어 있다. 주로 동물성 식품에 많이 함유되어 있으며, 총 에너지 섭취량 중 포화지방산이 1% 증가하면 혈청 LDL-C 농도가 2% 상승한다고 알려져 있다.

따라서 환자는 포화지방산이 많이 함유되어 있는 유제품, 육류, 팜유, 코코넛유 등의 섭취는 자제하는 것이 좋으며, 약사는 포화지방산의 섭취량이 총 에너지 섭취량의 7% 이하가 되도록 관리 및 환자 교육을 행할 필요가 있다 (Table 3).

② 트랜스 지방산

트랜스 지방산은 대표적으로 마가린과 쇼트닝에 함유되어 있으며, 불포화 지방산을 함유한 액체성 지방산에 수소를 첨가하여 포화지방산으로 만드는 과정에서 생성되는 인공지방산이다. 트랜스 지방산의 과다 섭취는 혈청 LDL 수치를 상승시키고, 반대로 혈청 HDL 수치는 감소시키므로, 약사는 환자가 이러한 위험성에 대해 충분히 인지할 수 있도록 그 정보를 제공해야 한다.

③ 단일불포화지방산

단일불포화지방산은 심혈관계질환의 위험을 낮추는 식이요인의 하나로, 실제 임상자료는 부족한 편이나 포화지방산을 단일불포화지방산으로 대체하면 LDL

콜레스테롤의 농도를 낮추는 효과가 있다고 알려져 있다. 약사는 이러한 정보를 환자에게 전달해 좀 더 효과적인 식이요법을 수행할 수 있도록 해야 한다.

④ 다가불포화지방산

다가불포화지방산은 대표적으로 Omega-6와 Omega-3 지방산이 있으며 각 지방산마다 특징이 있다. Omega-6 지방산은 혈중 LDL, HDL, 중성지방의 농도를 모두 낮춘다. 하지만 이 지방산의 섭취 증가 시, 총 지방 섭취량 또한 함께 증가하기 때문에 약사는 총 에너지 섭취량의 10%를 넘지 않도록 주의시켜야 한다.

Omega-3 지방산은 실제 콜레스테롤에 미미한 영향을 미치나 혈중 중성지방의 농도를 낮추는 효과가 있다. 이 외에도 염증 억제, 혈액 응고 방지, 부정맥 방지 등의 작용이 있어 심혈관계 질환의 예방에 도움이 된다고 알려져 있다. 따라서 약사는 혈청 중성지방 농도를 낮추기 위해서는 2~4g/일, 심혈관계질환의 예방을 위해서는 1g/일의 Omega-3 지방산을 섭취하도록 권고해야 한다.

• 콜레스테롤

혈중 콜레스테롤의 농도는 외인성 콜레스테롤(소화관에서 흡수된, 외부에서 유입된 콜레스테롤)과 내인성 콜레스테롤(간이나 기타 조직에서 합성된 콜레스테롤)에 의해 결정된다. 이들은 negative feedback에 의해 체내 합성량이 조절되나, 지속적으로 콜레스테롤 섭취량이 많아 체내 유입량이 계속해서 늘어난다면, 실제 혈중 농도에 영향을 주게 된다.

따라서 약사는 환자의 혈중 LDL 콜레스테롤 농도를 낮추기 위해서 달걀 노른자, 오징어, 육류의 내장, 가금류의 껍질 부위 등 고콜레스테롤 식품의 섭취를 줄이도록 제안하고, 하루 콜레스테롤 섭취량이 200mg 이하가 되도록 권고해야한다(Table 3).

• 식물성스테롤

식물성스테롤은 견과류, 식물성 기름, 과일, 채소 등에 주로 함유되어 있으며, 최근에 발표된 분석에서 1일 2g의 식물성스테롤 섭취는 LDL 콜레스테롤을 약 10% 감소시키지만, 그 이상의 섭취는 효과를 보이지 않았다. 따라서 식물성

스테롤의 하루 적정 섭취량은 2g이며 약사는 이를 환자에게 적용시켜 식이요법을 시행해야한다.

• 식이섬유소

식이섬유소는 수용성(soluble fiber)과 불용성 섬유소(insoluble fiber)로 나눠진다. 불용성 섬유소의 경우 혈중 콜레스테롤 농도에 크게 영향을 주지 않으나, 변의 양을 늘리고 장에 체류하는 시간을 단축시켜 배변에 도움이 된다.

수용성 섬유소는 실제로 혈중 콜레스테롤 농도를 낮추어 주는 효과가 있으며, 5~10g/일 섭취하면 혈청 LDL 콜레스테롤 농도가 5% 낮아진다고 보고되었다. 따라서 약사는 수용성 섬유소를 최소 5~10g/일 섭취하도록 권고해야 하며 그보다 많은 10~25g/일의 섭취는 더 큰 효과를 보인다(Table 3).

• 탄수화물

포화지방산을 탄수화물로 대체 시, 혈중 콜레스테롤 농도가 감소하나 HDL 또한 감소하고, 중성지방이 증가하는 등의 문제가 발생한다. 그러나 식이섬유소와 함께 섭취하면 위와 같은 문제들이 약화된다. 따라서 약사는 환자가 잡곡류, 해조류 및 채소, 과일 등과 같이 수용성 식이섬유소를 대량 함유한 탄수화물 위주로 섭취하도록 교육해야하며, 그 섭취량은 총 열량의 60% 이하가 되도록 권고해야한다.

• 알코올

적당한 알코올의 섭취는 심혈관계질환의 위험을 낮추는 것으로 알려져 있으며, 중성지방이나 콜레스테롤 대사와 음주의 관계는 아직 명확히 밝혀지지 않았다. 그러나 과음을 하면 간에서 중성지방 합성이 증가될 수 있으므로 약사는 이러한 위험을 환자에게 주지시켜야 하며 음주의 정도를 하루 2잔 이하로 제한하도록 권고한다.

(2) 운동요법[7)8)9)]

규칙적인 운동은 지질을 낮추는 데 효과적일 뿐만 아니라 체지방을 감소시키고, 혈압을 낮추며, 인슐린 저항성(insulin resistance)을 개선시키고 혈관내피세포의 기능을 향상시켜 궁극적으로 이상지질혈증으로 발생할 수 있는 동맥경화나 혈관질환을 예방하는 역할을 한다. 특히 운동은 심폐기능(cardiorespiratory fitness)을 향상시켜 신체 작업능력을 증가시키고 피로에 대한 내성을 강하게 하여 이상지질혈증 환자의 삶의 질을 향상시킨다. 따라서 환자들이 식이요법 및 지질 강하제 치료와 함께 운동을 반드시 실시할 수 있도록 유도하는 과정이 필요하다.

Niebauer(1997) 등은 관상동맥질환의 위험 요인이 있는 사람들을 대상으로 6년간 연구하였는데 주당 1,800kcal를 유산소성 운동으로 소비한 환자들은 관상동맥질환의 위험의 감소를 보인 반면, 주당 1,240~1,260kcal를 소비한 환자는 혈관조영술에서 동맥경화성 플라크의 진행이 보였다고 했다.

2014년에 정재훈 등은 만 19세 이상 총 5,738명의 성인(남성 2,480명, 여성 3,258명)을 대상으로 한 조사에서 이상지질혈증에 대한 여러 지표를 얻었다. 그 가운데에서 증가된 총 콜레스테롤 혈증을 보이는 비율이, 격렬한 신체활동을 하는 사람들에서는 8.8%, 격렬한 운동을 하지 않는 사람에서는 12.2%로 나타났고, 격렬한 운동을 하는 사람에서 총 콜레스테롤 혈증 수치가 유의하게 낮았으며(P=0.0115), 증가된 저밀도 콜레스테롤/고밀도 콜레스테롤 비율 역시 격렬한 운동을 하는 군에서 유의하게 낮았다(P<0.005). 일반적인 신체활동 즉, 격렬한 또는 중등도의 운동을 수행한 군에서는 일반적인 신체활동을 시행하지 않은 군보다 저밀도 콜레스테롤/고밀도 콜레스테롤 비율이 유의하게 감소하였다(P<0.005). 이는 각 신체 활동 상태에 따른 각기 다른 특정 이상지질혈증 지표들과의 유의한 연관성을 보여준다.

7) 이상지질혈증 치료지침. 2판 수정보완판, 한국지질동맥경화학회 치료지침 제정 위원회(2009)

8) Niebauer, J., Hambrecht, R, Velich, T. et al, Attenuated progression of coronary artery disease after 6years of multifactorial risk intervention. Circulation, 1997;96;2534-2541

9) Jae Hoon Jeong, et al, Correlation between Physical Activity Status and Dyslipidemia in Korean Adults: The 2010 Korea National Health and Nutrition Examination Survey, Korean J Clin Geri, 2014;15(1);35-44

이와 같은 많은 연구결과가 이상지질혈증의 치료에 있어서 운동요법의 중요성을 강조하고 있다.

4) 약물 요법

(1) 일반의약품[10]

이상지질혈증에서 쓰이는 일반의약품으로는 fish oil과 gamma oryzanol, niacin 등이 있다. 콜레스테롤의 혈중 농도 증가를 조금 낮추거나, 정상 수치를 유지해야할 필요성이 있는 환자들에게 사용하나 널리 이용되지는 않고 있다.

• Fish oil

Fish oil은 보충제로서, 이상지질혈증에 좋은 omega-3를 함유하고 있다. 많은 조사연구 결과, fish oil에는 EPA와 DHA 2종류의 omega-3가 존재함이 밝혀졌다. Fish oil은 혈압과 triglyceride의 농도를 낮추어, heart와 blood system에 긍정적인 영향을 끼친다. 따라서 heart disease와 뇌졸중, 이상지질혈증에 쓰인다. 현재 FDA 승인을 받은 Lovaza라는 일반의약품이 있으며, 1g capsule에 465mg의 EPA와 375mg의 DHA가 들어있다. 우리나라에도 유사한 의약품이 시중에 나와있다. tryglyceride 저하 효과를 위해서는 하루에 1~4g의 fish oil 복용이 필요하다.

• Gamma oryzanol[11]

Gamma oryzanol은 현미에서 추출한다. Gamma oryzanol은 cholesterol의 흡수를 억제하여 cholesterol의 혈중 농도를 낮추고 합성을 저해한다. 또한 Bile acid의 배설을 증가시키기 때문에 고콜레스테롤 혈증에 쓰인다. 복용량은 하루에

---

10) WebMD, Find a vitamin or supplemnet, available
　　at http://www.webmd.com/vitamins-supplements/ingredientmon o-993-FISH+OIL.aspx?activ eIngredientId=993&activeIngredientName=FISH+OIL&source=0 (acessed on Jan 11, 2017)

11) KIMS의약정보센터, Gamma oryzanol, available
　　at http://www.kimsonline.co.kr/drugcenter/generic/geninfo/SORY1 (acessed on Jan 11, 2017)

300mg을 100mg 씩 3번 나누어 복용하면 된다.

• Niacin

Niacin은 vitamin B3로서, pellagra와 같은 niacin deficiency에 쓰거나 콜레스테롤을 낮추는 데 사용한다. High cholesterol의 치료에서는 매일 1,200~1,500mg의 섭취가 필요하고, 더 높은 효과를 보이려면 2,000~3,000mg의 섭취가 필요하다.

(2) 한방제제[12][13]

고지혈증치료에 사용되는 한방제제의 유효성에 대한 근거는 아직 높지 않은 편이다. 현재 전문학술지 등을 통하여 고지혈증에 유효성이 있는 것으로 알려진 제제는 청간탕, 청혈단, 통비음 등이 있다.

한방에서는 이상지질혈증을 그 임상적 증상으로 보아 혈한, 혈열, 혈허, 기허, 담음, 습담, 담탁, 비울, 어혈 등이 원인이 되는 것으로 보고 있다.「소문(素問)」에서 '風治消癉 仆擊偏枯 痰厥氣滿 發逆肥貴 人則膏粱之疾'이라하여 고량후미(膏粱厚味)와의 연관성을 말했고, 「주(朱)」에서는 '肥人氣虛 生痰寒生濕濕生痰 故肥多寒濕'이라하여 습담과의 관계를 말했다. 이들을 종합해보면 이상지질혈증은 기름진 음식과 비만, 습담과 기허, 허혈과 관계지어 생각할 수 있다.

그 치료법으로는 거담제습, 활혈화어, 보중익기, 청열사화 등으로 다양한 방법이 사용되고 있다. 기허와 혈허를 이상지질혈증의 원인으로 본 경우에는 보기약과 보혈약, 활혈거어약을 사용하였고, 습담과 어혈을 원인으로 본 경우에는 거풍습약과 이수삼습약, 활혈거어약 등을 사용하였다(Table 4).

---

12) 홍영기 외, 본초학적 접근을 통해 본 고지혈증의 최근 연구동향, 동의생리병리학회지, Korean J. Oriental Physiology & Pathology 2010;24(1);9-14

13) 설인찬, 이상지질혈증과 치료제 연구개발 경향, 대전대학교 한의학 연구소 논문집, 2009;18(2);1-12

Table 4. 이상지질혈증과 관련된 한방제제

처방명	구성약제	주치병증
청간탕	인진호, 갈근, 자라, 나복자, 삽주, 백출, 복령, 창출, 갈화, 저령, 사인, 감초[14]	신경과민, 만성편도염, 습진[15]
청혈단	황금, 황련, 황백, 치자, 대황[16]	월경불순, 자궁허냉, 대하, 적탁(소변이 혼탁한 적색을 띠는 증상), 백탁(소변이 혼탁한 백색을 띠는 증상), 월경시 요통, 복통, 두통, 어지러움, 손·발의 차가움, 소화불량, 혈액 부족, 쇠약, 건망, 정충(심계항진), 빈뇨, 구역, 구토, 히스테리, 냉적, 혈적, 생리기능 장애[17]
통비음	지황, 백작약, 계지, 두충, 우슬, 당귀, 구기자, 복령, 세신, 백지, 부자, 감초[18]	류마티스 유사관절염의 완화[19]

(3) 전문의약품[14)15)16)17)18)19)]

• Statin

Statin 계열 약물은 LDL 콜레스테롤을 낮추는 효과가 가장 뛰어나고, 중성지방을 낮추고 HDL 콜레스테롤을 증가시킨다. 콜레스테롤 합성의 속도조절 단계인 HMG-CoA 환원효소를 억제시키고 LDL 수용체의 발현을 증가시키는 작용하여 현재 이상지질혈증의 약물치료에 가장 널리되고 있는 약물군이다. 약물군의 종류로는 비교적 강한 효과를 보이는 rosuvastatin, atorvastatin, simvastatin이 있으며, 그 외에 lovastatin, pravastatin, fluvastatin 등이 있다.

---

14) 박종학 외, .Poloxamer-407로 유발시킨 고지혈증에 대한 청간탕의 효과. 대한한방내과학회지, 2005;26(4);820-827

15) 청간탕의 주치병증, 청간탕, available at http://www.kimsonline.co.kr/drugcenter/search/druginfo/OKBGSGRBS1G (acessed on Jan 11, 2017)

16) 정기현 외, 청혈단이 고지혈증 환자의 혈청지질에 미치는 영향. 대한한방내과학회지. 2003;24(3);543-550.

17) KIMS의약정보센터, 청혈단의 주치병증, available at http://www.kimsonline.co.kr/drugcenter/search/druginfo/OKIWSPIBWR4 (acessed on Jan 11, 2017)

18) 안정조 외, 통비음의 독성실험에 대한 연구, 대한한방내과학회지, 2002;23(4);607-616.

19) KIMS의약정보센터, 통비음의 주치병증, available at http://www.kimsonline.co.kr/drugcenter/search/druginfo/OSIKSLOBUHH(accessed on February 1, 2018)

• Resin[20)]

Resin의 경우 단독요법보다 statin 계열의 약물과 병용했을 시 혈중 콜레스테롤이 낮아지는 작용기전을 가지고 있다. 시판되는 복합제제는 아직 없지만 두 약물의 병용요법을 연구한 자료에 의하면, lovastatin과 colestipol을 병용 시 LDL-C가 46% 감소하고 HDL-C가 15% 증가하고, cholestyramine, nicotinic acid와 lovastatin을 병용 시 LDL-C가 38% 감소하고 HDL-C가 26% 증가한다.

• Niacin[21)22)]

비타민B의 일종인 Niacin은 LDL 콜레스테롤과 중성지방을 감소시키며 HDL 콜레스테롤을 증가시키는 효과가 가장 강하다. Statin 계열과 병용시 강력한 치료 효과로 LDL-C 감소, 중성지방 감소와 HDL-C 증가가 일어나 경제적인 약물요법으로 여겨진다. 이 두 종류의 약물을 병용하는 것은 환자의 임상결과에도 긍정적인 효과를 준다는 증거가 제시되었다. 3년간 진행된 무작위 double-blind, placebo-controlled 실험에서 관상동맥심질환이 있는 160명의 환자들을 대상으로 조사한 결과, simvastatin과 niacin의 병용요법이 심근경색, 뇌졸중 또는 악화되는 허혈성 증상에 의한 혈관재생수술의 빈도를 위약군보다 감소시켰다.

• Fibric acid 유도체[23)24)]

Fibric acid 유도체는 일반적으로 statin계 약물 다음으로 사용되는 2차 선택약이지만 중성지방 수치가 높고 HDL cholesterol 수치가 낮은 복합형

20) Wilt J, Bloomfield E, MacDonald R et al. Effectiveness of statin therapy in adults with coronary heart disease. Archives of internal medicine. 2014;164:1427-1436

21) 약물치료학, 이상지질혈증, p.306, 신일북스(2014).

22) Brown G, Zhao Q, Chait A, et al. Simvastatin and niacin, antioxidant vitamins or the combination for the prevention of coronary disease. the New England journal of medicine. 2001;345:1583-1892

23) Jones PH, Davidson MH, Kashyap ML, et al. Efficacy and safety of ABT-335 (fenofibric acid) in combination with rosuvastatin in patients with mixed dyslipidemia: a phase 3 study. Atherosclerosis 2009;204:208-15

24) Remick etc. Fibrate Therapy: An Update. Cardiology in Review. 2008;16;129-141

이상지질혈증에서 1차로 사용될 수 있는 약제이다. 또한 fenofibric acid와 rosuvastatin의 병용요법의 효과를 입증하기 위한 임상 3상 실험에서 단독요법보다 더 효과적이라고 밝혀져, statin 단독요법으로 LDL-C 수치가 제대로 조절되지 않는 당뇨를 동반한 이상지질혈증 환자들에게 종종 병용 투여된다. 하지만 fibric acid 유도체 약물들은 statin과 병용 시 근육 증상이 있거나 횡문근 융해증이 발생할 수 있으므로 환자에게 주지시켜야 한다. 특히 gemfibrozil은 statin제제와 병용되지 않도록 권고된다. Fibric acid 유도체의 주된 효능은 혈중 중성지방 수치를 20~50% 감소시키고, HDL-C를 10~35% 향상시키며, LDL-C 수치를 5~20% 낮춘다.

• 콜레스테롤 흡수 억제제

소장에서 콜레스테롤의 흡수를 선택적으로 억제하는 약물이다. Statin과 작용기전이 달라서 statin과 병용 처방을 함으로써 상보적인 효과를 기대할 수 있다. 단독으로 사용할 경우 약효가 강하지 않아 큰 효과를 보기는 어려우나 (18~20% LDL 감소) 치명적인 부작용이 아직까지 보고된 바가 없어 꽤나 안전한 약이라는 강점이 있다. Statin에 의한 부작용 등으로 statin 제제를 복용하지 못할 경우 단독으로 사용하기도 하나 대부분 statin과 병용하여 사용하고 있다. 병용할 경우 statin 단독요법과 비슷한 정도(45% LDL 감소)로 약효를 나타낸다. 따라서 statin 단독요법에 대한 내성이 생겼을 경우 콜레스테롤 흡수 억제제와의 병용요법을 추천하는 바이며, 무분별하게 사용할 경우 비타민D, 식물성 스테롤 등 콜레스테롤 구조 영양물질의 흡수 불량이라는 결과를 가져올 수 있다.

• Omega-3 지방산

중성지방을 감소시키고, 혈전 형성을 억제하며 항염증작용, prostacyclin과 산화질소(NO)를 증가시켜 동맥경화의 발생을 예방하는데 도움될 수 있다.

4. 상황별 이상지질혈증의 약료

1) 노인[25]

이상지질혈증은 중년층에게서 널리 알려진 심혈관계 위험인자로 이에 대한 다양한 연구가 이루어져왔다. 그러나 정작 심혈관질환 사망률의 65% 정도를 차지하고 있는 노년층의 이상지질혈증 치료에 대한 연구는 그리 많지 않은 실정이다. 노인 환자라 하여 적극적인 치료를 회피한다면 뇌졸중 및 심장질환으로 발전하여 발생되는 의료비용이 커진다는 사실을 인식해야 할 것이다. 또한, 국민영양조사에 따르면 60세 이상의 이상지질혈증을 갖는 환자는 조사대상(남자 2,257명, 여 3,071명) 중 남자가 51.6%, 여자가 54.5%로 매우 높은 추세를 보이고 있다. 이상지질혈증은 심혈관질환의 확립된 인자이므로 이를 조절하는 것은 매우 중요하다.

(1) 원인[26]

노인에게서 이상지질혈증이 발생하는 원인은 지질대사에 이상이 생기기 때문이다. 특히 여성의 경우 폐경이 시작되면서 호르몬의 변화와 함께 지질대사에 이상이 생기게 되는데 40세 정도까지는 총콜레스테롤이 남성보다 낮다가 폐경기에 접어들면서 증가하여 60세에 최고에 달해 남성의 총콜레스테롤 수준과 같아지게 된다.

(2) 치료[27)28]

다른 위험인자는 없고 단지 총콜레스테롤만 높은 경우는 주로 식사요법으로 치료하는데, 지방 섭취를 줄이고 식이섬유와 생선류를 넉넉히 먹는 것이

---

25) 임 수. 한국인 노인의 이상지질혈증의 역학. 한국 지질·동맥 경화학회 추계학술대회. 2006

26) 유형준. 노인의 지질대사 이상. 제 15차 춘계학술대회

27) 약물치료학, 이상지질혈증, p.314, 신일북스(2014).

28) Grundy M, Cleeman I, Rifkind M et al. Cholesterol lowering in the elderly poplulation. Coordinating Committee of the National Cholesterol Education Program. Archives of internal medicine 1999;159: 1670-1678

권장된다. 하지만 노인의 경우 식사량이 그렇게 많지 않기 때문에 엄격한 식사요법은 피하는 게 좋다. 또한 운동요법의 경우 지질대사를 개선하고 LPL (lipoprotein lipase) 활성 저하를 회복시켜 주기 때문에 권장할 만 하다.[29]

노인의 이상지질혈증 약물치료는 2013 ACC/AHA에서는 75세를 넘는 고령 환자의 경우 ASCVD 발생을 줄이는 데에 대한 이익과, 위험, 그리고 환자의 선호도를 고려하여 임상적 판단 하에 statin 요법을 시작할지 또는 유지할지 결정하도록 권고하고 있다. 노인의 이상지질혈증의 치료를 위해 Statin 처방을 할 시에는 저용량부터 이상적 LDL 목표치에 도달할 때까지 서서히 증가시켜야 한다. 이는 스타틴 이외의 fibrate나 nicotinic acid, resin 처방에 있어서도 동일하다. 고위험군에 속하는 노인 환자가 statin 처방을 받는 경우의 이익은 잘 확인되지 않았지만, 고령 환자 중 여생이 충분하다고 판단되는 노인과 비교적 건강한 노인에게는 statin과 fibrate가 약료 치료로써 권장되어진다.

2) 당뇨성 이상지질혈증

당뇨병은 많은 합병증을 가져올 수 있는 무서운 질환으로 알려져 있다. 이상 지질혈증 역시 당뇨병의 심각한 합병증 중 하나이다. 당뇨병과 이상지질혈증의 증상을 모두 나타내는 환자들은 일반적인 이상지질혈증 환자에 비해 더 높은 관심이 필요하다.

(1) 역학[30][31]

당뇨병성 이상지질혈증이란 2형 당뇨를 가지로 있는 환자들 가운데 이상 지질혈증의 증상을 나타내는 경우를 가리킨다. Harris(1991)에 의하면 당뇨병 환자의 70% 이상이 고콜레스테롤혈증을 보인다고 한다. 또한 심혈관계질환의

---

29) 유형준. 노인의 지질대사 이상. 제15차 춘계학술대회

30) Harris MI. Hypercholesterolemia in diabetes and glucose intolerance in the U.S. population. Diabetes Care 1991;14:366-374

31) Dong-Jun Lim, M.D. et al. Clinical characteristics of the diabetic patients managed at the different medical institutions in Seoul and Gyeonggi province, 2006

위험인자를 갖고 있다고 하였다.

2006년도에 임동준 등은 서울·경기의 총 2,494명의 환자(모든 조사가 완료된 사람은 각각 1차 의료기관 321명, 2차 의료기관 343명, 3차 의료기관 1,830명이었다)를 대상으로 한 연구를 통해 현재 서울·경기 일부 지역의 의료기관을 대상으로 한 조사 결과이긴 하나, 3차 의료기관을 포함한 우리나라 전체 당뇨병 환자의 혈당 조절, 혈압 조절 및 이상지질혈증의 당뇨관리 실태가 아직까지 권장되는 수준까지 도달하지 못하고 있는 것으로 판단하였다.

항고지혈증제를 복용 중이거나 총 콜레스테롤 ≥200mg/dL, 중성지방 ≥200mg/dL, HDL-C ≤35mg/dL 중 한 가지라도 동반한 이상지질혈증 환자는 1차 의료기관 75.5%, 2차 74.5%, 3차 54.8%로 매우 높은 빈도를 보였다. 그러나 조절 정도는 매우 불량하여 항고지혈증제를 복용 중인 환자에서 총 콜레스테롤이 200mg/dL 미만으로 조절되는 환자는 1차 의료기관 17.0%, 2차 26.5%, 3차 56.5%였고, 전체 조사 대상 환자 중 LDL-C이 목표치 100mg/dL 미만으로 조절되는 환자는 1차 의료기관 16.9%, 2차 29.9%, 3차 35.7%로 소수에 불과하였다.

(2) 치료[32][33][34][35]

2013년 ATP Ⅳ guideline은 당뇨병이 있으면 관상동맥 질환이 있는 것으로 간주하고 LDL-C을 100mg/dL 미만으로 낮출 것을 권고하고 있다. 40~75세의 당뇨환자 중 10년 ASCVD 위험이 ≤7.5%인 경우에는 중등도의 statin 치료를 시행하고, ≥7.5%인 경우에는 고강도의 statin 치료를 시행한다. 40세 미만 혹은 75세를 넘는 나이는 statin을 시작하거나 치료를 평가한 후 시작한다.

32) HFS illinois, 당뇨성 이상지질혈증, available at
    http://www.hfs.illinois.gov/assets/ATP_IV_Handout.pdf (acessed on Jan 12, 2017)

33) Eckel RH, et al. 2013 AHA/ACC Guideline on Lifestyle Management to Reduce Cardiovascular
    Risk: A Report of the ACC/AHA Task Force on Practice Guidelines. Circulation. 2014;129:S76-S99

34) Backes JM, et al. Fibrate: what have we learned in the past 40 years?, Pharmacotherapy 2007;
    27:412-24

35) 약물치료학, 이상지질혈증, p.301, 신일북스(2014).

The Helsinki Heart Study는 Gemfibrozil이 당뇨성 이상지질혈증에서 가장 효과적인 것으로 확인되었다. Action to Control Cardiovascular Risk in Diabetes(ACCORD)에서 statin과 fenofibrate의 병용은 제 2형 당뇨에서 치명적인 심혈관 질환, 비치명적인 MI 또는 비치명적인 뇌졸중을 simvastatin 단독과 비교하여 줄이지는 않았다.

당뇨병에 치료에 사용되는 혈당억제제의 약물들이 지질에 영향을 미칠 수 있다. 혈당 억제제 중 metformin은 비 sulfonylurea 혈당억제제로서 중성지방의 농도를 감소시키는 작용이 있다. 이에 반해 sulfonylurea계 혈당억제제는 혈중 지질에 대하여 안 좋은 영향을 미치게 되므로 추천하지 않는다.

5. 결론

의학계는 2005년도에 실시된 국민건강영양조사를 근거로 우리나라의 이상지질혈증의 기준을 새롭게 설정해 '이상지질혈증 치료지침'을 발표하여, 치료에 많은 도움을 주고 있다. 이 치료지침은 외국의 치료지침(NCEP-ATP Ⅳ)을 참고하여 작성된 지침이므로 한국인의 이상지질혈증 및 심혈관질환의 발생 양상이 서양인과 차이가 있음을 고려할 경우 외국의 치료지침을 그대로 적용하는 것은 적절치 않을 것이다. 우리나라의 역학적 특성과 의료환경에 적합한 치료지침의 개발을 위해서는 장기적인 안목을 가지고 치료지침 개발에 필요한 양질의 근거를 제시할 수 있는 임상연구가 필요할 것으로 생각된다.

PART
12

전립선비대증

전립선비대증
Benign Prostatic Hyperplasia

1. 전립선비대증의 정의[1][2][3]

Figure 1. Molecular control of prostate growth

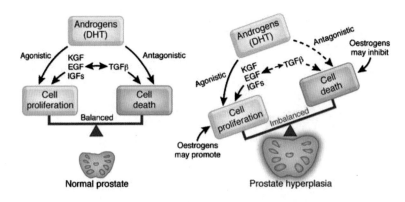

http://www.nature.com/ijir/journal/v20/n3s/fig_tab/ijir200855f2.html
Pathology of benign prostatic hyperplasia

전립선비대증은 전립선의 요도 주변 부위에서 기질과 상피세포가 과증식
되어있는 조직학적인 특징을 갖게돼 이로 인해 빈뇨, 절박뇨, 지연뇨, 단절뇨 등의

---

1) AUA Guideline on the Management of Benign Prostatic Hyperplasia
2) 김청수, 전립선비대증, 울산의대 비뇨기과
3) 대한전립선학회, 전립선비대증 진료지침

하부요로증상(Lower urinary tract symptom, LUTS)이 동반되어 진행되는 상태를 말한다(Figure 1). 양성전립선증식증(Benign Prostate Hyperplasia, BPH)이라고도 불린다.

1) 약료의 목표[4)5)6)]

전립선비대증은 개인차가 있지만 대부분 나이에 따라 진행되는 질환이므로 약물치료로 진행 속도를 완전히 멈추게 할 수 없다. 그러므로 동반되는 빈뇨, 지연뇨 등의 하부요로증상을 개선하여 환자의 삶의 질을 향상시키는 것이 목표이다.

2) 일반적 접근 방법[7)8)9)]

전립선비대증의 치료는 크게 약물요법과 대기요법이나 수술 등을 포함하는 비약물요법으로 나뉜다. 대기요법은 주기적인 검사를 통해 환자의 상태를 파악하면서 적극적인 치료 개시 여부를 검토하는 것이며, 대기요법 시에는 생활습관 개선에 대한 환자 교육이 수반된다.

국제전립선증상 점수가 7점 이하인 경증의 전립선비대증 환자에게는 대기요법을 시행하며, 수술이나 약물 투여는 적절하지 않다. 국제전립선증상 점수가 8점에서 19점 사이인 중등도의 환자라도 하부요로증상에 따르는 불편함이 크지 않다면 대기요법의 대상이 될 수 있다. 중등도 이상의 환자에게는 약물요법이 1차적으로 권장되며, 알파 차단제나 알파 차단제와 5알파 환원효소

4) Bechis SK1, Otsetov AG1, Ge R1, Olumi AF2. Personalized medicine for the management of benign prostatic hyperplasia. J Urol. 2014 Jul;192(1):16–23.

5) Thorner DA1, Weiss JP. Benign prostatic hyperplasia: symptoms, symptom scores, and outcome measures. Urol Clin North Am. 2009 Nov;36(4):417–29.

6) Harkaway RC1, Issa MM. Medical and minimally invasive therapies for the treatment of benign prostatic hyperplasia. Prostate Cancer Prostatic Dis. 2006;9(3):204–14.

7) Kim HJ. Benign prostate hyperplasia. J Korean Med Assoc. 2015 Oct;58(10):878–885.

8) 여정균 외. 전립선비대증 진료권고안. 대한비뇨기과학회, 대한가정의학회, 대한배뇨장애요실금학회, 2015.

9) 약물치료학. 전립선비대증. p.1806~7, 신일북스(2015).

억제제의 병용요법을 이용한다. 이외에도 환자의 상황에 따라 항콜린성 약물이나 항이뇨 호르몬제 등을 추가할 수 있다. 약물치료에도 불구하고 환자의 증상이 개선되지 않거나 요폐, 요로감염, 반복되는 혈뇨, 배뇨증상 등의 합병증이 발생한 경우에는 수술 요법을 고려할 수 있다.

2. 전립선비대증의 약료

1) 비약물요법

(1) 운동요법, 생활습관변화[10)11)]

전립선비대증의 예방 및 치료에 도움이 되는 생활습관으로는 적절한 운동을 통해 체중을 조절하고 특히 내장지방의 양을 줄이는 것이 좋다. 또한 소변을 너무 오래 참지 않도록 주의해야 한다. 이는 방광이 늘어나면서 힘이 없어져 소변을 전혀 볼 수 없는 요폐가 발생할 수 있을 뿐 아니라 장기적으로는 방광의 기능이 손상될 수도 있기 때문이다.

항히스타민 제제는 배뇨 기능을 떨어뜨려 소변이 전혀 나오지 않게할 수 있기 때문에 감기에 걸렸을 때는 반드시 전립선비대증이 있음을 의사에게 알리고 주의해서 약물을 처방받아야 한다 이 외에도 잠자기 전에 많은 양의 수분을 섭취하면 야뇨증상이 심해지므로 저녁 7시 이후에는 수분 섭취를 자제하는 것이 도움이 된다.

---

10) 김청수(울산의대 비뇨기과), 전립선비대증(Benign Prostatic Hyperplasia), Korean Med Assoc 2007; 50(7): 626 – 636

11) 국민건강정보포털 전립선비대증 available at http://health.mw.go.kr/(accessed on February 1, 2018)

(2) 영양요법[12)13)]

전립선비대증에서의 식이습관 개선이 환자의 하부요로증상에 미치는 영향에 대한 연구는 아직 많지 않으나, 일반적으로 육류의 섭취를 줄이고 탄수화물, 섬유질, 야채, 과일, 생선 등의 섭취를 늘리는 경우 전립선비대증의 예방 효과를 나타내는 것으로 알려져 있다. 특히 사과나 양파 및 콩류에 다량 함유되어 있는 flavonoid의 phytoestrogen 성분이 전립선비대증의 위험을 낮추는 것으로 보고되었다. 이 밖에도 과음을 삼가고, 자극성이 강한 음식, 음료, 커피 등의 섭취를 줄이는 것이 도움이 된다.

2) 건강기능식품 및 일반의약품

(1) Pumkin seed(Curcubita pepo, 카리토 연질캡슐)[14)15)]

호박(Curcubita) 속 페포(pepo)계 식물인 색동호박의 씨를 의미한다. 색동호박의 씨는 다른 종들의 씨처럼 질긴 섬유질 외피가 없어서 18세기 초에 오스트리아인들은 여기에서 기름을 짜기 시작했다.

호박씨에서 얻은 기름에는 음식을 통해서만 공급 가능한 필수지방산인 리놀레산과 비타민B, 비타민C 등 다양한 항산화제 성분이 들어있다. 그 외 아연, 카로티노이드 등 전립선비대증에 효능이 있을 것으로 예상되는 성분을 포함하고 있다. 하부요로기계 증상을 갖는 전립선비대증 환자에게 사용할 경우 증상과 삶의 질을 향상시킨다는 결과가 보고되었다.

12) Ranjan P1, Dalela D, Sankhwar SN. Diet and benign prostatic hyperplasia: implications for prevention. Urology. 2006 Sep;68(3):470-6.

13) Morton MS1, Chan PS, Cheng C, Blacklock N, Matos-Ferreira A, Abranches-Monteiro L, Correia R, Lloyd S, Griffiths K. Lignans and isoflavonoids in plasma and prostatic fluid in men: samples from Portugal, Hong Kong, and the United Kingdom. Prostate. 1997 Jul 1;32(2):122-8.

14) The role of Cucurbita pepo in the management of patients affected by lower urinary tract symptoms due to benign prostatic hyperplasia: A narrative review. Damiano R1, Cai T, Fornara P, Franzese CA, Leonardi R, Mirone V. 2016 ;88(2):136-43.

15) 약학정보원, 카리토 연질캡슐. available at http://www.health.kr/drug_info/basedrug/show_detail.asp?idx=40213(accessed on February 1, 2018)

(2) Saw palmetto(쏘메토 연질캡슐)[16][17][18][19]

소팔메토는 남미에서 자라는 톱야자 열매(Serenoa repens)로 원래는 아메리카 인디언들이 전통적으로 비뇨생식기 문제에 복용하던 식품이다. 이 열매의 추출물을 이용하여 건강기능식품 제제가 만들어지는데, 현재는 한국을 비롯해 미국, 유럽, 일본 등에서 활발하게 쓰이고 있다.

소팔메토는 전립선비대증과 관련된 증상을 완화시키는데 널리 사용되고 있다. 연구결과 소팔메토 320mg을 매일 한달동안 복용한 환자들은 소변을 보는 횟수가 줄었으며 전립선의 크기도 감소함을 확인할 수 있었다. 또한 finasteride와 유사하게 5-알파환원효소를 억제하는 효과가 있으며 부작용도 적고 배뇨통을 감소시킨다.

(3) Soy isoflavones[20][21]

콩에서 추출한 성분인 이소플라본을 의미한다. 이소플라본에는 genistein, daidzein 등이 포함되는데, 에스트로겐과 유사하게 작용하여 전립선 조직의 증식을 촉진하는 DHT(dihydrotestosterone)를 억제하는 역할을 한다. 최근 이소플라본 제제를 이용한 건강기능식품이 많이 사용되고 있다. 역학적 자료에 따르면 이소플라본이 풍부한 음식을 섭취한 경우 전립선비대증의 발생률이

16) Serenoa repens in benign prostatic hypertrophy: analysis of 2 Italian studies. Mantovani F. 2010 Dec;62(4):335-40.

17) A review of animal and human studies for management of benign prostatic hyperplasia with natural products: perspective of new pharmacological agents. Azimi H, Khakshur AA, Aghdasi I, Fallah-Tafti M, Abdollahi M. 2012Jun;11(3):207-21.

18) Observational databaseserenoa repens (DOSSER): overview, analysis and results. A multicentric SIUrO (Italian Society of Oncological Urology) project.Bertaccini A, Giampaoli M,Cividini R, Gattoni GL, Sanseverino R, Realfonso T, Napodano G, Fandella A, Guidoni E, Prezioso D, Galasso R, Cicalese C, Scattoni V,Armenio A, Conti G, Corinti M, Spasciani R, Liguori G, Lampropoulou N, Martorana G. 2012Sep;84(3):117-22.

19) 킴스온라인, 쏘메토연질캡슐, availableathttp://www.kimsonline.co.kr/drugcenter/search/druginfo/EPBOSCS0M2B(accessed on February 1, 2018)

20) Lignans and isoflavonoids in plasma and prostatic fluid in men: samples from Portugal, Hong Kong, and the United Kingdom. Morton MS1,Chan PS, Cheng C, Blacklock N, Matos-Ferreira A, Abranches-Monteiro L, Correia R, Lloyd S, Griffiths K.1997Jul 1;32(2):122-8.

21) Does high soy milk intake reduce prostate cancer incidence? The Adventist Health Study (United States) Jacobsen BK1, Knutsen SF, Fraser GE. 1998Dec;9(6):553-7.

낮았으며, 두유와 같이 콩을 이용한 음료 역시 전립선비대증의 발병 위험을 낮추었다는 연구 결과가 있다.

(4) Rye grass pollen(쎄닐톤 정)[22][23][24][25][26]

Rye grass pollen은 스웨덴 남부에 서식하는 호밀의 화분을 의미하며 호밀 화분에서 추출한 성분을 통해 세닐톤이라는 의약품이 개발되었다. 유럽, 남미, 일본과 우리나라에서 판매되고 있는 생약제제이다. 이 추출물은 5-알파환원효소 억제제, 알파차단제와 같은 작용기전을 갖는다. 일반적으로 만성 전립선염을 가진 환자에게 사용되어 왔다.

호밀 화분에서 추출한 성분을 통해 만들어진 제제를 전립선비대증 환자의 치료에 사용할 경우 전반적인 배뇨증상의 개선과 함께 야간 빈뇨를 감소시키는 효과가 있다. 또한 최근 연구에 의하면 TURP(전립선 경요도 절제술)를 받은 전립선비대증 환자에 대한 LUTS(하부요로기계 증상)와 성기능 장애를 개선시켜 준다는 결과도 보고되었다.

22) 대한전립선학회, 전립선비대증 진료지침 2010년 guideline.

23) Phytotherapy of benign prostatic hyperplasia. A minireview. Pagano E, Laudato M, Griffo M,Capasso R. 2014 Jul;28(7):949-55.

24) A systematic review of Cernilton for the treatment of benign prostatic hyperplasia. MacDonald R1, Ishani A, Rutks I, Wilt TJ. BJU Int. 2000 May;85(7):836-41.

25) Therapeutic efficacy of Cernilton in benign prostatic hyperplasia patients with histological prostatitis after transurethral resection of the prostate. Xiaoqiang Qian,1,* Xiangjie Kong,1,* Yu Qian,2 Ding Xu,1 Hailong Liu,1 Yunkai Zhu,3 Wenbing Guan,4 Junhua Zheng,5 Zhong Wang,6 and Jun Qi1, Int J Clin Exp Med. 2015; 8(7): 11268-11275.

26) 약학정보원. 쎄닐톤정. available at http://www.health.kr/drug_info/basedrug/show_detail.asp?idx=15242(accessed on February 1, 2018)

3) 전문의약품

(1) 알파차단제[27)28)29)30)31)]

알파차단제는 전립선비대증의 1차 치료제로 쓰이며 전립선과 방광 경부에 풍부하며 소변이 새지 않도록 긴장도를 유지시키는 알파 교감신경을 차단하여 방광 출구를 이완시키는 작용을 한다. 알파 교감신경 수용체는 $\alpha-1$, $\alpha-2$로 나뉘며 $\alpha-1$ receptor는 $\alpha-1_A$, $\alpha-1_B$, $\alpha-1_D$ receptor로 존재한다. 이 중 $\alpha-1_A$ receptor가 전립선 평활근에 풍부하여 배뇨에 주요 역할을 하며, $\alpha-1_B$ receptor는 혈관에 주로 분포하여 혈관 수축을 조절하는 것으로 밝혀져 있다. 현재 국내에서 전립선비대증 약물치료에 사용 가능한 알파차단제에는 alfuzosin, terazosin, doxazosin, tamsulosin, silodosin 등이 있다. 알파차단제의 흔한 부작용으로는 무기력, 어지러움, 기립성 저혈압이다. 혈압 감소가 고혈압 환자에게는 이득이 될지 모르나 무기력 및 어지러움은 혈압 감소에 의한 부작용으로 볼 수 있다.

(2) 5-알파환원효소 억제제[32)33)34)35)]

5-알파환원효소 억제제는 전립선비대증 치료에 있어서 2차 치료제로 사용

27) Benign Prostatic Hyperplasia; J Korean Med Assoc 2007; 50(7): 631

28) Hao N, Tian Y, Liu W, Wazir R, Wang J, Liu L, et al. Antimuscarinics and α-blockers or α-blockers monotherapy on lower urinary tract symptoms-a meta-analysis. Urology 2014;83:556-62.

29) Mohanty NK, Kumar A, Jain M, et al. Efficacy and safety of an alpha-blocker with and without anticholinergic agent in the management of lower urinary tract symptoms with detrusor overactivity. Urotoday Int J 2009;2. http://dx.doi.org/10.3834/uij.1944-5784 .2009.12.02.

30) van Dijk MM, de la Rosette JJ, Michel MC. Effects of a1-adrenoceptor antagonists on male sexual function. Drugs 2006;66:287-301.

31) Kawabe K, Yoshida M, Homma Y; Silodosin Clinical Study Group. Silodosin, a new a1A-adrenoceptorselective antagonist for treating benign prostatic hyperplasia: a results of a phase III randomised, placebo-controlled, double-blind study in Japanese men. BJU Int 2006;98:1019-24.

32) Rittmaster RS, Norman RW, Thomas LN, et al. Evidence for atrophy and apoptosis in the prostates of men given finasteride. J Clin Endocrinol Metab 1996;81:814-9.

33) Naslund MJ, Miner M. A review of the clinical efficacy and safety of 5α-reductase inhibitors for the enlarged prostate. Clin Ther 2007;29:17-25.

34) Roehrborn CG. BPH progression: concept and key learning from MTOPS, ALTESS, COMBAT, and ALF-ONE. BJU Int 2008;101(Suppl.3):17-21.

되며 finasteride와 dutasteride가 있다. Finasteride는 5-알파환원효소 TypeⅡ만을 저해하고, dutasteride는 5-알파환원효소 TypeⅠ과 TypeⅡ를 모두 저해하는 약제이다. 위의 약제들은 전립선상피세포의 세포사멸(apoptosis)을 조장하여 전립선 크기가 줄어들면서 효과를 나타낸다. 임상적으로 효과를 나타내는 시기는 적어도 6개월의 치료 기간이 경과한 이후이며, 전립선특이항원 수치는 약 50% 감소한다.

또한, 5-알파환원효소 억제제는 급성요폐 및 수술 필요 여부와 관련해 장기간 (1년 이상) 동안 위험을 감소시켜주는 것으로 보고되었다. 성기능 관련 부작용 으로는 역행성 사정과 같은 사정장애, 성욕 감소, 발기부전, 사정 실패, 정액량 감소가 있으며, 여성형 유방도 환자의 1~2%에서 보고됐다.

(3) 항콜린제[36)37)38)39)]

알파차단제나 5α-환원효소 저해제 등의 약물요법이나 수술요법은 요속 저하나 잔뇨와 같은 증상을 개선시킬 수 있지만, 일부 환자들은 여전히 빈뇨, 절박뇨 등의 증상을 호소하기도 한다. 이러한 경우 항콜린제는 방광의 부교감신경을 차단하여 과도한 수축을 줄임으로써 배뇨 곤란 증상을 완화시키는 목적으로 사용된다.

그러나 항콜린제는 방광의 비억제성 비뇨근 수축 뿐 아니라 정상적인 방광 수축에도 영향을 줄 수 있어 배뇨근 수축력을 감소시켜 잔뇨량이 증가하거나, 방광출구폐색이 악화되어 급성뇨폐로 이어지는 경우가 있을 수 있으므로 주의를

35) McConnell JD, Bruskewitz R, Walsh P, et al. The effect of finasteride on the risk of acute urinary retention and the need for surgical treatment among men with benign prostatic hyperplasia. N Engl J Med 1998;338:557-63

36) 전립선비대증 진료지침, p.60, 대한전립선학회 (2015)

37) Wu ZL, Geng H. Combination of tolterodine and tamsulosin for benign prostatic hyperplasia. Zhonghua Nan Ke Xue 2009;15:639-41.

38) Van Kerrebroeck P, Haab F, Angulo JC, Vik V, Katona F, Garcia-Hernandez A, et al. Efficacy and safety of solifenacin plus tamsulosin OCAS in men with voiding and storage lower urinary tract symptoms: results from a phase 2, dose-finding study (SATURN). Eur Urol 2013;64:398-407.

39) Gao ZW, Xin SY, Zhang JG, Ren XQ, Shang YF, Zhang W, et al. Efficacy of combination therapy of tamsulosin and solifenacin for mild and moderate benign prostatic hyperplasia with overactive bladder. Zhonghua Nan Ke Xue 2014;20:239-43.

요한다. 따라서 단독으로 항콜린제를 사용하는 경우는 드물며, 알파차단제와 병용 치료하는 것이 일반적이다.

중등도 이상의 전립선비대증, 특히 자극증상을 주로 호소하는 환자의 경우 병용요법의 유효성 및 안전성이 증명되어 있으며, 주된 부작용으로는 입마름, 변비, 졸음, 시야 흐림 등의 증상이 나타날 수 있다. 현재 전립선비대증 환자에게 사용되는 항콜린제로는 propiverine, trospium chloride, fesoterodine, imidafenacin, solifenacin이 있다.

(4) 항이뇨 호르몬[40)41)42)]

항이뇨 호르몬제는 전립선비대증 환자의 야뇨증상이 심할 때 사용을 고려해볼 수 있다. 야간다뇨란 야간에 바소프레신의 분비가 감소하거나 신장에서의 이 호르몬에 대한 민감도가 줄어서 야간에 소변 생성이 증가하는 것이다. 전립선비대증 환자들의 적어도 2일 동안 배뇨 횟수/배뇨량을 기록하여, 야간뇨 생성량이 기능적 방광용적을 초과하거나 24시간 축적 뇨량의 1/3을 초과하면 야간다뇨로 간주된다.

전립선비대증이 있는 환자에서 야간뇨는 다뇨, 당뇨, 신경인성 방광, 심부전, 다음증, 방광 저장기능 장애, 불면증, 또는 기타 정신과적 문제가 동반되어 발생할 수 있다. Desmopressin은 항이뇨 효과가 있으면서 혈관 수축 효과는 거의 없는 합성바소프레신 유사체로서 전립선비대증 환자의 야뇨증 치료에 사용되고 있다.

40) Lose G, Mattiasson A, Walter S, Lalos O, van Kerrebroeck P, Abrams P, et al. Clinical experiences with desmopressin for long-term treatment of nocturia. J Urol 2004;172:1021-5

41) Mattiasson A, Abrams P, Van Kerrebroeck P, Walter S, Weiss J. Efficacy of desmopressin in the treatment of nocturia: a double-blind placebo-controlled study in men. BJU Int 2002;89:855-62

42) Abrams P, Mattiasson A, Lose GR, Robertson GL. The role of desmopressin in the treatment of adult nocturia. BJU Int 2002;90(Suppl 3):32-6

3. 상황별 전립선비대증의 약료

1) 고혈압[43)44)45)46)47)48)49)50)51)52)53)]

고혈압과 전립선비대증은 노인 남성에게 동시에 나타날 수 있으며, 이는 병태 생리학적 기전이 유사하기 때문인 것으로 볼 수 있다. 연령이 증가함에 따라 교감 신경성 활동이 크게 나타나는데, 이는 심박수를 높이고, 말초 저항을 증가시킴으로써 고혈압을 일으킬 수 있다. 또한 교감 신경성 활동은 전립선 평활근을 수축시켜 전립선비대증에서 나타나는 하부요로증상을 유발하는 것으로 알려져 있다. 이외에 고혈압 상태가 전립선의 상피와 간질에서 세포 증식을 촉진해 전립선비대증의 진행을 일으킨다는 의견도 있다.

고혈압이 동반된 전립선비대증 환자에게 사용하는 약물로는 알파차단제인 terazosin과 doxazosin을 사용해 혈압 강하 효과를 기대해볼 수 있다. 하지만 고혈압 치료에 있어서 doxazosin을 단독 투여한 군은 chlorthalidone을 투여한

---

43) White WB, Moon T. Treatment of benign prostatic hyperplasia in hypertensive men. J Clin Hypertens (Greenwich). 2005 Apr;7(4):212-7.

44) Chapple CR et al. Characterisation of human prostatic adrenoceptors using pharmacology receptor binding and localisation. Br J Urol. 1989 May;63(5):487-96.

45) Li PJ et al. Effect of hypertension on cell proliferation and apoptosis in benign prostatic hyperplasia. Zhonghua Nan Ke Xue. 2005 Feb;11(2):94-7.

46) Guo LJ et al. Impact of hypertension on angiogenesis in the tissues of benign prostatic hyperplasia. Zhonghua Yi Xue Za Zhi. 2005 Mar 9;85(9):606-9.

47) Yoo KH, Lee SJ. Shape-up LUTS/BPH Guideline in Korea: Medical Treatment. J Korean Med Assoc. 2008 Jul;51(7):672-674. Korean.

48) Zusman R. Patients with uncontrolled hypertension or concomitant hypertension and benign prostatic hyperplasia. Clin Cardiol. 2004 Feb;27(2):63-9.

49) Major cardiovascular events in hypertensive patients randomized to doxazosin vs chlorthalidone: the antihypertensive and lipid-lowering treatment to prevent heart attack trial (ALLHAT). ALLHAT Collaborative Research Group. JAMA. 2000 Apr 19;283(15):1967-75.

50) White WB, Moon T. Treatment of benign prostatic hyperplasia in hypertensive men. J Clin Hypertens (Greenwich). 2005 Apr;7(4):212-7.

51) American Urological Association Guideline: Management of Benign Prostatic Hyperplasia (BPH). 2010.

52) Lewandowski J et al. Beneficial influence of carvedilol on urologic indices in patients with hypertension and benign prostatic hyperplasia: results of a randomized, crossover study. Urology. 2013 Sep;82(3):660-5.

53) Shen F et al. Inhibitory effect of losartan on prostatic hyperplasia in spontaneous hypertension rats and its pathophysiological mechanism. Zhonghua Nan Ke Xue. 2012 Jul;18(7):600-5.

군보다 심혈관계 질환 합병증 발생이 증가함이 밝혀져, 고혈압과 전립선비대증이 동반된 환자에게 알파 차단제를 단독요법으로 사용하는 것은 권장되지 않는다.

미국 비뇨기과학회(American Urological Association, AUA) 가이드라인에서는 각 질환에 대한 약물치료를 개별적으로 진행하는 것을 추천하고 있다. 이외에 비선택적 베타 차단제이면서 알파 차단제로도 작용하는 carvedilol이 고혈압과 전립선비대증의 하부요로증상을 완화할 수 있는 대안 중 하나로 알려졌다. 앤지오텐신 II 길항제인 losartan이 혈관 신생 억제를 통해 전립선비대증의 진행을 억제할 수 있다는 보고도 있다.

2) 콩팥 질환[54)55)56)57)58)]

전립선비대증의 하부요로증상 중 방광출구폐색은 만성 콩팥 질환을 일으킬 수 있는 요인으로 알려져 있다. 방광출구폐색을 적절히 치료하지 못할 경우, 높은 방광 압력과 만성적인 뇨 저류로 상부요로는 확장되고 GFR은 감소하게 된다. 따라서 전립선비대증을 가진 환자는 정기적인 혈액 검사와 신장기능 검사를 통해서 신기능을 평가해야 한다.

전립선비대증을 치료하기 위해 사용되는 알파차단제와 5-알파환원효소 억제제는 콩팥질환이 있는 환자 중 용량 조절이 필요한 경우도 있다. 알파차단제 중 doxazosin, alfuzosin, terazosin, tamsulosin은 용량을 조절할 필요가 없지만 silodosin의 경우에는 신기능에 따라서 용량을 조절해야 한다. 5-알파환원효소 억제제인 finasteride와 dutasteride는 투여량의 60% 정도가 대변으로 배설되기 때문에 신기능에 따른 용량 조절은 필요하지 않다고 보고되었다.

54) Rule AD et al. Is benign prostatic hyperplasia a risk factor for chronic renal failure? J Urol. 2005 Mar;173(3):691-6.

55) FDA Label(Flomax®)

56) FDA Label(RAPAFLO®)

57) FDA Label(PROPECIA®)

58) FDA Label(AVODART®)

Table 1. 크레아티닌 청소율에 따른 silodosin 용량

크레아티닌 청소율	용량
CrCl < 30mL/min	복용금기
CrCl 30~50mL/min	식사와 함께 4mg을 하루에 한번
CrCl 50~80mL/min	용량 조절 필요 없음

3) 부정맥[59][60][61]

전립선비대증 치료에는 알파차단제가 1차 치료제로 권장되고 있다. 그러나 이 계열의 약제 중 alfuzosin, doxazosin, terazosin은 QT 간격을 연장시키는 부작용이 있다. 특히 alfuzosin은 QT 간격을 연장시키는 약물로 분류되어 심방세동을 악화시키고 Torsades de pointes(염전성 심실빈맥)를 일으켜 돌연사를 유발할 수 있으므로 사용하지 않는다.

따라서 부정맥을 동반한 전립선비대증 환자에게 권장되는 알파차단제는 tamsulosin과 silodosin이다. Silodosin은 QT 간격을 연장시키는 효과가 없는 것으로 나타나 심혈관계 합병증을 동반한 전립선비대증 환자에게 1차 치료제로 추천될 수 있다. 5-알파환원효소 저해제인 finasteride와 dutasteride는 부정맥 유발 부작용이 미미하므로 부정맥을 동반한 전립선비대증 환자의 치료에 사용될 수 있다.

59) Inhibition of human ether-a-go-go-related gene potassium channels by alpha 1-adrenoceptor antagonists prazosin, doxazosin, andterazosin. Thomas D, Wimmer AB, Wu K, Hammerling BC, Ficker EK, Kuryshev YA, Kiehn J, Katus HA, Schoels W, Karle CA. 2004 May;369(5):462-72.

60) The QT Interval and Selection of Alpha-Blockers for Benign Prostatic Hyperplasia. Lepor H,Lepor NE,Hill LA,Trohman RG. 2008 Spring;10(2):85-91.

61) AHRQ(The Agency for Healthcare Research and Quality's) Benign prostatic hyperplasia(BPH) guideline. 2014/11/2

4) 발기부전[62)63)64)]

배뇨증상과 발기부전이 동반된 경우 알파차단제 치료가 발기부전을 더욱 악화시키지는 않는다. 하지만 알파차단제는 종종 사정장애를 일으킨다는 문제점을 갖고 있다. 이러한 사정장애는 앞서 언급한 다른 약물보다 tamsulosin과 silodosin 투여 시 가장 흔하다.

5-알파환원효소 억제제는 전립선비대증에서 전립선의 크기를 감소시키는 효과가 있다. 반면에 발기부전(3~16%), 성욕 감퇴(2~10%), 사정장애(0~8%) 등의 성기능 장애를 유발할 수 있기 때문에 발기부전 환자에게는 금기 약물이다. 발기부전의 대표적 약물치료제인 PDE-5 억제제는 최근 전립선비대증의 치료제로서 연구가 가장 많이 되고 있는 약물 중의 하나이다. 저용량 PDE-5 억제제를 이용한 여러 임상연구에서 PDE-5 억제제는 전립선비대증과 연관된 하부요로증상을 개선시켰고, 최근 연구에서는 요속도를 증가시키는 것으로 보고되었다. 따라서 알파 차단제와 PDE-5 억제제가 발기부전이 동반된 전립선비대증 환자의 치료에 도움이 될 것으로 사료된다.

4. 결론[65)]

전립선비대증은 노인 남성에게 흔하게 나타나는 만성 질환으로 당장 생명을 위협하는 질병은 아니지만, 환자들의 일상생활과 사회적 활동을 위축시키는 등 삶의 질에 상당한 영향을 끼친다. 또한 전립선비대증 환자가 적절하게 치료되지 못하는 경우에는 하부요로증상이 심화돼 여러 합병증을 유발할 수 있으므로

62) 여정균 외. 전립선비대증 진료권고안. p.54. 대한비뇨기과학회, 대한가정의학회, 대한배뇨장애요실금학회. 2015.

63) Vale J1. Benign prostatic hyperplasia and erectile dysfunction--is there a link? Curr Med Res Opin. 2000;16 Suppl 1:s63-7.

64) Carson CC1. Combination of phosphodiesterase-5 inhibitors and alpha-blockers in patients with benign prostatic hyperplasia: treatments of lower urinary tract symptoms, erectile dysfunction, or both? BJU Int. 2006 Apr;97 Suppl 2:39-43; discussion 44-5.

65) Hyung JK. Benign prostate hyperplasia. J Korean Med Assoc 2015 October; 58(10): 878-885

환자의 증상과 약물의 부작용을 고려해 치료 방법을 선택해야 한다.

이번 약료지침안에서는 국제전립선증상점수에 따른 증상의 정도에 따른 전립선비대증 환자의 약료를 정리해 제시했으며 주로 쓰이는 전문의약품과 함께 보조적으로 사용 가능한 일반의약품이나 건강기능식품에 대해 설명하였다. 또한 전립선비대증과 관련해 중요하다고 판단되는 특수한 상황인 고혈압, 콩팥질환, 부정맥, 발기부전을 동반한 환자에 대한 약료에 대해서도 다뤘다. 앞으로 약사들이 체계적인 약료서비스를 실천하는 데 이번 약료지침안이 도움이 되기를 바란다.

PART

13

조현병

조현병
Schizophrenia

1. 조현병 정의[1]

조현병은 대뇌의 구조와 기능 이상으로 인하여 환각(hallucination)과 망상(delusion)을 주요 증상으로 하는 복잡한 정신질환이다(Figure 1).

2. 조현병의 약료

1) 약료의 목표[2]

조현병의 치료 목표는 1차적으로는 환각과 망상으로 대표되는 양성증상을 없애고 나아가 음성증상과 인지증상을 개선하는 것이다. 특히 음성증상은 환자에게 존재와 삶의 의미를 잃게 할 수 있으므로 양성증상의 치료만큼 중요하게 다루어져야 한다. 또한 여러 가지 비약물요법을 병행하여 조현병 환자가 사회생활에 정상적으로 복귀할 수 있도록 도와주어야 한다.

---

1) Os JV, Kapur S. Schizophrenia. Lancet 2009;374:635-645.
2) 약물치료학. 조현병. p.1319, 신일북스(2015).

Figure 1. Glutamate hypothesis of Schizophrenia

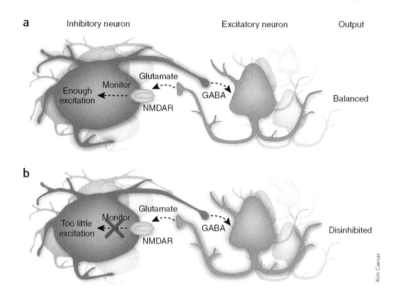

http://www.nature.com/neuro/journal/v13/n1/fig_tab/nn0110-2_F1.html
Figure 1: Glutamate hypothesis of schizophrenia pathogenesis.

2) 약료의 일반적 접근 방법[3)4)]

조현병은 약물치료를 시행하지 않을 때 재발률이 높으므로 약물요법으로 치료하는 것이 원칙이다. 약물치료를 시작할 때는 약물로 인한 부작용을 미리 예측하고 치료방침을 설계하는 것이 중요하다. 또한 therapeutic outcome을 모니터할 수 있는 결과변수를 미리 설정하여 치료경과를 정량화하도록 해야 한다. 일반적으로 제1세대 항정신병약은 추체외로부작용(extrapyramidal side effect), 제2세대 항정신병약은 체중 증가와 당뇨병 등 대사증후군(metabolic syndrome)을 일으키는 부작용이 있으므로 이 점에 특히 유의하면서 약물치료계획을 설계해야 한다.

---

3) Deanna L. Kelly, Elaine Weiner, and Heidi J.Wehring. Pharmacotherapy Principles & Practice. p.565, McGraw-Hill(2008)

4) 약물치료학. 조현병. p1319, 신일북스(2015).

3. 비약물요법[5][6][7]

조현병은 약물요법과 함께 인지행동요법 및 여러 가지 재활 프로그램을 활용하는 비약물요법을 병행해야 한다. 특히 재활프로그램은 조현병 환자를 일상생활로 복귀하도록 하는 데 있어 약물요법보다 더 효과적인 경우가 많다. 그러나 약물요법 없이 재활프로그램을 실시할 수 없는 경우가 대부분이므로 반드시 약물요법과 병행하도록 해야 한다.

조현병 환자를 위한 재활프로그램에는 기본교육, 인지치료, 가족치료, 사회기술훈련 및 직업교육, 고용지원 등이 있으며, 이 중 인지치료와 가족치료가 조현병의 재발 방지 및 환자의 사회 복귀에 가장 효과적인 것으로 여겨지고 있다. 직업교육을 통하여 직장생활에 필요한 기술을 갖게 하는 동시에 고용지원을 실시하면 환자가 사회와 직장에서 다른 사람들과 어울려 생활하는 데 큰 도움이 된다. 특히 일부 선진국에서 실시되는 능동적 지역사회치료(active community treatment, ACT)는 환자와 보호자, 병원, 지역자치단체가 함께 참여하는 재활프로그램으로, 조현병 뿐 아니라 다른 정신질환의 치료에도 큰 효과가 있는 것으로 알려져 있다(Table 1).

Table 1. 재활 프로그램의 종류[8]

재활 프로그램	내용
개인 정신치료	· 상대방의 행동 변화를 목적으로 적절한 수련을 받은 전문의와 주로 언어적 의사소통을 통해 진행되는 심리치료법 · 심리적 원인에 의해 발생한 개인의 문제나 질병을 언어적 또는 비언어적 대화를 통해 치료하는 방법
사회기술훈련	· 의사소통을 통해 대인관계의 효율성을 향상시키는 훈련 · 정신질환자들이 경험하는 사회생활의 어려움을 극복하고 사회 적응을 돕기 위한 목적으로 수행됨

5) 약물치료학. 조현병. p.1319, 신일북스(2015).

6) Deanna L. Kelly, Elaine Weiner, and Heidi J.Wehring. Pharmacotherapy Principles & Practice. p1022. McGraw-Hill (2008).

7) Viertiö S, Mehtälä T, Sailas E. New psychosocial therapies for schizophrenia. Duodecim. 2016;132 (7):632-8.

8) Alex Kopelowicz, Robert Paul Liberman, Charles J.Wallace. Psychiatric rehabilitation for schizophrenia. International journal of psychology and psychological therapy. 2003;3(2):283-298

재활 프로그램	내용
직업재활	· 직업지도, 직업훈련, 직업소개 등에 관한 법률이 정하는 조치에 의한 혜택을 제공함으로써 정신질환자가 직업생활을 통하여 자립할 수 있도록 하는 과정 · 개개인의 장점을 개발하여 지역사회의 역할을 원조할 수 있게 함
집단치료	· 집단상황에서 인간관계의 상호작용을 예행연습하면서 개인의 스트레스를 찾아내고 지도자들 및 다른 참여자들에게 지지적 지도를 받는 과정 · 주로 입원치료, 외래치료에서 많이 응용되며, 대인관계에서의 문제점 발견 및 실생활에 대한 계획수립에 효과적임
가족치료	· 개인의 심리적 장애와 문제가 가족 간의 부적응으로 생긴다는 전제하에 가족 간 상호작용에서 발생하는 여러 부적응 현상을 치료하는 집단치료의 일종 · 환자의 가족에게 교육 및 지지를 제공하여 스트레스나 갈등을 예방함
정신건강교육	· 교육기법과 집단치료의 혼합 형태로, 가족뿐 아니라 환자에게도 정신분열증의 본질과 과정을 교육시키는 과정 · 가족구성원들이 환자에게 갖는 낙인과 당황을 줄이는 데 도움이 되며 환자의 질병에 대한 인식을 높임
행동치료	· 환자와 가족 간의 부정적 상호관계를 개선하거나 생산적인 방향으로 행동을 교정하는데 가장 효과적인 치료 방법 · 괴이한 병적 행동을 줄이고 대화를 촉진하여 정상적인 사회행동을 증가시키는 방향으로 진행됨

4. 건강기능식품[9][10][11][12]

건강기능식품으로서 조현병 치료에 활용할 수 있는 것은 많지 않으나, 환자의 증상을 유의하게 개선시킨다는 연구 결과가 입증된 것으로는 녹차에서 추출한 아미노산 성분인 테아닌(L-Theanine)이 있다. 테아닌은 녹차의 부드러운

9) Ota M, Wakabayashi C, Sato N et al. Effect of L-theanine on glutamatergic function in patients with schizophrenia. Acta Neuropsychiatr. 2015;21:1-6.

10) Miodownik C, Maayan R, Ratner Y et al. Serum level of brain-derived neurotrophic factor and cortisol to sulfate of dehydroepiandrosterone molar ratio associated with clinical response to L-theanine as augmentation to antipsychotic therapy in schizophrenia and schizoaffective disorder patients. Clin Neuropharmacol. 2011;24:507-517.

11) Ritsner MS, Miodownik C, Ratner Y et al. L-theanine relieves positive, activation, and anxiety symptoms in patients with schizophrenia and schizoaffective disorder: an 8-week, randomized, double-blind, placebo-controlled, 2-center study. J Clin Psychiatry. 2011;72:34-42

12) Lardner AL. Neurobiological effects of the green tea constituent theanine and its potential role in the treatment of psychiatric and neurodegenerative disorders. Nutr Neurosci. 2014 Jul;17(4):145-155.

느낌과 단맛을 느끼게 해주는 물질이다. 테아닌의 작용기전은 명확히 알려져 있지 않으나, 체내에 흡수되어 신경을 안정시켜주고 신경계를 활성화시켜주는 작용을 함으로써 스트레스, 긴장감 및 불안증과 같은 정서불안증을 완화시키고 우울증 증상을 경감시키는 등 정신안정을 회복시키는 데 도움을 주는 것으로 추정되고 있다.

임상시험 결과에 따르면 테아닌을 항정신병약과 병용하였을 때 정신분열증의 양성증상과 불면증 증상과 관련된 수치를 개선시키고, 자기불행감 및 불안감 완화 효과를 나타내었다. 따라서 테아닌은 괴상한 사고나 행동, 환각, 망상을 나타내는 정신분열증의 양성증상과 불안증상을 완화시켜줌으로써 정신분열증의 보조 치료에 도움을 줄 수 있다. 다만 과량 섭취 시 위장장애, 어지러움 등의 증상이 나타날 수 있으며, 임산부, 수유부 및 어린이, 기타 질병을 가지고 있는 사람은 주의하여 섭취해야 한다.

5. 전문의약품[13]

조현병 치료에 사용하는 항정신병약물의 작용기전은 명확하게 알려지지 않았으나 도파민 수용체와 세로토닌 수용체를 차단함으로써 약효가 나타난다고 추정된다. 개발 시기와 도파민 수용체(D_2)및 세로토닌 수용체($5-HT_{2A}$) 작용 수준에 따라 제1세대 항정신병약과 제2세대 항정신병약으로 구분할 수 있다. 제2세대 항정신병약물도 부작용을 나타내지만 제1세대 항정신병약과 비교했을 때 부작용이 적은 편이다. 따라서 특별한 이유가 없는 한 제2세대 항정신병약이 1차 선택약으로 권장된다(Table 2, 3).

---

13) Horacek J, Bubenikova-Valesova V, Kopecek M, Palenicek T, Dockery C, Mohr P, Höschl C, Mechanism of action of atypical antipsychotic drugs and the neurobiology of schizophrenia. CNS Drugs. 2006;20(5):389-409.

Table 2. 항정신병약의 중추신경계 수용체에 대한 작용비교[14]

구분		D_2 수용체 길항작용	$5-HT_{2A}$ 수용체 길항작용
제1세대 항정신병약		+++	+
제2세대 항정신병약	clozapine과 aripiprazole을 제외한 약물	++	+++
	clozapine	+	+++
	aripiprazole	효능적으로 작용함	+++

+++: high, ++: moderate, +: low

Table 3. 조현병의 치료에 사용되는 항정신병약[15]

구분	약물명
제1세대 항정신병약	chlorpromazine haloperidol perphenazine
제2세대 항정신병약	aripiprazole clozapine olanzapine paliperidone quetiapine risperidone ziprasidone zotepine

1) 제1세대 항정신병약

제1세대 항정신병약은 일반적으로 도파민 수용체(D_2)에 대한 길항작용이 강하고 세로토닌수용체($5-HT_{2A}$)에 대한 길항작용은 미약하다. 따라서 양성증상(환각, 망상 등)을 치료하는 효과는 강하지만, 음성증상에는 효과가 없거나 오히려 악화시킬 수 있다. 도파민 수용체에 대한 길항작용은 추체외로

---

14) 약물치료학, 조현병, p.1324, 신일북스(2015).

15) 약물치료학, 조현병, p.1323, 신일북스(2015).

증상, 고프로락틴혈증 등의 부작용의 원인이 되기도 한다. 현재 사용되고 있는 제1세대 항정신병약은 chlorpromazine, haloperidol, perphenazine 등이 있다.

2) 제2세대 항정신병약[16)17)18)19)20)21)]

제2세대 항정신병약은 주로 세로토닌 수용체($5-HT_{2A}$)에 친화성이 높은 약물이다. 기존의 제1세대 항정신병약에 비해 추체외로 부작용, 지연성 운동장애 (tardive dyskinesia) 및 유즙 분비 증가 등의 부작용이 적기 때문에 복약순응도가 우수하여 조현병 치료에 널리 사용되고 있다. 현재 임상에 사용되는 제2세대 항정 신병약에는 aripiprazole, clozapine, olanzapine, paliperidone, risperidone, quetiapine, ziprasidone, zotepine 등이 있다.

제2세대 항정신병 약들은 대체로 체중 증가와 제2형 당뇨병 등 대사성질환을 일으킬 수 있고, QT 간격을 연장시킬 수 있다. Clozapine은 과립백혈구 감소증이라는 치명적인 부작용이 있어 1차 선택제로는 사용되지 않는다. 또한 체중 증가 부작용이 심해 제2형 당뇨병 등 대사성 질환을 일으키는 부작용이 있으므로 다른 제2세대 항정신병약으로 일정기간 치료하여도 개선되지 않는 경우에만 제한적으로 사용한다.

16) Almandil NB, Liu Y, Murray ML, Besag FM, Aitchison KJ, Wong IC. Weight gain and other metabolic adverse effects associated with atypical antipsychotic treatment of children and adolescents: a systematic review and meta-analysis, Paediatr Drugs. 2013 Apr;15(2):139-150.

17) Pramyothin P, Khaodhiar L, Type 2 diabetes in children and adolescents on atypical antipsychotics., Curr Diab Rep. 2015 Aug;15(8):53.

18) Welch R, Chue P. Antipsychotic agents and QT changes., J Psychiatry Neurosci. 2000 Mar;25(2): 154-160.

19) Levine M, Ruha AM. Overdose of atypical antipsychotics: clinical presentation, mechanisms of toxicity and management., CNS Drugs. 2012 Jul 1;26(7):601-611.

20) Worrel JA, Marken PA, Beckman SE, Ruehter VL. Atypical antipsychotic agents: a critical review., Am J Health Syst Pharm. 2000 Feb;57(3):238-255.

21) 약물치료학. 조현병. p.1321-1322, 신일북스(2015).

6. 상황별 약료 전략

1) 치료불감응성[22)23)24)25)26)]

치료불감응성 조현병은 항정신병약 두 가지를 각각 단독요법으로 실시했음에도 양성증상에 대해 치료적 반응이 전혀 없는 것으로 판정된 경우다. 경우에 따라 양성증상은 개선됐으나 음성증상이 충분히 개선되지 못했거나 복약순응도 불량으로 원하는 치료 효과가 나오지 않은 경우까지 치료불감응성 조현병에 포함시킨다. 복약순응도가 나쁜 것은 약물 부작용 때문인 경우가 많으며, 복약불이행, 마약 등 약물중독, 가정이나 직장에서의 지속적인 스트레스 등 원하는 치료효과를 달성하지 못하게 하는 원인을 찾아서 교정하도록 노력해야 한다.

치료불감응성 조현병 환자의 치료는 clozapine 단독요법으로 시작하며, 과립백혈구 감소증과 체중 증가 부작용이 심하므로 치료의 유익성과 위험성을 신중히 비교하고 항정신병약 두 가지를 각각 단독요법으로 실시했음에도 양성증상에 대해 치료적 반응이 전혀 없는 것으로 판정된 치료불감응성 환자의 경우에만 신중히 비교하고 치료불감응성으로 판정된 경우에만 사용해야 한다.

Clozapine 단독요법으로도 유의미한 개선이 없을 경우에는 clozapine과 다른 항정신병약을 같이 사용하는 병용요법을 실시한다. 몇몇 무작위 대조군 연구들에서 clozapine에 저항을 보인 환자들에게 clozapine과 다른 제2세대 항정신병약을 병용 시 긍정적 효과가 있었으며, aripiprazole과의 병용을 통해 clozapine으로 인해 발생한 대사성 부작용을 줄일 수 있는 가능성이 존재한다고

22) 약물치료학. 조현병. p.1323, 신일북스(2015).

23) Molins C et al. Response to antipsychotic drugs in treatment-resistant schizophrenia: Conclusions based on systematic review. Schizophr Res. 2016;178(1):64-67

24) Fleischhacker WW et al. Effects of adjunctive treatment with aripiprazole on body weight and clinical efficacy in schizophrenia patients treated with clozapine: a randomized, double-blind, placebo-controlled trial. Int J Neuropsychopharmacol. 2010 Sep;13(8):1115-1125.

25) Karunakaran K et al. Is clozapine-aripiprazole combination a useful regime in the management of treatment-resistant schizophrenia? J Psychopharmacol. 2007 Jun;21(4):453-6.

26) Chang JG et al. Recent Trends of Antipsychotics Polypharmacy in Schizophrenia. Korean J Psychopharmacol. 2013 Oct;24(4):137-146

보고됐다. 하지만 병용요법은 전반적으로 추체외로 부작용 및 치료비 부담을 가중시키고, 사망률의 증가와도 연관돼 있으므로 선택 시 주의해야 한다.

2) 소아[27)28)29)30)31)32)]

조현병 환자의 10~30% 정도는 17세 이전에 정신적인 문제를 일으키는 것으로 나타났으며, 절반 이상에서 단체 생활을 피하면서 고립 행동을 나타내거나 성격 장애가 드러나기 시작했다. 소아 환자에서 조현병을 진단하고 평가하는 것은 다소 어려운 측면이 있는데, 이는 소아 환자의 정신 질환들이 여러 형태의 조합으로 공존하는 경우가 많고 이러한 공존 여부에 따라 임상 증상의 심각도나 질환의 예후에 미치는 영향도 다양하게 나타날 수 있기 때문이다. 만약 소아환자에서의 지배적인 증상이 환각이나 망상이라면 자폐증, 주의력결핍 과잉행동장애, 조울증 등과 구별해 조현병으로 판단할 수 있다. 참고로 소아 환자는 새로운 정보와 기술을 습득하는 데 있어 어려움이 크기 때문에 동급생에 비해 학습 능력이 부족한 것으로 알려져 있다.

소아 환자에서 조현병의 치료는 입원이 아닌 외래 형태로 진행하는 것을 권장하며, 불필요하게 많은 검사를 받거나 치료팀이 바뀌는 일이 없도록 해야 한다. 또한 소아 환자가 기존 교육을 지속적으로 받을 수 있게끔 교육기관과 연계해 추가적인 교육 지원을 요청하는 것이 좋다. 소아 환자의 약물 치료는

27) Deanna L. Kelly, Elaine Weiner, and Heidi J.Wehring. Pharmacotherapy Principles & Practice. p.572, McGraw-Hill(2008).

28) Cho SC, Kim JW. Psychiatric Disorders in Adolescence. J Korean Med Assoc. 2008 Feb;51(2):176-186.

29) Psychosis and schizophrenia in children and young people: recognition and management. p.7, NICE guideline(2013). available at https://www.nice.org.uk/guidance/cg155/resources/psychosis-and-schizophrenia-in-children-and-young-people-recognition-and-management-35109632980933(accessed on February 1, 2018)

30) Deanna L. Kelly, Elaine Weiner, and Heidi J.Wehring. Pharmacotherapy Principles & Practice. p.572, McGraw-Hill(2008).

31) Psychosis and schizophrenia in children and young people: recognition and management. p43-44. NICE guideline (2013). available at https://www.nice.org.uk/guidance/cg155/resources/psychosis-and-schizophrenia-in-children-and-young-people-recognition-and-management-35109632980933(accessed on February 1, 2018)

32) 킴스온라인. available at http://www.kimsonline.co.kr/drugcenter/(accessed on February 1, 2018)

정신병이 중대한 손상을 끼친다고 판단될 때 진행할 수 있으며, 각각의 약물에 대한 이점과 부작용을 파악해 선택하는 과정이 필요하다. 특히 소아 환자는 성인에 비해 추체외로 부작용이 빈번하게 발생하므로 주의해야 한다.

소아 환자에게는 약물 대사와 심혈관계 및 신경계에 미치는 영향을 고려해 항정신병 약물의 시작 용량과 유지 용량을 성인과 다르게 설정한다. 또한 진정작용이나 항콜린성 작용이 큰 clozapine과 olanzapine은 소아의 감정에 영향을 끼쳐 학교에서의 활동을 방해할 수 있기에 선호되지 않는다. 약물 치료 중에는 키, 체중, 맥박, 혈압, 혈당, 행동장애 정도 등을 모니터링하고, 투여 약물의 효능과 부작용 발현 정도를 살펴보면서 지속적인 관리가 필요하다. 소아 환자에게 사용할 수 있도록 유효성과 안정성 자료가 검증된 항정신병 약물들로는 paliperidone이 대표적이다.

3) 임부 및 수유부[33][34][35][36][37][38]

항정신병약의 최기형성에 관한 사례는 적은 편이나, 제1세대 항정신병약을 복용하는 임부는 정상인에 비해 조산아를 출산할 위험성이 2배 정도 되는 것으로 알려졌다. 또한 항정신병약을 복용하는 임부는 심혈관계 이상을 지닌 아이를 출산할 위험이 높게 나타났으며, 제2세대 항정신병약을 복용하는 경우에는 이러한 위험성이 비교적 적은 것으로 나타났다. 하지만 olanzapine과 clozapine은 임부에게 체중 증가와 제2형 당뇨병을 일으킬 수 있으므로 aripiprazole이나 quetiapine, ziprasidone 등 다른 약물을 선택하는 것이 좋다.

33) Lin HC et al. Maternal schizophrenia and pregnancy outcome: does the use of antipsychotics make a difference?. Schizophr Res. 2010 Jan;116(1):55-60.

34) Reis M, Källén B. Maternal use of antipsychotics in early pregnancy and delivery outcome. J Clin Psychopharmacol. 2008 Jun;28(3):279-88.

35) Einarson A, Boskovid R. Use and Safety of Antipsychotic Drugs During Pregnancy. J Psychiatric Pracct 2009;15(3):183-192.

36) 약물치료학. 조현병. p.1331, 신일북스(2015).

37) Ernst CL, Goldberg JF. The reproductive safety profile of mood stabilizers, atypical antipsychotics, and broad-spectrum psychotropics. J Clin Psychiatry. 2002;63(Suppl 4):42-55.

38) 약물치료학. 조현병. p.1331, 신일북스(2015).

항정신병약은 유즙으로 이행이 매우 잘 되며, 출산 후 약 1주일 동안은 유즙에 특히 농축돼 있다. 임신기간 동안 clozapine을 복용한 수유부는 출산 1주일 시점에서 유즙 중 약물 농도가 혈중 농도의 2.8배에 이르는 것으로 보고되기도 했다. 따라서 항정신병약을 복용해야 하는 수유부는 신생아에게 모유를 먹이지 않고 인공수유를 선택하도록 해야 한다. 부득이한 상황으로 인해 모유를 먹여야만 하는 경우에 수유부는 항정신병약의 용량을 최소한으로 줄여서 복용해야 한다.

4) 노인[39)40)41)42)43)44)45)46)47)]

노인의 정신질환은 노인 인구의 급속한 증가 및 다양한 사회 변화로 인해 빠르게 증가하고 있으며, 이로 인해 그 중요성이 심각하게 대두되고 있다. 노인 환자에서 조현병은 정신질환 단독으로 발병하기도 하고, 치매와 파킨슨과 동반되기도 한다. 알츠하이머 치매환자의 30~50%, 파킨슨 환자의 20~ 40%에서 환각·망상 등의 정신병 증상이 나타난다. 파킨슨 환자의 경우, 도파민성 약물 복용 혹은 약물 복용과 독립적인 파킨슨병의 진행에 따른 자연발생 기전으로 정신병이 나타나는 것으로 보고되었다. 그 중에서도 파킨슨병의

39) 김승현, 조숙행. 치매의 비정형 항정신병약물 치료. Korean J Psychopharmacol 2001;12(1):23-31

40) Howard D. Weiss, Sam Adler. Management of Psychosis in Parkinson Disease. Psychiatric Times. (2014). available at http://www.psychiatrictimes.com/special-reports/management-psychosis-parkinson-disease(accessed on February 1, 2018)

41) Ravina B, Marder K, Fernandez HH, et al. Diagnostic criteria for psychosis in Parkinson's disease. report of an NINDS, NIMH work group. 2007;22:1061-1068.

42) Skoog I. Psychiatric disorders in the elderly. Can J Psychiatry. 2011;56(7):387-397.

43) Suh GH et al. Reliability and validity of the Korean version of GMS-AGECAT. J Korean Neuropsychiatr Assoc. 2002 Nov;41(6):1156-1164.

44) Oh BH. Outline of psychiatric disorders of the elderly. J Korean Med Assoc. 2010 Nov;53(11):953-957.

45) Deanna L. Kelly, Elaine Weiner, and Heidi J.Wehring. Pharmacotherapy Principles & Practice. p572-573. McGraw-Hil (2008).

46) Won WY, Lee CU. Pharmacological treatment of psychiatric disorders of the elderly. J Korean Med Assoc. 2010 Nov;53(11):972-983.

47) Lieberman JA et al. For the Clinical Antipsychotic Trials of Intervention Effectiveness (CATIE) Investigators. Effectiveness of antipsychotic drugs in patients with chronic schizophrenia. N Engl J Med. 2005 Sep 22;353(12):1209-1223.

증상으로 나타나는 경우가 대부분인 것으로 나타났다. 국내에서 노인의 조현병은 신뢰도와 타당도가 검증된 한국어판 노인정신상태검사(GMS-AGECAT)의 도움을 받아 판단할 수 있으며, 정상적인 노화와 질환을 구분하는 것이 중요하다.

노인 환자에 대한 비약물적 요법으로는 정신건강 교육과 개인 정신치료 등을 보조적으로 시행할 수 있으며, 환자의 가족과 협력해 가족치료를 적용할 수도 있다. 항정신병 약물을 이용한 치료는 상용량에 비해 용량을 낮춘다면 안전하고 효과적인 것으로 나타났지만, 노화에 따른 생리적인 변화와 다양한 신체적 질환을 고려하는 것이 필요하다. 특히 노인 환자는 제1세대 항정신병약의 부작용에 취약한 것으로 나타났으며, 추체외로 부작용이 흔하고 장기간 사용 시에는 지연 운동 이상증의 위험이 증가할 수 있다. 또한 노인의 혈압에도 영향을 미쳐 낙상의 위험을 높일 수 있다. 제2세대 항정신병약은 이러한 부작용이 적은 장점이 있다.

일반적으로 노인 환자에게는 낮은 용량으로 시작하고 천천히 증량하되 유지하는 용법이 바람직하다고 여겨진다. Risperidone은 비전형적 항정신병약물 중에서 임상 자료가 가장 풍부한 편이며, 하루 0.5~2mg정도의 저용량을 사용하는 것이 노인 환자의 환각과 망상, 공격적인 행동에 효과적인 것으로 보고되고 있다. 하지만 추체외로증상, 저혈압, 졸음의 위험성이 있으므로 하루 2mg 이상 복용하는 것은 주의해야 한다. Olanzapine은 2.5mg/day로 시작하고 부작용이 없다면 10mg/day까지 증량할 수 있다. Olanzapine은 Risperidone보다 추체외로증상이 적다는 보고가 있지만, 진정작용과 체중 증가는 더 흔하게 발생한다. 따라서 이 두 약물의 사용은 노인 환자의 신체적인 질환과 생리 상태에 따라 적절히 판단하여 사용해야 한다.

7. 유지요법[48]

환자의 상태가 안정되고 선택된 약물요법이 충분한 약효가 있는 것으로 판정되면 적어도 1년 동안은 그 약물로 치료를 계속하도록 한다. 조현병은 처음 발병 후 약 5년 동안은 증상이 점차 악화되는 경향이 있으므로 최소 5년 동안은 유지요법를 실시하는 것이 일반적이며, 재발을 예방하기 위하여 약 용량을 최소 용량으로 줄여 평생 동안 약물요법을 실시하는 경우도 있다.

유지요법은 1년 이상 장기간 약물을 매일 복용해야하기 때문에 환자에게 불편할 수 있으므로 1달에 1번만 투여하도록 제제화된 장시간 지속형 주사제를 사용하면 편리하다. 이 때 주사제로 사용하고자 하는 약물은 그 동안 사용해오던 약물과 동일한 성분이어야 한다. 장시간 지속형 주사제로 시판되고 있는 성분은 haloperidol decanoate, risperidone, paliperidone palmitate, aripiprazole 등이 있다. 지속형 주사제는 유효 혈중 농도에 도달하기까지 상당한 시간이 걸리므로 혈중 농도를 지속적으로 모니터링 하면서 사용해 오던 경구용 약물과 병용하여 치료해야 하고, 부작용 관련 모니터링을 실시하여 경구제에서 주사제로의 제형 전환이 성공적으로 이루어질 수 있게 해야 한다.

8. 결론

조현병은 아직까지 그 원인과 병태생리가 자세히 밝혀지지 않은 복잡한 정신질환이다. 오늘날에는 여러 가지 항정신병 치료제들이 개발되어 있기 때문에, 환자들은 약물요법을 통해 정상적인 사회생활을 하는데 많은 도움을 받고 있다. 특히 제2세대 항정신병 치료제는 1세대에 비하여 음성증상을 유발하는 정도가 약하고, 부작용이 적어 조현병 환자들의 삶의 질을 향상시키는데 크게 기여하였다.

조현병의 치료는 약물요법과 동시에 감정과 인지영역, 신체적인 영역에

---

48) 약물치료학. 조현병. p.1322, 신일북스(2015).

대해서도 지속적인 관리가 필요하다. 따라서 약물요법과 재활프로그램과 같은 비약물요법을 병행하는 치료를 통해 환자의 임상적 상태 및 질병의 경과를 관찰하고, 이에 적합한 약료서비스를 제공해야 한다.

이번 약료지침안은 약사들이 환자의 상황에 맞는 약료서비스를 제공하는데 필요한 약물요법과 비약물요법에 대하여 기술했다. 특히 조현병과 관련하여 중요하게 다루어지는 치료불감응성 환자, 소아, 임부 및 수유부, 노인환자 등 약료의 중요성이 높다고 판단되는 특수 상황들을 다루었으며, 유지요법을 통해 환자들이 장기적인 치료를 할 때 주의해야 할 내용을 담았다. 앞으로 약사들이 조현병의 치료에 있어 체계적인 약료서비스를 실천할 때 이 약료지침안이 도움이 되기를 바란다.

PART 14

치매

치매
Dementia

1. 치매의 정의[1)

치매란 세계보건기구(World Health Organization, WHO)의 국제 질병 분류 10개정(International Classification of Diseases; ICD-10)과 American Psychiatry Association에 따른 정의를 종합했을 때 후천적인 뇌질환에 따른 다발성 인지기능 장애가 일상생활이나 사회생활에 어려움을 초래하는 상태를 말한다(Figure 1). 여기서 다발성 인지기능 장애란 기억장애에 추가로 한 가지 이상의 인지기능장애가 동반된 경우를 말한다. 기억장애가 없을 경우 언어장애, 시공간능력 장애, 성격 및 감정의 변화, 판단력을 포함한 전두엽 집행기능의 장애 중 3가지 이상의 인지기능장애가 있는 경우를 말한다.

2. 치매의 분류

치매는 단일 질환이 아니라 뇌에 영향을 주는 다양한 원인질환에 의해 발생하는 증후군이다. 치매는 임상경과에 따라서 진행성(퇴행성, 비가역성) 치매, 예방

---

1) 치매임상진료지침 제1부: 진단 및 평가, p.22, 보건복지부지정 노인성치매 임상연구센터(2009) available at http://kiisadmin.konect.or.kr/files/download/123.pdf(accessed on January 12, 2017)

Figure 1. Brain abnormality in dementia

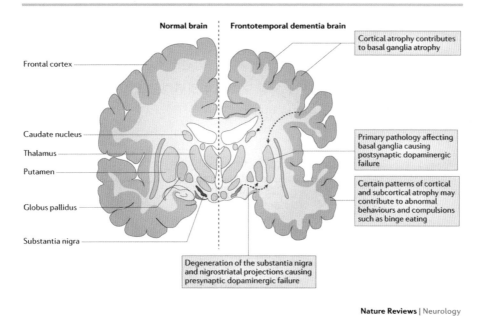

Nature Reviews | Neurology

https://www.nature.com/nrneurol/journal/v12/n3/full/nrneurol.2016.14.html
Figure 1: Brain abnormalities that contribute to the pathogenesis of parkinsonism and
stereotypies in frontotemporal dementia.

가능한 치매, 치료 가능한 치매로 분류한다.

진행성 치매로는 알츠하이머성 치매, 루이체 치매, 파킨슨병 치매, 전두측두
치매 등이 있는데, 알츠하이머성 치매는 가장 대표적인 치매의 원인질환이다.
알츠하이머성 치매 다음으로 흔한 진행성 치매는 루이체 치매로, 전체 치매의 약
8%를 차지하며 치매증상과 파킨슨증(parkinsonism)이 나타난다. 현재까지는
루이체 치매와 파킨슨병 치매의 관계는 파킨슨 증상과 인지장애 증상이 나타난
시간관계에 의해 결정되며, 인지장애 증상이 파킨슨 증상보다 선행하거나,
선행하지 않더라도 파킨슨 증상 발생 12개월 이내에 나타난다면 루이체
치매일 가능성이 높다. 그 밖의 경우는 파킨슨병 치매로 분류한다. 전두측두
치매(fronto-temporal dementia)는 세 번째로 흔한 진행성(퇴행성, 비가역성)
치매로 전체 치매의 약 6%를 차지한다. 이 질환은 기억장애보다 이상행동,

감정의 변화, 언어장애가 먼저 나타나며 평균 발병 연령이 알츠하이머병보다 젊다. 전두엽과 측두엽을 침범하는 양상에 따라, 성격 변화와 행동장애가 나타나는 전두측두 치매와 언어장애가 있는 전두측두 치매로 구분한다. 그 밖의 진행성 치매에는 알코올 연관 치매, 인간면역결핍바이러스(human immunodeficiency virus)에 의한 치매, 헌팅턴병, 크로이츠펠트-야콥병(Creutzfeldt-Jacob disease) 등이 있다(Table 1).

Table 1. 치매의 분류

진행성 치매	알츠하이머 치매 루이체 치매 파킨슨병 치매 전두측 치매 알코올 연관 치매 HIV 연관 치매 헌팅턴병 치매 크로이츠펠트-야콥병 치매
예방 가능한 치매	혈관성 치매
치료 가능한 치매	정신질환에 의한 인지기능 장애 공간점유 병변에 의한 치매 약물이나 독극물에 의한 치매 내분비 이상에 의한 치매 수두증에 의한 치매 감염에 의한 치매

예방 가능한 치매로는 혈관성 치매가 있으며 전체 치매의 약 30%를 차지한다. 혈관성 치매는 뇌졸중이나 뇌허혈 등의 혈관 손상에 의한 치매를 의미하지만 실제 임상에서는 알츠하이머병과 혈관성 치매를 감별하는 것이 어려울 때가 많다. 이 질환은 적절한 치료를 통해 추가적인 뇌혈관 질환이 발생하지 않는다면 어느 정도의 증상 호전을 기대할 수 있다.

치료 가능한 치매로는 정신질환에 의한 인지기능장애(우울증에 의한 치매 등), 공간점유 병변에 의한 치매(만성 경막하 출혈, 뇌종양 등), 약물이나 독극물에 의한 치매, 내분비 이상에 의한 치매(비타민 B_{12} 저하, 엽산 부족 및 갑상선 기능 이상 등), 수두증에 의한 치매, 감염에 의한 치매(신경매독 등) 등이 있다. 특히 우울증과 치매의 관계가 중요한 이유는, 우울증은 치매의 원인질환이 될 수 있지만 반대로 알츠하이머 환자에서도 우울 증상을 동반하는 경우가 많기 때문이며, 이때에는 알츠하이머뿐만 아니라 우울 증상에 대한 치료를 병행해야 한다. 이러한 가역적 치매는 전체 치매의 약 5% 정도를 차지하고 있으며, 조기에 진단하여 적절한 의약학적 개입을 실시하면 치매 증상의 치료가 가능하다. 그밖에 위에서 언급한 신체적 질환들은 치매를 일으키기 전에 초기에 진단하여 치료되는 경우가 많아 전체 치매에서 차지하는 비중은 크지 않다.

3. 치매의 약료

1) 치매 약료의 목표[2)3)]

치매 약료의 목표는 인지기능장애, 정신기능장애 및 이상행동증을 줄이고 정신 증상을 예방하는 것이다.

2) 치매 약료의 일반적 접근 방법[4)5)6)]

치매환자의 약료는 환자의 상태에 따라 다양한 방법으로 접근해야 한다. 치매환자의 임상진료지침의 경우에도 많은 의사들은 진료지침을 알고리즘으로

---

2) 약물치료학, 알츠하이머병, p.1256, 신일북스(2014).

3) 대한치매학회, Available at
http://www.dementia.or.kr/info/outline/drug.html(accessed on February 1, 2018)

4) Scottish Intercollegiate Guidelines Network (SIGN). Management of patients with dementia: A national clinical guideline, p1-2, Edinburgh: NHS (2006) available at http://umh1946.edu.umh.es/wp-content/uploads/sites/172/2015/04/Management-of-patients-with-dementia-NHS.pdf(accessed on January 16, 2017)

5) Dementia: Supporting people with dementia and their carers in health and social care, p.2 NICE (2006) available at https://www.nice.org.uk/guidance/cg42/resources/dementia-supporting-people-with-dementia-and-their-carers-in-health-and-social-care-975443665093(accessed on February 1, 2018)

6) Dementia, p31, Ministry of Health, Singapore (2013) available at https://www.moh.gov.sg/content/dam/moh_web/HPP/Doctors/cpg_medical/current/2013/Dementia/Dementia%2010%20Jul%202013%20-%20Booklet.pdf(accessed on February 1, 2018)

정하는 것에 대해서 우려를 표하고 있는 것이 현실이다. 이는 진료지침 알고리즘에 따라서 환자를 치료했을 때 모든 환자에게서 효과를 얻을 수 있다는 보장이 없고 또한 진료지침에서 권고되지 않는 방법으로 치료했을 때 효과가 없는 것도 아니기 때문이다. 따라서 약료지침안의 경우에도 일반적 접근 방법을 알고리즘으로 정하는 것은 무리가 있다. 그러나 치매의 종류, 환자의 상태, 기저질환 및 잠재질병, 선택 가능한 약료의 종류 등은 약료를 선택할 때 반드시 고려해야 할 사항이다(Table 2).

Table 2. 약료 선택 시 일반적 고려사항

치매의 종류
• 환자의 상태(나이, 선별, 가족력, 병력, 사회력 등)
• 기저질환 및 잠재질병(우울증, 불안증, 환각, 수면장애, 고혈압, 당뇨병 등)
• 선택 가능한 약료의 종류
• 환자와의 면담
• 보호자 및 간병인과의 면담

3) 일반의약품 및 한방제제

치매의 약료에 있어서 일반의약품은 궁극적인 효과를 나타낼 수 있다. 하지만 다른 의약품과 마찬가지로 일반의약품의 사용은 의사나 약사와 상의한 뒤에 사용해야 하며 환자가 임의로 선택하여 사용하는 것은 치료약의 효과나 부작용에 있어 좋지 않은 결과를 초래할 수 있다.

따라서 지역약국 약사는 환자가 일반의약품을 사용하기 전에 적절한 의약품을 올바르게 사용하고 있는지 확인해야 하며 올바른 사용을 위해 환자 교육에 힘써야한다.

(1) 은행(Ginkgo biloba)[7)8)9)10)]

Ginkgo biloba는 수세기 동안 동양에서 약용으로 사용되어 왔다. 치매에 사용되는 Ginkgo biloba의 효능에 대한 연구가 많지 않지만, 뇌의 기능부전, 치매와 같은 세포 노화로 인해 발생하는 인지기능장애와 같은 적응증을 승인받아 사용되어 왔다. 일부 연구에서는 Ginkgo biloba의 사용이 긍정적인 효과를 보이는 것으로 보고되었다.

우리나라에서는 Ginkgo biloba가 함유된 일반의약품이 다수 허가되어 있다. 일반적으로 말초동맥 순환장애(간헐성 파행증)의 치료, 어지러움, 혈관성, 및 퇴행성 이명, 이명두통, 기억력 감퇴, 집중력장애, 우울감, 어지러움 등 치매증상을 수반하는 기질성 뇌기능장애를 적응증으로 승인받아 사용 중이다.

(2) 살비아(Salvia)[11)12)13)]

Salvia는 salvinorin A를 효능물질로 갖는 식물이다. 보통 진정효과를 가진 것으로 알려져 있으며 인지기능 개선, 특히 기억력 증진에 효과가 있다고 알려져 있다. 그러나 Salvia가 알츠하이머 치매의 치료에 긍정적인 효과를 보인다고 보고한 연구도 있지만, 치매 치료에 대한 효능이 확실하지 않다는 보고도 있다.

국내에서는 Salvia가 함유된 일반의약품이 다수 허가되어 있으며 일반적으로

7) Birks J, Grimley EV, Van Dongen M.. Ginkgo biloba for cognitive impairment and dementia. Cochrane Database Syst Rev. 2002;(4):CD003120.

8) Rigney U, Kimber S, Hindmarch I. The effects of acute doses of standardized Ginkgo biloba extract on memory and psychomotor performance in volunteers. Phytother Res 1999;13:408-415.

9) Le Bars PL, Velasco FM, Ferguson JM, Dessain EC, Kieser M, Hoerr R. Influence of the severity of cognitive impairment on the effect of the Ginkgo biloba extract EGb 761 in Alzheimer's disease. Neuropsychobiology 2002;45(1):19-26.

10) 킴스온라인, 일양 은행엽엑스 연질캡슐, available at http://www.kimsonline.co.kr/drugcenter/search/druginfo/OILYSCPBY8P(accessed on January 19, 2017)

11) NIDA for teens, salvia, available at https://teens.drugabuse.gov/drug-facts/salvia(accessed on January 19, 2017)

12) Akhondzadeh S, Noroozian M, Mohammadi M, Ohadinia S, Jamshidi AH, Khani M. Salvia officinalis extract in the treatment of patients with mild to moderate Alzheimer's disease: a double blind, randomized and placebo-controlled trial. J Clin Pharm Ther 2003;28(1):53-59

13) 킴스온라인, 경진 천왕보심단, available at http://www.kimsonline.co.kr/drugcenter/search/druginfo/OKJNSPIBU45(accessed on January 19, 2017)

불면, 불안, 초조, 목마름, 두근거림, 숨참, 신경쇠약, 건망, 번열(가슴이 답답하고 열기 나는 증상) 등에 사용되고 있다.

(3) 한방제제[14][15][16][17]

한방에서는 치매의 근본 원인을 오장육부의 기능이상으로 보고 치매로 인한 뇌의 이상을 다음과 같은 이유로 본다. 즉, 간장(肝臟) 기운에 울혈이 있을 경우 비위(脾胃)기능에 장애를 일으켜 음식섭생을 잘 하지 못하여 비위기능이 더욱 손상되면 습담(濕痰) 같은 병리적 물질이 발생하고 이러한 독성물질이 뇌에 장애를 준다는 것이다. 또한 한방에서는 기억과 방사을 주관하는 장기를 각각 심포, 삼초라고 하는데 치매는 심포 기능의 저하, 삼초기능의 항진 때문에 발생한다고 보기도 한다.

따라서 치료는 내장의 균형을 잡아주고 혈액을 맑게 하여 심장 기능을 안정시키며 기혈을 보충하는 것을 목적으로 한다. 처방으로는 환자의 주치병증에 따라 억간산, 팔미지황환, 조등산, 가미온담탕, 당귀작약산, 보신익뇌탕, 조위승청탕, 원지석창포산, 열다한소탕 가감방, 산사총명탕 등을 응용한다(Table 3).

Table 3. 치매 약료에 응용되는 한방제제

처방명	구성 약제	주치병증
억간산	감초, 목단피, 생지황, 시호, 연교, 적작약, 지골피, 창출, 천궁, 청피, 치자, 향부자	과거독음치병, 신경과민, 야뇨, 불면, 야제(夜啼), 감증(疳症)
팔미지황환	목단피, 백복령, 부자, 숙지황, 육계, 택사, 산수유	명문화쇠(命門火衰)
조등산	감초, 서각, 인삼, 전갈, 첨마	천조(天釣)

---

14) 황의완, 치매에 대한 한약제제 개발 한방치료 기술연구개발사업 최종보고서, 보건복지부(2004)

15) E-헬스뉴스, 치매치료 · 예방에 한방치료 '효과적', available at http://www.e-healthnews.com/news/print.php?art_id=48877(accessed on February 1, 2018)

16) Kazunori Okahara, Yasushi Ishida, Yoshihito Hayashi, et al. Safety and efficacy evaluation of Long-Term Treatment with A Traditional Japanese Medicine, Yokukansan, on Behavioral and Psychological Symptoms of Dementia, Dementia Japan 2002;26:196-205.

17) Jin-Suk Koo, Bu-Il Seo, Ji-Ha Park, et al. Analysis of papers on Oriental herbal medicines (prescriptions and herbs) for dementia. Kor. J. Herbology 2010;25(3):131-137

처방명	구성 약제	주치병증
가미온담탕	감초, 귤홍, 길경, 맥문동, 반하, 백복령, 시호, 인삼, 죽여, 지실, 향부자	심담허겁증(心膽虛怯證), 촉사이경(觸事易驚), 심계이경(心悸易驚), 불안, 불면, 소화불량, 오심
당귀작약산	당귀, 백복령, 백작약, 백출, 천궁, 택사	기핍(氣乏), 심계항진, 빈혈, 임신복통, 혈갈(血渴), 피로손상(疲勞損傷), 하리(下痢)
보신익뇌탕	황기, 단삼, 숙지황, 천궁, 황정, 석창포, 담성, 용골	간신음허(肝腎陰虛), 혈어조락(血瘀助絡), 건망, 불안, 경계, 정충
조위승청탕	건율, 길경, 나복자, 마황, 맥문동, 산조인, 석창포, 오미자, 용안육, 원지, 의이인, 천문동	식후비만(食後痞滿), 중소(中消), 퇴각무력(腿脚無力)
원지석창포산	조위승청탕에서 원지, 석창포 등 유효한 성분을 추출해 만든 것	알츠하이머형 치매환자의 인지장애
열다한소탕 가감방	열다한소탕 처방(갈근, 고본, 길경, 나복자, 백지, 승마, 황금)에서 뇌신경독성 약재와 치매증상 개선 효과 약재를 일부 가감	퇴행성 뇌신경질환(알츠하이머, 파킨슨병)
산사총명탕	백복신, 원지, 석창포, 산사육	알츠하이머형 치매환자의 인지장애

4) 전문의약품

치매약료에 있어 전문의약품의 사용은 환자의 상황과 전문가의 진단을 바탕으로 결정된다. 일반적으로 콜린 효능약, NMDA 수용체 차단제, 뇌혈관질환 치료제, 에스트로겐, 소염진통제, 혈중지질 저하제, 항정신병약, 항우울제 등이 사용되며 각각의 약물은 아래에 설명되어 있다.

(1) 인지증상 약물요법

- 콜린효능약[18)19)20)21)22)]

---

18) 약물치료학, 알츠하이머병, p.1257, 신일북스(2014).

19) Hock C, Maddalena A, Raschig A et al. Treatment with the selective muscrinic m1 agonist talsaclidine decreases cerebrospinal fluid levels of A beta 42 in patients with Alzheimer's disease. Amyloid 2003;10:1-6.

20) Sadot E, Gurwitz D, Barg J et al. Activation of m1 muscarinic acetylcholine receptor regulates tau phosphorylation in transfected PC1 cells. J Neurochem 1996;66:877-880.

21) 대한치매학회, 타크린(Tacrine), 아리셉트(Aricept), available at http://www.dementia.or.kr/info/outline/drug.html(accessed on February 1, 2018)

22) Rogers SL, Doody RS, Pratt RD et al. Long-term efficacy and safety of donepezil in the treatment of Alzheimer's disease.: Final analysis of a US multicenter open-label study. Eur Neuropsychopharmacol. 2000;10:195-203.

콜린효능약은 치매약료의 근간을 이루고 있다. 이는 치매환자의 뇌에서 콜린성신경이 광범위하게 소실되어 있는 현상이 발견되면서 환자의 기억력과 인식능력을 개선하는데 cholinesterase 저해제가 치료 효과를 나타낼 것이라는 가설에 근거하고 있다. cholinesterase 저해제 계열 약물들은 소모된 신경, 수용체 및 다른 신경전달물질이 소실된 것을 보상할 수는 없으나, 시냅스에서 콜린성 신경전달을 증강시킴으로써 치매증상을 개선하는데 효과가 있는 것으로 나타났다.

또한 이들 약물은 장기적으로 사용할 경우 치매와 관련된 증상이 악화되는 것을 방지할 뿐만 아니라 다른 신경계의 퇴화를 예방하며 생존 기간을 연장하는 효과도 있는 것으로 밝혀졌다. 현재 이 계열의 약물로 치매치료에 사용되는 약물은 donepezil, rivastigmine 및 galantamine 등이 있다.

Donepezil은 piperidine 계열에 속하는 cholinesterase 저해제로서 특히 acetylcholinesterase의 작용을 억제하여 신경간극에서 acetylcholine의 양을 증가시킨다. 초기 및 중기의 치매에 걸려있는 일부 환자들에게서 이 약에 의하여 인지 기능이 향상되는 것을 볼 수 있다. 하지만 donepezil은 알츠하이머병 자체를 멈추거나 돌이킬 수는 없다. 이 약제는 비교적 경미한 알츠하이머 환자에게 사용하도록 허가되어 있다.

Donepezil의 butyrylcholinesterase에 대한 억제작용은 미약하기 때문에 오심, 설사, 피곤함 등의 부작용이 적으며 나타나더라도 심하지 않고 곧 없어지게 된다. 이 약제는 장기복용 시 복약순응도와 약물 이상반응에 있어서 유리한 약물로 알려져 있다.

이 약제는 초기 용량을 1일 5mg으로 하여 1일 1회 복용하고 환자가 약물에 잘 적응하면 4~6주에 걸쳐 점차적으로 증량하여 1일 10mg을 목표 용량으로 한다. 얼마나 오랫동안 환자들이 이러한 약들을 복용해야 하는지 또 얼마나 오랫동안 효과가 있는지에 대해서는 아직 명확하지 않다. Donepezil은 CYP3A4 효소계에 의해 대사되므로 이 효소계를 억제하거나 유도하는 다른 약물과 병용 시 상호작용이 나타나지 않도록 주의해야 한다. 노인환자에게 흔히 처방되는 warfarin, 디곡신 및 theophylline은 donepezil과 뚜렷한 약물 상호작용이 보고되지 않았다.

Rivastigmine은 carbamate에 속하는 cholinesterase 저해제로서 donepezil과 달리 acetylcholinesterase와 butyrylcholinesterase를 비선택적으로 억제하여 신경간극에서 acetylcholine의 양을 증가시킨다. 이 약물은 두 가지의 cholinesterase를 모두 저해시키는 작용이 있기 때문에 다른 약물보다 부작용이 비교적 심한 편이며 오심 또는 구토 등 약물 이상반응이 나타나는 비율이 약 78%나 된다. 그러나 약 2주간 낮은 용량을 투여하여 신체의 적응을 유도하면서 점차적으로 증량하면 부작용을 줄일 수 있다. 식후 즉시 복용하는 것도 부작용을 줄이는 방법 중 하나이다.

Rivastigmine은 donepezil과 달리 반감기가 1.5시간 밖에 되지 않기 때문에 하루 2회 복용해야 한다. 초기 용량으로 1.5mg을 1일 2회 복용하고, 약 2주에 걸쳐 최대 용량인 6mg을 1일 2회로 증량한다. 이 약의 대사과정은 주로 간의 esterase에 의한 가수분해이며 CYP 효소계에 의한 영향은 거의 받지 않으므로 다른 약물과의 상호작용 면에서 유리한 장점을 가지고 있다. 또한 이 약은 단백결합률이 낮은 편이므로 warfarin과의 약물 상호작용 가능성이 낮다는 장점도 있다.

Galantamine은 phenanthrene 계열의 3급 알칼로이드에 속하는 cholinesterase 저해제로서 donepezil과 마찬가지로 신경간극에서 acetylcholinesterase를 선택적으로 억제하여 acetylcholine의 양을 증가시킨다. 이 약물은 allosteric nicotine 수용체에도 효능적으로 작용하므로 절전섬유의 니코틴 수용체에 allosteric change를 유도하여 acetylcholine의 분비량을 증가시키는 특징이 있다.

Galantamine의 부작용은 donepezil과 rivastigmine과 마찬가지로 오심, 구토, 설사 등 콜린효능과 관계되는 소화기 증상이 대부분이다. 낮은 용량에서 시작하여 점진적으로 용량을 증가시키면 부작용을 줄일 수 있다. 이 약제는 간에서 대사된 후 대부분 소변으로 배설되므로 간 기능이 저하되어 있거나 신부전증이 있는 환자는 이 약의 용량을 줄여야 한다.

Galantamine의 초기 용량은 4mg을 1일 2회 복용하는 것으로 시작하여 환자가 약물에 잘 적응하면 4주에 걸쳐 서서히 8~12mg 1일 2회로 증량한다. 이 약제는 경구로 복용하며 소화관에서 신속히 흡수되어 1시간 이내에 최고 혈중농도에 도달하고 흡수 속도는 음식물에 영향을 받지 않는다. 또한 이 약제는 CYP효소계에 의해 대사되는데, 주로 2D6와 3A4가 작용하므로 이 효소계에 영향을 미치는 다른 약물과의 상호작용에 주의를 기울여야 한다. 유전적으로 CYP2D6 효소가 결핍되어 있거나 적게 발현되어 있는 사람은 이 약의 복용에 있어서 특별히 신중을 기해야 한다. 디곡신과 warfarin은 galantamine의 약물동태학적 파라미터에 영향을 주지 않는다.

• NMDA 수용체 차단제[23)24)]

NMDA 수용체 차단제는 glutamate가 뇌의 인지기능 및 기억기능에 있어서 매우 중요한 역할을 하는 신경전달물질이기 때문에 사용되는 약물이다. Glutamate는 NMDA 수용체에 결합 작용하여 인지기능과 기억기능을 매개하지만 지나치게 많이 분비되면 오히려 신경독성을 야기한다. NMDA 수용체 차단제는 glutamate의 과도한 흥분작용을 막아줌으로써 치매의 치료제로 사용된다. NMDA 수용체 차단제로 치매치료에 허가된 약물로는 memantine이 있으며 중등도의 치매에 사용된다.

Memantine은 세뇨관 분비에 의해서 배설되기 때문에 세뇨관의 pH에 영향을 미치는 다른 약물과의 상호작용을 주의해야한다. 세뇨관의 pH가 8.0까지 상승하게 되면 memantine의 배설이 80%까지 감소하게 되어 세뇨관 또는 심장에 영향을 미칠 수 있다. 또한 memantine은 혈액뇌관문을 쉽게 통과하여 중추신경계에 분포가 잘 되며 친화성이 강하므로 생체이용률이 100%에 이른다.

Mematine은 초기 용량으로 5mg, 1일 1회 요법으로 시작하여 환자가 약물에 잘 적응할 때 매일 5mg씩 증량하여 사용한다. 약물의 최종 용량 목표는 3~4주 후 10~20mg이다. 단 중등도의 신부전증(CLcr: 40~60mL/min)이 있을 땐 목표 용량을 일일 10mg으로 설정하는 것이 권장되며, 더 심한 신부전증(CLcr: 40mL/min 이하)의 경우에는 memantine을 사용해서는 안 된다.

---

23) 약물치료학, 알츠하이머병, p.1259~1260, 신일북스(2014).

24) Butterfield DA, Pocernich CB. The glutamatergic system and Alzheimer's disease: therapeutic implications. CNS Drugs 2003;17:641-652

• 뇌혈관질환 치료제[25]

혈관질환 치료제는 뇌혈관질환이 일으키는 인지장애를 치료함으로써 치매증상을 개선하는 약료이다. 치매환자에 있어 뇌혈관질환의 치료는 중요한 의미를 갖는다. 뇌혈관질환을 일으키는 고혈압, 당뇨병 등 기저질환을 가진 환자들은 특별히 주의가 필요하다.

Aspirin이나 clopidogrel과 같은 혈소판응집저해제들이 뇌혈관질환 치료제 중 치매약료에 사용될 수 있다. Aspirin과 clopidogrel은 환자의 뇌 내 출혈 가능성을 높일 수 있기 때문에 치매환자의 약료에 사용할 시 환자가 이전에 뇌졸중이나 허혈성 뇌 혈관질환과 같은 질병을 보인 적이 있을 경우에만 사용한다. 이들 혈소판응집저해제는 뇌혈관질환이 있는 환자에게 권장된다. 이 때 aspirin은 저용량을 사용한다. 이렇게 사용된 aspirin과 clopidogrel은 환자의 뇌졸중이나 뇌혈관허혈, 말초동맥질환 등을 막아주는 2차적 예방의 목적을 갖는다.

• 에스트로겐[26][27][28][29]

여성은 폐경기 이후 치매 발병률이 급격히 올라가게 되는데 이때 감소하는 여성호르몬과 치매의 연관성에 가능성을 두고 에스트로겐을 투여하여 치매를 예방 및 치료하고자 하는 여러 연구가 진행되고 있다. 16명을 대상으로 실시한 무작위 대조군 연구에서 에스트로겐 투여가 여성 치매 치료에 효과가 있음이 입증되었으나, 170명으로 대상을 늘린 다른 연구결과에서는 효과가 없다고 입증되었다.

2014년까지는 에스트로겐의 치매 예방 및 치료에 대한 전향적 연구결과가

25) Rands G, Orrell M. Aspirin for vascular dementia. The Cochrane database of systematic reviews. 2000;(4):CD001296.

26) Kyomen HH, Hennen J, Gottlieb GL, Wei JY. Estrogen therapy and noncognitive psychiatric signs and symptoms in elderly patients with dementia. Am J Psychiatry. 2002;159:1225-1227.

27) Wang PN, Liao SQ, Liu RS. et al. Effects of estrogen on cognition, mood, and cerebral blood flow in AD: a controlled study. Neurology. 2000;54:2061-2066.

28) Scottish Intercollegiate Guidelines Network (SIGN). Management of patients with dementia: A national clinical guideline, p19, Edinburgh, NHS (2006)

29) Carcaillon L, Brailly-Tabard S, Ancelin ML, Rouaud O, Dartigues JF, Guiochon-Mantel A, et al. High plasma estradiol interacts with diabetes on risk of dementia in older postmenopausal women. Neurology 2014;82:504‒511.

없었기 때문에 그 효과를 정확히 판단하기에는 증거가 불충분했다. 대부분의 선진국에서는 여성 치매 치료약물로 에스트로겐을 언급하고 있지 않으며, 대표적으로 Scottish Intercollegiate Guidelines에서는 에스트로겐을 여성 치매 치료 약물로 권장조차 하지 않고 있다. 최근 2014년 5,644명을 대상으로 실시한 전향적 연구결과 에스트로겐 혈중 농도가 높은 경우 오히려 치매 위험률이 14배나 증가하는 것으로 밝혀졌다. 앞으로 논의가 더 이루어져야 하겠지만 현재까지는 에스트로겐을 치매 예방 및 치료의 목적으로 사용하는 것은 바람직하지 않다.

• 비스테로이드성 소염진통제(NSAIDs)[30][31]

13,499명의 환자들을 대상으로 한 6건의 임상결과를 분석한 결과 NSAIDs가 알츠하이머 발병 위험을 현저히 낮춘다는 논문이 2008년 Neurology에 발표되었다.

하지만 이어진 다른 연구결과에서는 NSAIDs와 알츠하이머 사이에 연관성이 없는 것으로 밝혀져 아직까지 논란에 휩싸여 있다. 알츠하이머의 발병기전과 항염증작용과의 관계에 대해서는 아직 가설 수준에 머물러 있고, 그 가설 중 하나로 알츠하이머의 기전 중 하나인 amyloid 생성 억제와 관련하여 NSAIDs의 연관성이 제시되고 있다. Amyloid는 β-secretase로 알려진 단백분해효소인 β-site APP cleaving enzyme에 의해 Aβ precursor protein(APP)에서 Aβ영역의 N-말단부가 절단되고, 이어서 세포막에 붙어있는 C-말단절편이 γ-secrestase에 의해 세포막 안에 함입되어 있는 부위가 절단되어 생성된다.

Ibuprofen, indomethacin, sulindac은 APP와 결합해 γ-secretase modulator로서의 역할을 한다. selective β-amyloid lowering agents로 알려진 tarenflurbil은 flurbiprofen의 R형 이성질체로서 γ-secretase modulator로서는 처음으로 임상시험 3상까지 진행되었으나 tarenflurbil 복용군과 위약대조군을 비교했을 때 유의미한 결과가 나오지 않아 개발이

---

30) Vlad SC, Miller DR, Kowall NW, Felson DT. Protective effects of NSAIDs on the development of Alzheimer disease. Neurology. 2008;70(19):1672-1677.

31) Kang Soo Lee, Ho-Suk Suh. Alzheimer's Disease: Clinical Trials and Future Perspectives. Korean Journal of Psychopharmacology. 2012;23(4):131-135.

중단되었다. 따라서 현재까지 소염진통제를 치매 예방의 목적으로 사용하는 것은 바람직하지 않다.

• 혈중지질 저하제[32)33)34)]

고지혈증 치료제를 복용하는 사람은 치매 발병률이 현저히 낮다는 사실이 발견되었다. 특히 statin계열 약물은 혈중 베타-아밀로이드 단백(beta-amyloid peptide) 생성을 줄여줌으로써 치매 발생을 예방하는 효과가 있는 것으로 나타났다. 또한 지질대사가 뇌혈관 질환과 치매 발생에 미치는 영향을 고려한다면, 이러한 약물은 확실히 혈관성치매 예방에 도움이 될 수 있을 것으로 보인다. Statin과 인지기능 연관성 연구결과, 단기간 사용 시에는 유의한 차이가 없었으나, 장기적 사용 시에는 치매 발생률을 낮추는 것으로 나타났다.

또한 대만의 국가기반연구에 따르면 고용량 statin이 고령 환자의 치매를 예방할 수 있다고 보고되었다. 대만 건강보험에 등록된 100만 명 중 치매 병력이 없는 65세 이상의 환자 57,699명을 무작위로 선별하여 4.5년을 관찰한 결과, 고용량 statin을 복용한 환자군의 치매 예방 효과가 저용량 복용군 대비 최대 3배가 더 높은 것으로 나타났다. 이 두 연구는 statin 복용 기간과 용량에 대한 치매예방에 대한 효과를 평가했다는 점에서 의미가 있다. 따라서 고용량 statin을 장기적으로 복용할 시 치매 예방 효과가 있을 것으로 보인다.

32) Fassbender K, Simons M, Bergmann C, Stroik M, Lutjohann D, Keller P, et al. Simvastatin strongly reduces levels of Alzheimer's disease β-amyloid peptides Aβ42 and Aβ40 in vitro and in vivo. Proc Natl Acad Sci USA 2001;98:5856-5861.

33) Swiger, Kristopher J., et al. Statins and cognition: a systematic review and meta-analysis of short-and long-term cognitive effects. Mayo Clinic Proceedings. Elsevier, 2013;88(11):1213-1221

34) Wu CK, Yang YH, Lin TT, et al. Statin use reduces the risk of dementia in elderly patients: a nationwide data survey and propensity analysis. Journal of internal medicine. 2015;277(3):343-352.

(2) 정신증상 약물요법[35]

치매의 주요 증상은 인지기능 장애가 대표적이지만, 불안, 초조, 우울뿐만 아니라 망상, 환청에 이르기까지 다양한 정신기능 장애 및 이상행동증을 보이는 경우가 많다. 이러한 치매환자의 행동 및 정신증상은 여러 가지 문제점을 가져올 수 있다. 첫째, 환자의 인지기능을 급속히 악화시켜 요양원이나 요양병원에 조기 입원될 가능성이 있다. 둘째, 환자의 치료 비용이 증가한다. 셋째, 환자와 보호자의 삶의 질을 저하시킨다. 따라서 치매 환자에게 정신기능 장애나 이상행동증이 나타나면 이에 대한 효과적인 약료가 요구된다. 일반적으로 정신기능 장애나 이상행동 증상이 가벼울 때는 비약물적 치료가 우선되지만 심하면 이에 대한 약물치료를 반드시 실시해야 한다.

콜린효능약과 memantine은 인지증상 약물요법에 사용되는 약물이지만 정신증상에도 미약하지만 효과가 있기 때문에 정신증상의 치료에 사용되기도 한다. 치매 정신증상 치료에는 항정신병약, 항우울제, 기분안정제, 벤조디아제핀 계열 진정제들이 사용된다.

• 항정신병약[36][37]

기존에는 정신증상 및 공격적 행동에 haloperidol이 사용되어 왔지만, 최근에는 비전형적 항정신병 약물로 알려진 clozapine, risperidone, olanzapine 사용이 권장되고 있다. Risperidone의 초기 용량은 0.5mg/day, 유지 용량은 1~2mg/day 이며, olanzapine의 초기 용량은 2.5mg/day, 유지 용량은 5~7.5mg/day이다. 심하게 흥분했을 시에는 haloperidol 및 lorazepam 근육주사가 권장될 수 있다. 단, 루이체 치매에는 chlorpromazine, haloperidol과 같은 전형적 항정신병 약물은 환자의 상태를 더 악화시킬 수 있으므로 사용해서는 안 된다. 이 경우 cholinesterase 저해제인 donepezil, galantmine, rivastigmine의 사용이 권장된다.

항정신병약은 여러 가지 부작용이 많을 뿐만 아니라 특히 인지능력을 저하시키는

35) 이정현, 오병훈, 유계준. 치매환자에서 동반된 행동·정신증상에 대한 새로운 항정신병약물의 치료 효과. 대한정신약물학회지 2000;11(3):232-237.

36) 오병훈. 치매의 행동·정신 증상 진단 및 관리. J Korean Med Assoc 2009;52(11):1048-1054

37) 김광수, 배치운. 기질성 정신장애의 비정형 항정신병약물 치료. 대한정신약물학회지 2000;11(3):203-215.

부작용도 있기 때문에 사용에 주의를 기울여야 한다. 제2세대 항정신병약은 제1세대 약물에 비하여 안전성 측면에서 유리하지만 항콜린 작용, 추체외로 작용, 보행 장애 등 부작용이 전혀 없는 것은 아니다. 특히 중등도 내지 중증의 치매환자는 음식물 섭취에 문제가 있어 건강상태가 매우 불량한 경우가 많은데, 이런 환자에게 항정신병약을 투여할 시 부작용이 더욱 잘 발생된다. 뿐만 아니라 보행장애 부작용으로 인한 낙상과 골절은 2차 감염증으로도 이어질 수 있다. 따라서 환자와 보호자 모두 항정신병 약물의 부작용을 제대로 인지하는 것이 중요하다.

• 항우울제

치매환자의 우울증 치료에는 세로토닌 선택성이 높은 SSRI를 사용한다. SSRI는 우울증 이외의 정신증상에도 어느 정도 효과가 있는 것으로 밝혀져 있다. SSRI계열의 여러 가지 약물 중에서도 citalopram과 sertraline은 치매환자의 정신증상에 대하여 가장 많이 연구된 약물이다.

Citalopram의 부작용으로는 출혈이 일어날 가능성이 있으며 치명적인 심장박동장애(ECG에서 QT 연장)가 발생할 수도 있다. 또한 일부 환자에서 안구통증, 시력 변화 등의 문제가 일어날 수 있으므로 주의해야 한다. Sertraline의 부작용으로는 뼈 골절 확률이 높아지며 citalopram과 마찬가지로 출혈과 안구 문제가 발생할 가능성이 있다. 치매환자의 정신증상에 사용되는 citalopram의 초기 용량은 10mg/day이며 유지 용량은 10~20mg/day이다. Sertraline의 초기 용량은 25mg/day이며 유지 용량은 75~100mg/day를 사용하도록 한다.

삼환계 항우울제는 항콜린작용으로 인해 치매환자의 인지장애를 악화시킬 수 있기 때문에 사용하지 않는다. 또한 이 계열의 약물은 donepezil 등의 콜린효능약의 작용을 억제시키기 때문에 인지증상 치료를 방해할 수 있다.

• 기타

치매환자에게 나타나는 괴상한 행동과 정신증을 효과적으로 치료할 수 있는 약물은 현재까지 증명되지 않았으며, 보호자가 감당할 수 없을 정도로 증상이 심해지면 항정신병약을 사용하는 경우가 많다. 만약 항정신병약이나 항우울제로 조절이 되지 않는 경우에는 기분안정제와 BDZ(benzodiazepine) 계열 약물이 대체약물로 사용된다.

기분안정제 중에서는 carbamazepine, valproic acid, gabapentine이 고려되는데, 이 약물들은 양극성질환이나 간질에 사용하지만 중추신경계에 작용하여 수면을 유도하는 등 강한 진정효과가 있기 때문에 치매에도 사용된다. 하지만 치매환자의 정신증에 대한 치료적 유효성은 아직 증명되지 않았다.

BZD 계열 약물도 기분안정제와 마찬가지로 환자가 지나친 공격성을 보일 때 일시적으로 사용하는 약물이다. 이들 약물은 장기간 사용할 경우 인지능력을 저해시키는 것은 물론 고용량에서 보행장애와 호흡기능부전을 일으킬 수 있기 때문에 필요 시에 단기간으로 사용해야 한다.

5) 치매의 비약물 요법

(1) 회상요법[38]

회상요법이란 의미 있는 과거 경험을 고찰하면서 자신을 돌아보고 성찰하는 방법이다. 특히 노인들에게 과거를 돌이켜 보게 함으로써 시간의 흐름에 따른 개인의 발달과정을 이해시키고, 추억, 감정에 대한 자아성찰 및 함께 나누는 이야기를 통해 내적인 연속적 자원을 제공하여 자신의 독자성과 가치를 발견하도록 돕는 치료법이다.

치료는 개인 또는 집단별로 실시할 수 있으며 장기 건강관리 집단이나 노인시설 등에서는 집단회상요법이 효과적이다. 회상촉진을 위한 의사소통을 위해 경청, 회상유도 질문, 강화, 수용 등의 과정을 거친다. 경청을 통해 환자의 이야기를 잘 들어야 하며 회상을 유도하기 위해서 "당신의 생활 중에서 생각나는 추억을 말씀해주세요", "가장 행복하게 느끼는 추억은 어떤 것인가요?", "어린 시절에

---

38) 중앙치매센터, available at
   http://www.nid.or.kr/partner/leader/teaming/board_view.asp?seq=3131&page=1&leader_
   seq=130&cardinal=2&list_num=10&schType=&schWord=&schDisplay=(accessed on June 3,
   2015) 김남초, 유양숙, 한숙원. 치매노인에게 시청각 자극을 병행한회상요법의 적용효과. 대한간호학회지
   2000;30(1): 98-109.

살던 고장에 대해서 말씀해주세요", "어린 시절에 같이 지낸 가족에 대하여 말씀해주세요"와 같은 질문을 한다.

강화 과정은 면담자가 환자의 회고 과정에 대해 언어적 논평을 제공하여 회고 행위를 격려 또는 지지하는 것이다. 강화를 위한 언어적 논평으로 "당신의 과거를 저와 나누게 된 것에 대하여 감사드립니다", "지금까지 한 회상은 현재를 보다 편히 느끼도록 도울 것입니다" 등이 있고 비언어적 행동으로 접촉, 손잡기, 가까이 앉기, 미소 짓기 등이 있다. 수용은 회고 과정을 통해 환자가 표출한 부정적, 긍정적 감정을 면담자가 인지하고 수용하는 것으로 "고통스런 사건을 회상하는 것은 매우 힘들 것입니다", "멋진 추억을 가지신 당신은 정말 행복하시겠군요", "어려운 시절에도 당신은 인생에 대하여 긍정적으로 생각하셨군요" 등의 말을 통해 지지해준다.

지역약국 약사는 회상요법을 실시하는 면담자의 역할과 자세를 취하는 것이 중요하다. 이때 개방적이고 친근한 태도를 가져 회상이 자연스럽게 이루어지도록 하여야 하며 대상자에게 민감한 내용의 회상을 나누는데 도움이 될 수 있도록 관계형성을 잘 해야 한다.

(2) 영양치료[39)40)]

Eicosapentanoic acid(EPA)는 음식물을 통해 섭취해야하는 불포화 지방산(오메가-3 지방산)으로 꽁치, 고등어와 같은 등 푸른 생선에 많이 함유되어 있다. EPA가 심혈관계 질환의 예방과 치료에 효과가 있는 것으로 밝혀지면서 치매환자의 인지기능 향상에도 도움이 될 것이라 예상하였다. 그러나 치매의 복잡한 발병 원인과 함께 아직까지 밝혀지지 않은 부분들로 인하여 치매환자에 대한 치료 효과는 증명되지 않았다.

Dehydroepiandrosterone(DHEA)는 부신에서 생성되는 스테로이드계 호르몬의 한 종류로 콜레스테롤로부터 만들어지며 참마(산약의 일종)에 풍부하게

---

39) First vitality, Alzheimer's, Senile Dementia & L-Carnosine Therapy. available at http://www.1stvitality.co.uk/health/alzheimers/carnosine.htm(accessed on January 19, 2017)

40) Gary Null PhD. Ultimate Anti-Aging Program. p.183, (1999)

함유되어 있다. 20~30대에서 가장 높은 수치를 보이고 나이가 들수록 점차 감소한다. 그동안 DHEA에 노화 방지와 수명 연장, 면역기능 강화 등의 기능이 있다고 알려져 왔으나 실제로는 노인의 인지기능, 삶의 만족도 향상에는 아무런 효과가 없는 것으로 밝혀졌다.

Carnosine은 척추동물의 골격근에 있는 dipeptide이며 골격근과 뇌에 존재하지만, 그 생리적 역할은 분명하지 않다. 이 물질은 주로 육류에 포함되어 있으며 알츠하이머 환자의 뇌에서 발견되는 물질인 beta-amyloid를 저해하여 세포손상을 감소시키고 신경조직을 보호하는 기능이 있다. 또한 산화적 세포손상과 관련된 alpha-, beta-unsaturated aldehyde acrolein으로부터 뇌세포를 보호하는 역할을 한다.

Phosphatidylserine은 인지질의 일종으로서 뇌에서 신경전달물질을 분비하는 신경세포막의 구성성분의 일종이며 주로 콩에 많이 함유되어 있다. 노화가 진행될수록 생체내의 phosphatidylserine의 농도는 감소하게 되는데, 이러한 현상은 알츠하이머, 우울증과 같은 정신질환과도 관련 있다. 한 연구에 따르면, 알츠하이머 환자가 phosphatidylserine을 3개월 동안 100mg 복용한 후에 인지능력이 향상된 결과를 보였다.

(3) 운동치료[41]

운동치료는 치매환자의 불안과 초조를 감소시키는데 도움이 된다. 걷기와 같은 간단한 유산소 운동이나 치매 환자의 기분을 전환시키는 신체자극 운동으로 이뤄진다.

걷기 프로그램과 신체자극 운동을 실시한 결과, 치매 위험인자인 LDL-C, β-amyloid 수치가 감소하였으며, 또한 치매 관련인자인 K-MMSE 점수와 HDL-C, 인슐린 그리고 DHEAs 수치가 유의하게 개선되는 것으로 나타났다. 운동치료는 치매환자의 심폐기능을 향상시키는 효과뿐만 아니라 인지기능의 증진에도 효과를 기대할 수 있으므로 지역약국 약사는 환자가 개인적 신체

---

41) 이강옥. 고령 여성들의 신체자극 운동과 걷기 프로그램 병행이 신체조성, 우울증 및 치매 위험 인자에 미치는 영향. 한국체육과학회지 2009:18(2):1011-1026.

수준에 적합한 유산소훈련을 꾸준히 할 수 있도록 조언해야 한다.

(4) 음악치료[42][43]

음악치료는 치료적인 목적, 즉 정신과 신체건강을 복원 및 유지시키고 향상시키기 위해 음악을 사용하는 방법이다. 음악치료는 치료적인 환경 속에서 치료대상자의 행동을 바람직한 방향으로 변화시키기 위한 목적으로 음악치료사가 음악을 단계적으로 사용하는 방식으로 진행된다. 목적은 건강 증진, 스트레스 관리, 통증 완화, 기억력 향상, 대화능력 향상이다. 치료 목적에 따라 치료 방법 또한 다르다. 기본적으로 음악은 긴장과 이완 두 가지의 기능을 가지고 있다. 그래서 이완시키는 음악은 사람에게 휴식과 안정을 증진시키기 위해 사용되고, 긴장시키는 음악은 반대의 반응을 일으킨다. 그러나 같은 음악이라도 개인에 따라 그 반응이 다르다. 따라서 개인적인 특성을 고려하여 치료가 이루어져야 한다.

치료 순서는 크게 네 단계로 이루어진다. 1단계는 과거의 노래를 들려주어 환자가 좋아하는 음악을 찾는 것이다. 콘서트장, 연주회, 여러 실내 장소에서 다양한 종류의 음악을 들려준다. 이때 환자가 부정적인 반응을 보인다면 당장 중단한다. 2단계로는 1단계에서 모은 음악들을 노래방 기계나 악보를 통해 따라 부르게 한다. 3단계에선 음악을 틀어놓은 상태에서 가벼운 걷기를 통해 균형감각과 걸음걸이를 향상시킨다. 취침 전에는 친숙하고 잔잔한 음악을 통해 환자가 쉽게 수면에 들게 한다. 마지막 4단계에서는 음악을 이용하여 다양한 활동을 진행한다. 특히 악기를 연주할 때는 큰 진동을 내는 리듬악기를 고르는 것이 환자의 참여를 이끌어내기 좋다. 이러한 활동들을 할 때 환자의 표정에 감정이 묻어나도록 유도하여야 한다.

치료 시 한 가지 주의할 점이 있다. 음악치료는 약물적 접근처럼 기계적인 알고리즘에 따른 치료법이 아니다. 환자와 주변 사람들 간의 감정, 경험, 추억, 희망을 나누는 인간적인 활동이다. 치매의 특성 및 낮은 완치율 때문에 치료

---

42) Music therapy and alzheimer's disease, American Music Therapy Association. (2006). available at http://www.musictheapy.org/assets/1/7/MT_Alzheimers_2006.pdf(accessed on January 19, 2017).

43) 채경수. 노인복지에 대한 음악치료의 접근. 한국노인복지학회 2004년 춘계학술대회자료집 p.5-18, (2004).

종국에는 모든 활동들이 기계적이고 의무감에 행해질 수 있다. 약사는 그래서 오랜 치료로 지친 환자와 보호자에게 보다 정신적으로 안정을 주면서 즐거움을 찾을 수 있는 음악치료를 권하여 치료 활동의 전환점이 될 수 있도록 한다. 이 치료의 가장 큰 장점은 환자 본인뿐만 아니라 보호자 또한 음악을 통해 정신적인 안정을 되찾아 다른 치료 활동들을 더 효과적으로 해나갈 수 있다는 점이다.

4. 결론

치매는 원인과 치료법이 아직까지 명확히 밝혀지지 않은 부분이 많다. 또한 치매는 인지기능 장애뿐만 아니라 정신기능 및 신체기능 장애까지 동반하고 남은 여생 전반에 걸쳐 지속적으로 악화되기 때문에 환자 본인은 물론 가족과 사회에 미치는 부담이 매우 큰 질환이다. 지역약국은 환자와 지근거리에 위치한 요양기관이므로 의료인에 비하여 접근성이 매우 좋다는 장점이 있다.

따라서 지역약국 약사는 전문의약품을 사용하는 약물요법은 물론 일반의약품, 건강기능식품 및 비약물요법 등을 활용하여 적극적인 약료서비스를 실천하고 이를 통하여 치매환자의 삶의 질을 제고하고 사회적 부담을 최소화 하는 데 더욱 힘써야 할 것이다.

PART
15

크론병

크론병
Crohn's Disease

1. 크론병의 정의[1)2)]

크론병은 구강에서 항문까지 위장관 전체에 침범할 수 있는 원인 불명의 만성 염증성 장질환이다(Figure 1). 궤양성 대장염과 달리 염증이 장의 모든 층을 침범하며, 병적인 변화가 분포하는 양상이 연속적이지 않고 드문드문 나타나는 경우가 많다. 크론병은 복통, 설사, 체중 감소를 주증상으로 한다. 또한 호전과 악화를 반복하는 만성 경과를 밟고 협착, 천공, 농양, 누공 등으로 인해 반복적인 수술을 필요로 하는 등 난치 경과를 밟게 된다.

2. 크론병의 분류[3)4)]

크론병의 임상적 질병 활동도(disease activity)를 평가하기 위해 사용되는

1) 대학소화기학회지, 크론병 진단 가이드라인, 2009

2) 이강문, 염증성 장질환 종류에 따른 치료전략, 가톨릭대학교 의과대학 내과학교실, 2015

3) Best WR, Becktel JM, Singleton JW, Kern F Jr. Development of a Crohn's disease activity index. National Cooperative Crohn's Disease Study. Gastroenterology 1976;70:439-444.

4) Van Assche G, Dignass A, Panes J, et al; European Crohn's and Colitis Organisation (ECCO). The second European evidence-based Consensus on the diagnosis and management of Crohn's disease: Definitions and diagnosis. J Crohns Colitis 2010;4:7-27.

Figure 1. Crohn's disease

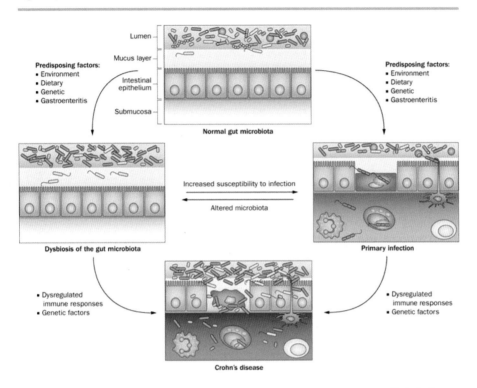

지표로는 Crohn's disease activity index(CDAI)(Table 1)가 대표적이다. CDAI 150 미만은 관해(remission), 150 이상 220 미만은 경증 활동도(mild activity), 220 이상 450 미만은 중등도 활동도(moderate activity), 450 이상은 중증 활동도(severe activity)로 분류된다.

Table 1. CDAI(crohn's disease activity index)

Items	Factor
1. 설사나 무른 변의 횟수(7일 간의 총합)	x2
2. 복통(0=없음, 1=약함, 2=중간, 3=심함, 7일 간의 총합)	x5

Items	Factor
3. 삶의 질(0=아주 좋음, 1=중간, 2=안 좋음 3=매우 안 좋음, 4=끔찍함, 7일 간의 총합)	x7
4. 환자가 현재 겪고 있는 증상의 가짓수 1) 관절염/관절통 2) 홍채염/포도막염 3) 결절성 홍반/괴저성 농피증/혓바늘 4) 치열/치루/항문 농액 5) 다른 누공 6) 지난 한 주간 열이 37.8℃ 이상	x20
5. 설사로 인한 lomotil/opiates 복용 여부(0=아니오, 1=예)	x30
6. 복부 종괴 여부(0=없음, 2=의심스러움, 3=확실함)	x10
7. 헤마토크릿 (남자: [47-hematocrit], 여자: [42-hematocrit]) * 남자 47, 여자 42보다 높은 경우는 0점을 준다.	x6
8. 표준 체중 대비 이탈 백분율 $100\times(1-\dfrac{현재\ 체중}{표준\ 체중})$	x1

3. 크론병의 약료[5)6)7)]

1) 약료의 목표

크론병의 약료 목표는 활동성 질환의 관해를 유도하고 유지함으로써, 궁극적으로는 환자의 건강과 삶의 질을 향상시키는 것이다.

5) Everyday health, What to Expect From Your Crohn's Disease Treatment, available at http://www.everydayhealth.com/hs/crohns-disease-treatment-management/crohns-disease-treatment-goals/(accessed on February 1, 2018)

6) Rutgeerts PJ. Conventional treatment of Crohn's disease: objectives and outcomes. Inflamm Bowel Dis. 2001 May;7 Suppl 1:S2-8.

7) Mayo clinic, Crohn's disease, available at http://www.mayoclinic.org/diseases-conditions/crohns-disease/basics/treatment/con-20032061(accessed on February 1, 2018)

2) 약료의 일반적 접근 방법[8)9)10)11)12)]

Figure 2. 크론병의 약물치료 알고리즘

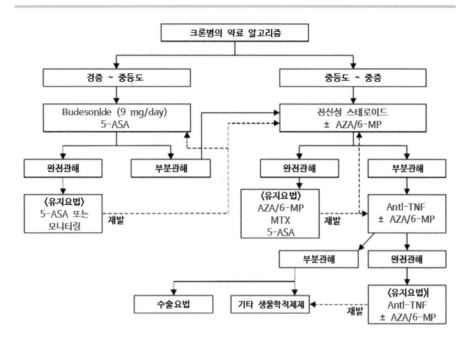

크론병의 치료에는 항상 질병의 활동도와 침범 부위를 고려해야 한다. 또한 약제의 제형과 작용 부위, 약제의 효능과 부작용, 이전 치료에 대한 반응(재발, corticosteroid 의존성, corticosteroid 불응성 등) 및 장관 외 침범과 합병증도 고려해야 한다. 특히 누관을 통한 다른 내장과 조직의 침범 시 연관된 모든 장관을 절제할 수 없고, 수술 후에도 재발이 될 수 있으므로 크론병의 약물 치료는 매우 중요하다.

---

8) 대한장연구학회 IBD 연구회, 크론병 치료 가이드라인

9) 약물치료학, 염증성 장질환, p.516, 신일북스(2014).

10) 대한장연구학회 IBD 연구회, 크론병 치료 가이드라인

11) Ueno F, Matsui T, Matsumoto T et al. Evidence-based clinical practice guidelines for Crohn's disease, integrated with formal consensus of experts in Japan. J Gastroenterol. 2013 Jan;48(1):31-72. doi: 10.1007/s00535-012-0673-1.

12) Byong Duk Ye, Suk-Kyun Yang, Sung Jae Shin et al. Guidelines for the Management of Crohn's Disease. Intest Res. 2012 Feb;10(1):26-66. Korean.

크론병의 활동도 평가는 **Table 1**에 나타난 CDAI가 가장 많이 활용된다. CDAI를 통해 질병의 활동도(mild, moderate, severe)를 구분한다. 치료에 대한 반응은 일반적으로 CDAI 감소가 100 이상인 경우로 정의한다. 재발은 임상적 관해가 있던 환자의 CDAI가 150을 초과하면서 100 이상 상승하는 것으로 정의한다.

크론병 치료의 알고리즘은 **Figure 2**에 나타냈다. 질병의 활동도를 경증(mild), 중증도(moderate), 중증(severe)으로 나누어 병소의 위치에 따라 치료를 달리한다. 경증의 경우 5-aminosalicylate(5-ASA)인 mesalamine이 가장 선호되며, 중등도에서는 경증과 동일하나 필요시 budesonide를 추가 투여한다. 그 이후에도 완전 관해에 도달하지 못하거나 중증 환자의 경우에는 azathioprine 또는 6-mercaptopurine(6-MP), hydrocortisone과 같은 전신성 스테로이드의 추가를 고려한다.

3) 영양요법[13]

크론병 및 염증성 장 질환에서 영양요법의 목표는 환자의 영양상태를 유지 또는 개선하고 증상을 완화시키거나 관해를 유도함으로써 스테로이드의 사용을 줄이고 수술을 피하는데 있다. 영양요법으로는 총 정맥 영양요법, 경장 영양요법, 경구식이, 식이 보조 치료제 등이 있다.

(1) 경정맥 영양요법[14][15][16][17][18]

크론병에서 금식을 하면서 경정맥 영양을 시행한 경우 63~89%의 관해가

13) 박재홍. 소아 염증성 장질환에서의 영양학적 문제와 관리. Hanyang Medical Reviews Vol. 31 No. 4, 2011

14) Matuchansky C. Parenteral nutrition in inflammatory bowel disease. Gut 1986;27 Suppl 1:81-4.

15) McIntyre PB, Powell-Tuck J, Wood SR, Lennard-Jones JE, Lerebours E, Hecketsweiler P, et al. Controlled trial of bowel rest in the treatment of severe acute colitis. Gut 1986;27:481-5.

16) Dickinson RJ, Ashton MG, Axon AT, Smith RC, Yeung CK, Hill GL. Controlled trial of intravenous hyperalimentation and total bowel rest as an adjunct to the routine therapy of acute colitis. Gastroenterology 1980;79:1199-204.

17) Ostro MJ, Greenberg GR, Jeejeebhoy KN. Total parenteral nutrition and complete bowel rest in the management of Crohn's disease. JPEN J Parenter Enteral Nutr 1985;9:280-7.

18) So Yoon Yoon, Sung-Ae Jung. Nutritional Support in Patients with Inflammatory Bowel Diseases. Intest Res 2013;11(4):243-249

있었다는 보고가 있으나, 관해 후 재발율이 40~62%로 높게 나타났다. 이 때문에 장 부전이 명확한 경우를 제외하고는 1차적인 치료보다는 보조적인 목적으로 사용된다. 따라서 경장 영양요법에 실패하거나 적합하지 않은 환자들(장폐쇄, 장천공, 독성 거대결장증과 장피누공이 있는 경우)을 대상으로 경정맥 영양요법을 시행하는 것이 바람직하다.

(2) 경장 영양요법(성분식이 및 중합식이)[19)20)21)22)23)24)25)26)]

경장영양요법은 염증성 장질환 환자의 영양 상태를 개선시키고, 크론병의 1차적 치료에도 효과를 나타낸다. 특히 활동성 크론병 소아 환자에게 경장 영양요법으로 치료 시, 스테로이드의 사용을 줄이고 협착에 의한 복통을 개선시키며, 점막 치유에도 효과가 있다고 다수의 연구에서 밝히고 있다. 식이요법의 종류로는 성분식이(elemental diet), 저분자 및 고분자 중합식이(low and high molecular weight polymeric diet), 유동식이(liquid diet), 제외식이(elimination diet) 등 다양한 종류가 있다.

성분식이는 아미노산, 당분, 무기질, 비타민, 필수 지방산, 수분 등으로

19) Heuschkel RB, Menache CC, Megerian JT, Baird AE. Enteral nutrition and corticosteroids in the treatment of acute Crohn's disease in children. J Pediatr Gastroenterol Nutr 2000;31:8-15.

20) Bremner AR, Beattie RM. Therapy of Crohn's disease in childhood. Expert Opin Pharmacother 2002;3:809-825.

21) Jones VA. Comparison of total parenteral nutrition and elemental diet in induction of remission of Crohn's disease. Long-term maintenance of remission by personalized food exclusion diets. Dig Dis Sci 1987;32:100S-7S.

22) Giaffer MH, North G, Holdsworth CD. Controlled trial of polymeric versus elemental diet in treatment of active Crohn's disease. Lancet 1990;335:816-9.

23) Malchow H, Steinhardt HJ, Lorenz-Meyer H, Strohm WD, Rasmussen S, Sommer H, et al. Feasibility and effectiveness of a defined-formula diet regimen in treating active Crohn's disease. European Cooperative Crohn's Disease Study III. Scand J Gastroenterol 1990;25:235-44.

24) Lochs H, Steinhardt HJ, Klaus-Wentz B, Zeitz M, Vogelsang H, Sommer H, et al. Comparison of enteral nutrition and drug treatment in active Crohn's disease. Results of the European Cooperative Crohn's Disease Study. IV. Gastroenterology 1991;101:881-8.

25) Fell JM, Paintin M, Arnaud-battandier F, et al. Mucosal healing and a fall in mucosal pro-inflammatory cytokine mRNA induced by a specific oral polymeric diet in paediatric Crohn's disease. Aliment Pharmacol Ther 2000;14:281-289.

26) Fernandez-Banares F, Cabre E, Esteve-Comas M, Gassull MA. How effective is enteral nutrition in inducing clinical remission in active Crohn's disease? A meta-analysis of the randomized clinical trials. JPEN J Parenter Enteral Nutr 1995;19:356-64.

구성되고 단백질과 지방 등의 분자량이 큰 영양소와 섬유질을 함유하지 않는다. 따라서 소화과정을 거치지 않고 근위부 소장에서 체내로 쉽게 흡수되며, 찌꺼기가 남지 않아 하부 장관의 휴식 효과를 얻을 수 있을 뿐 아니라 항원성이 없으므로 면역반응을 유발하지 않는다. 치료 효과 면에서 총 정맥 영양요법이나 스테로이드와 유사하며 저렴하고 합병증이 적다. 그러나 맛이 나쁘고 배가 고파 인해 환자의 순응도가 낮고, 가격이 비싸다는 단점이 있다.

중합식이 또한 크론병에서 성분식이와 유사한 관해 유도 및 유지 효과를 나타내었으며 스테로이드 및 sulfasalazine 등의 약제와의 비교에서도 치료 효과에 차이가 없어 성분식이보다 우선적으로 이용할 수 있다. 그러나 경구를 통해 투여할 경우 순응도가 낮으므로 튜브를 통해 투여해야 한다. 일반적인 죽이나 미음 등의 유동식이는 약물 치료만큼의 효과는 없다고 하지만 스테로이드에 반응이 없거나 지나치게 스테로이드에 의존적인 경우에 시도해 볼 수 있다.

이 밖에도 제외식이를 통해 소화기 불편을 야기하는 음식류를 피하는 방법도 있지만, 영양불량 상태가 되지 않도록 골고루 잘 먹는 것이 약물에 대한 반응도 좋게 하고, 전신 상태를 호전시켜 관해 및 안정 기간을 오래 유지할 수 있다.

(3) 일반 식이[27][28][29]

경도 및 중등도의 환자에게는 불필요한 식사 제한은 하지 않는 것이 좋다. 질병 활성기에는 부드럽고 자극성이 없는 음식을 섭취하는 것이 좋고 장관 협착이 있는 경우는 섬유질을 제한한 저잔사식(Low Residue Diet)이 바람직하다. 지방 섭취는 염증 재발에 관여하므로 저지방식이가 바람직하며, 오메가-3계 지방산이 풍부한 어류가 좋다.

27) Li G, Ren J, Li J. Overview of diet-related study in Crohn's disease. Zhonghua Wei Chang Wai Ke Za Zhi. 2015 Dec;18(12):1288-92. Chinese.

28) Lewis JD, Chen EZ, Baldassano RN, Otley AR, Griffiths AM, Lee D, Bittinger K, Bailey A, Friedman ES, Hoffmann C, Albenberg L, Sinha R, Compher C, Gilroy E, Nessel L, Grant A, Chehoud C, Li H, Wu GD, Bushman FD. Inflammation, Antibiotics, and Diet as Environmental Stressors of the Gut Microbiome in Pediatric Crohn's Disease. Cell Host Microbe. 2015 Oct 14;18(4):489-500.

29) Hunter J. Elemental diet and the nutritional treatment of Crohn's disease. Gastroenterol Hepatol Bed Bench. 2015 Winter;8(1):4-5.

(4) 보조 식이[30)31)32)33)]

보조치료제로 가능성이 검토되고 있는 영양성분으로는 부티레이트(butyrate), 프로피오네이트(propionate)등의 단쇄지방산, 어유(fish oil) 등의 아이코사펜타엔산(eicosapentaeoic acid), 감마 리놀렌산(gamma linolenic acid), 항산화제 등이 있다. 그러나 아직 소아 IBD 환자에게 염증 완화를 위한 1차 치료로 추천할 수 있는 근거는 부족하다.

4) 일반의약품

(1) 비타민 B12(cyanocobalamin)/엽산(Folate)제제[34)35)]

크론병에서 빈혈은 여러 가지 원인으로 인해 생길 수 있으며 만성질환에 동반된 빈혈이나 광범위한 소장 절제술을 받은 경우 비타민 B12(cyanocobalamin), 엽산(folic acid)의 흡수부전으로 인한 거대적아구성 빈혈이 관찰될 수 있어 보충이 필요하다. 비타민 B12는 동물의 내장기관, 육류, 해산물, 동물성 식품 등에 함유되어 있으며, 뇌신경세포에 필수적인 성분으로서 뇌신경 보호와 탈수초화를 감소시키는 효과를 보인다. 또한 손발이 저리거나 당뇨병성 신경병증의 말초신경장애에 효과가 있다. Folic acid는 간, 콩팥, 버섯, 효모 및 녹엽에

30) Kleinman RE, Baldassano RN, Caplan A, Griffiths AM, Heyman MB, Issenman RM, et al. Nutrition support for pediatric patients with inflammatory bowel disease: a clinical report of the North American Society for Pediatric Gastroenterology, Hepatology And Nutrition. J Pediatr Gastroenterol Nutr 2004;39:15−27.

31) Meister D, Ghosh S. Effect of fish oil enriched enteral diet on inflammatory bowel disease tissues in organ culture: differential effects on ulcerative colitis and Crohn's disease. World J Gastroenterol. 2005 Dec 21;11(47):7466−72.

32) Bamba T, Shimoyama T, Sasaki M, Tsujikawa T, Fukuda Y, Koganei K et al. Dietary fat attenuates the benefits of an elemental diet in active Crohn's disease: a randomized, controlled trial. Eur J Gastroenterol Hepatol. 2003 Feb;15(2):151−7.

33) Imes S, Dinwoodie A, Walker K, Pinchbeck B, Thomson AB. Vitamin C status in 137 outpatients with Crohn's disease. Effect of diet counseling. J Clin Gastroenterol. 1986 Aug;8(4):443−6.

34) Duerksen DR, Fallows G, Bernstein CN. Vitamin B12 malabsorption in patients with limited ileal resection. Nutrition. 2006 Nov−Dec;22(11−12):1210−3.

35) CONWAY NS, CONWAY H. Vitamin B12 and folic acid in megaloblastic anemia after total gastrectomy. Br Med J. 1951 Jan 27;1(4699):158−61.

함유되어 있고 nucleotide, 아미노산 등의 대사에 관여하는 조효소를 생성하는데 필수적인 성분이다. 또한 조혈 과정의 핵단백질 합성과 유지에 필수적인 성분으로 점막 궤양방지와 빈혈예방 효과가 있다(Table 2).

Table 2. Cyanocobalamin과 Folic Acid의 비교[36][37]

	효과	일일 섭취 기준량	함유 식품	부작용
Cyanocobalamin	• 뇌신경세포에 필수적인 성분 • 뇌신경 보호 및 탈수초화 감소효과를 나타냄 • 손발이 저리거나, 당뇨병성 신경병증의 말초신경장애에 효능을 나타냄	성인: 2.4mcg 임산부: 2.8mcg	동물의 내장기관, 육류, 해산물, 달걀, 우유 등 동물성 식품	• 주사부위 통증 • 일시적 설사 • 두통 • 정맥 주사시 아나필락시스 반응 • 저칼륨혈증

Folic Acid	• Nucleotide, 아미노산 등의 대사에 관여하는 조효소 생성에 필수적인 성분
	• 조혈 과정의 핵단백질 합성과 유지에 필수적인 성분
	• 점막 궤양 방지와 빈혈예방에도 효능을 나타냄
		흡수 불량시:
		100~400mcg
		임산부: 600mcg
			간, 콩팥, 버섯, 효모 및 녹엽	• 없으나 약물 상호작용 주의
				• 혈중 농도 저하
				  :phenobarbital, phenytoin, primidone, raltitrexed
				• 흡수 저하
				  :홍차, 녹차

(2) 철분제제[38][39][40][41]

크론병에서 빈혈은 여러 가지 원인으로 인해 생길 수 있으나 철 결핍성 빈혈이 가장 흔히 관찰된다. 이 밖에도 크론병을 가진 빈혈 환자의 대부분은 식이제한,

36) Tamaddonfard E, Farshid AA, Samadi F, Effect of vitamin B12 on functional recovery and histopathologic changes of tibial nerve-crushed rats, Drug Res (Stuttg). 2014 Sep;64(9):470-5. doi: 10.1055/s-0033-1363219.

37) Bills ND, Koury MJ, Clifford AJ, Dessypris EN, Ineffective hematopoiesis in folate-deficient mice, Blood. 1992 May 1;79(9):2273-80

38) Gasche C, Reinisch W, Lochs H, et al. Anemia in Crohn's disease. Importance of inadequate erythropoietin production and iron deficiency. Dig Dis Sci. 1994;39:1930-1934.

39) Lomer MC, Kodjabashia K, Hutchinson C, et al. Intake of dietary iron is low in patients with Crohn's disease: a case-control study. Br J Nutr. 2004;91:141-148.

40) Santiago P, Ferrous versus ferric oral iron formulations for the treatment of iron deficiency: a clinical overview. ScientificWorldJournal. 2012;2012:846824.

영양 결핍, 장 출혈로 인한 철 결핍을 보인다.

철 결핍성 빈혈의 치료를 위해 철분제를 투여하면 3-4일 내에 망상적혈구 수가 증가하게 되며, 7-10일에 최고에 이르고 2주가 되는 시기에 정상치를 회복하게 된다. 경구용 철분제제는 수용성 2가철염이 적절한데, 3가철에 비하여 3배 이상 흡수율이 좋다. 이 중 푸마르산 철(ferroous fumarate), 황산 제일철(ferrous sulfate)이 주로 사용되며, 흡수에 대한 차이는 없으나, 황산 제일철의 경우 가격이 저렴하여 철 결핍성 빈혈에 일차 선택 약물로 사용된다(Table 3). 다만 제산제, tetracycline, doxycycline 등은 철분의 흡수를 감소시키고, levodopa, penicillamine, fluoroquinolone은 철분에 의해 흡수가 감소하며 methyldopa, levothyroxine은 철분제와 병용시 그 효과가 감소될 수 있으므로 이들 약물 상호작용에 유의하여야 한다(Table 4).

Table 3. 경구용 철분제제의 비교[42][43][44]

	철 함유량	부작용	복약지도 사항
Ferrous sulfate	Fe로서 20%	변비, 흑변, 구역감, 위장자극, 면역과민반응	• 소장에서 흡수가 빠르고 흡수량도 많으나 위장자극과 변비 가능성이 높다. • 가장 값이 싸다.
Ferrous fumarate	Fe로서 33%	위경련, 변비, 구토, 흑변, 가슴쓰림, 설사, 접촉성 자극	• 소장에서 점막통과 속도가 빠르며 부작용이 많이 감소되었으나 위장장애와 변비가 잘 생길 수 있다.
Iron protein succinylate	Fe로서 40mg	두드러기, 복부 통증, 구토, 설사, 변비, 흑변	• 2가 철 착화합물제제보다 점막통과 속도가 느리다. • 산성인 위에서 철분이 유리되지 않으므로 위장자극이 거의 없는데 비해 효과가 양호하다.

41) Wu TW, Tsai FP, Comparison of the Therapeutic Effects and Side Effects of Oral Iron Supplements in Iron Deficiency Anemia, Drug Res (Stuttg). 2016 May;66(5):257-61.

42) Tolkien Z, Stecher L, Mander AP, Ferrous sulfate supplementation causes significant gastrointestinal side-effects in adults: a systematic review and meta-analysis, PLoS One. 2015 Feb 20;10(2):e0117383.

43) Chiamchanya N, Rapid recovery time of hemoglobin level in female regular blood donors with ferrous fumarate and high dose of ascorbic acid supplement, J Med Assoc Thai. 2013 Feb;96(2):165-71.

44) Sifakis S, Angelakis E, Papadopoulou E, The efficacy and tolerability of iron protein succinylate in the treatment of iron-deficiency anemia in pregnancy, Clin Exp Obstet Gynecol. 2005;32(2):117-22.

Table 4. 철분과 약물의 상호작용[45]

철분의 흡수를 감소시키는 약물	철분에 의해 영향을 받는 약물
Al, Mg, Ca 제산제 tetracycline, doxycycline 위산분비 억제제	• 철과 착화합물을 생성하여 흡수가 저해되는 약물 　levodopa, 　penicillamine 　fluoroquinolone • 철분에 의해 효과가 감소되는 약물 　methyldopa, levothyroxine • 철분에 의해 흡수가 감소되는 약물 　mycophenolate

5) 전문의약품

(1) 5-aminosalicylate(5-ASA)[46][47][48]

　Sulfasalazine은 1940년 류마티스성 관절염의 치료제로 개발된 이후, 치료과정에서 염증성 내장질환을 함께 가지고 있는 많은 환자들의 증상을 호전시켜 이후 염증성 내장질환의 치료에 널리 사용되고 있다. Sulfasalazine은 sulfapyridine과 5-aminosalicylate(5-ASA)가 azo-bond로 결합되어 있는 형태로, 경구 투여시 대장에 도달된 후 대장의 bacteria에 의하여 sulfapyridine과 5-ASA로 분리된다. 그러나 부작용이 sulfapyridine 구조와 관련되어 있고 주요 효능 작용 성분이 5-ASA임이 알려지면서 5-ASA의 유도체가 개발되고 있다. 5-ASA는 cyclooxygenase 및 5-lipoxygenase 경로를 저해하여 염증매개물의 합성을 감소시킴으로써 항염작용을 나타낸다.

45) 킴스온라인, ferrous sulfate, available at
　　http://www.kimsonline.co.kr/drugcenter/generic/geninfo/HFER4

46) Harrell LE, Hanauer SB, Mesalamine derivatives in the treatment of Crohn's disease, Gastroenterol
　　Clin North Am. 2004 Jun;33(2):303-17, ix-x.

47) Steinhart AH, Hemphill D, Greenberg GR, Sulfasalazine and mesalazine for the maintenance
　　therapy of Crohn's disease: a meta-analysis, Am J Gastroenterol. 1994 Dec;89(12):2116-24.

48) Dignass A, Marteau P, Mesalamine in the treatment of active Crohn's disease, Gastroenterology.
　　2005 Jan;128(1):245-6; author reply 246.

(2) Corticosteroid[49)50)51)]

Corticosteroid는 크론병의 치료에 널리 사용되어 왔으며 비경구적, 경구적, 또는 직장으로도 투여가능하다. 정확한 작용기전은 아직 알려져 있지 않으나 면역계의 조절에 관여한다고 여겨지며, steroid 제제를 사용할 경우에는 1-2주 후 용량을 감소하기 위한 모니터링이 필요하다. 부작용으로는 고혈당, 수분저류에 의한 부종, 만월형 얼굴(moon face), 골다공증, 어린이의 성장장해 등이다. 크론병의 치료에 사용되는 corticosteroid는 methylprednisolone, hydrocortisone, dexamethasone 등이 있다.

(3) 면역조절제[52)53)54)]

Azatioprine, mercaptopurine, methotrexate, cyclosporine와 같은 면역억제제들을 IBD(Inflammatory bowel disease) 치료에 때때로 사용하기도 하는데, 이런 약물들은 steroid로 조절이 안되고 림프종, 췌장염, 신독성과 같은 심각한 부작용이 있는 경우에 사용한다. 이 약물들은 흔히 mesalamine 유도체나 steroid의 보조제로 사용되고 효과가 나타나기 전까지 6개월 이상 장기간 사용되어야 하는데, 궤양성 대장염의 치료에 있어 효과는 아직 확립되지 않았다. 증상이 재발된 환자의 완화유도요법으로는 효과의 발현이 느리기 때문에 사용할 수 없으며 steroid의 용량을 줄일 수 없는 환자의 경우 용량을 줄여 보조제로 투여할 수 있다. 부작용으로는 골수의 조혈작용 억제에 의한 백혈구, 혈소판의 감소와 그에 따른 감염의 증가, 출혈 등이 있으므로 혈액검사를 통해

49) Vavricka SR, Schoepfer AM, Scharl M, Steroid use in Crohn's disease, Drugs. 2014 Mar;74(3):313-24.

50) Krupoves A, Mack DR, Seidman EG, Immediate and long-term outcomes of corticosteroid therapy in pediatric Crohn's disease patients, Inflamm Bowel Dis. 2011 Apr;17(4):954-62.

51) Chun A, Chadi RM, Korelitz BI, Intravenous corticotrophin vs. hydrocortisone in the treatment of hospitalized patients with Crohn's disease: a randomized double-blind study and follow-up, Inflamm Bowel Dis. 1998 Aug;4(3):177-81

52) Magro F, Dias CC, Coelho R, Impact of Early Surgery and Immunosuppression on Crohn's Disease Disabling Outcomes, Inflamm Bowel Dis. 2017 Feb;23(2):289-297.

53) Patel V, Wang Y, MacDonald JK, Methotrexate for maintenance of remission in Crohn's disease, Cochrane Database Syst Rev. 2014 Aug 26;(8):CD006884.

54) Carranza DC, Young L, Successful treatment of metastatic Crohn's disease with cyclosporine, J Drugs Dermatol. 2008 Aug;7(8):789-91

모니터링하고 부작용을 검사해야 한다.

(4) 생물학적 제제[55)56)57)]

생물학적 의약품 면역조절제인 TNF-α 항체로서 infliximab, adalimumab, certolizumab은 중등도 및 심한 steroid 의존성 크론병과 궤양성 대장염에서 사용된다. 장내 lamina propria(고유 관세포)의 염증반응 증가에 대하여 생물학적 활성을 중화시키는 작용을 하며, 기존의 치료에 부적절한 반응을 보이는 moderate 또는 severe 활동성 크론병 환자의 관해유도와 유지요법에도 사용된다. Infliximab의 부작용으로는 즉각적인 주입 시 발열, 오한, 가려움, 두드러기, 드물게는 중증의 폐 증상과 유사한 지연형 과민반응 등이 보고되고 있다.

4. 상황별 크론병의 약료

1) 소아 및 청소년기[58)59)60)61)62)]

여러 국가에서 시행된 역학 조사결과에 의하면 18세 이하의 소아 및 청소년기 크론병 환자의 발생 빈도가 소아 10만 명당 0.1명(1973년)에서 소아 10만 명당

55) Baert F, Noman M, Vermeire S, Influence of immunogenicity on the long-term efficacy of infliximab in Crohn's disease, N Engl J Med. 2003 Feb 13;348(7):601-8.

56) Assasi N, Blackhouse G, Xie F, Patient outcomes after anti TNF-alpha drugs for Crohn's disease, Expert Rev Pharmacoecon Outcomes Res. 2010 Apr;10(2):163-75.

57) Berns M, Hommes DW, Anti-TNF-α therapies for the treatment of Crohn's disease: the past, present and future, Expert Opin Investig Drugs. 2016;25(2):129-43.

58) IBD Working Group of the European Society for Paediatric Gastroenterology, Hepatology and Nutrition. Inflammatory bowel disease in children and adolescents: recommendations for diagnosis—the Porto criteria. J Pediatr Gastroenterol Nutr. 2005;41:1-7.

59) Mamula P, Markowitz JE, Baldassano RN et al. Inflammatory bowel disease in early childhood and adolescence: special considerations. Gastroenterol Clin North Am. 2003;32:967-995.

60) Motil KJ, Grand RJ, Davis-Kraft L et al. Growth failure in children with inflammatory bowel disease: a prospective study. Gastroenterology 1993;105:681-691.

61) Cuffari C, Dubinsky M, Darbari A et al. Crohn's jejunoileitis: the pediatrician's perspective on diagnosis and management. Inflamm Bowel Dis 2005;11:696-704.

62) 이연주, 오석희, 김경모. 소아청소년기 크론병 약물 요법의 기본. 대한소아소화기영양학회지. 2010;13:59-69

4.6명(2003년)으로 증가하였다. 또한 소아 및 청소년기의 크론병 환자는 지역에 따라 차이가 있으나 전체 크론병 환자의 약 20-30%를 차지한다. 이와 같은 역학적 특징을 가진 소아 및 청소년기의 크론병은 성인기에 발생하는 크론병과 임상적으로도 차이를 보이는데, 10-40%의 소아 및 청소년기의 크론병 환자에서 성장장애가 나타난다.

질병의 침범 부위도 다른 부위보다 소장이 많고 염증형, 누공형, 협착형의 표현형 중 대부분 염증형의 표현형을 보였다. 또한 합병증으로 인해 수술을 받을 확률 및 크론병의 재발률도 높게 나타났다. 이와 같이 소아 및 청소년기의 크론병은 전세계적으로 발생이 점차 증가하고 있고 성인에서 발생하는 크론병과 많은 임상적 차이를 보인다. 특히 성장기에 있는 소아 및 청소년기 크론병 환자는 성장장애가 문제가 되므로 이를 고려한 치료적 접근이 필요하다.

소아 및 청소년기 염증성 크론병의 원인은 현재까지 다양한 연구가 있음에도 불구하고, 아직까지는 명확히 밝혀져 있지 않다. 일반적으로 이 질환의 병인은 유전적, 면역학적, 환경적 요인으로 설명되는데, 유전적인 소인을 가진 환자에서 감염, 식이 등의 환경적인 요인이 장관 내 세균에 대한 비정상적인 염증 반응을 촉발 시키는 것으로 알려져 있다.

소아 및 청소년기의 크론병의 약료는 크게 관해유도와 관해유지로 분류되며, 이 때 성장장애를 고려한 치료적 접근이 필요하다. 경증의 소아 및 청소년기의 크론병 환자의 관해유도를 위해 5-ASA(5-aminosalicylate)를 사용하기도 하나 그 효과에 대한 연구 자료는 부족한 실정이다. 따라서 1차 약제로 스테로이드를 고려할 수 있는데, 경구 budesonide는 회장 말단부와 우측 대장에 병변이 국한되어 있을 때 사용할 수 있다.

병변이 국한되어 있지 않으면 전신적 코르티코스테로이드 중 주로 prednisolone을 1~2mg/kg/day(maximum, 40~60mg) 사용한다. 주사용 corticosteroid는 상기의 치료에 반응하지 않는 심한 경우에만 사용하도록 한다. 스테로이드 치료에도 반응하지 않는 경우에는 AZA(azathioprine)의 사용을 고려해 볼 수 있으나, 효과가 나타나기까지는 수 주가 소요된다. AZA가 효과가 없거나 견디지 못하는 경우에는 다음으로 methotrexate의 사용을 고려할 수 있으며, 중증의 치료 불감음성 소아 환자에서는 5mg/kg의 용량으로

infliximab의 사용을 고려할 수 있다. Infliximab의 대안으로 adalimumab을 사용할 수 있으나 소아에 대한 자료는 아직 불충분하다.

관해유지 시에도 5-ASA가 광범위하게 사용되고는 있으나 이 또한 연구 자료가 불충분하여 현재에는 우선적으로 AZA를 사용하여 관해유지를 하고 있다. AZA가 효과적이지 않다면 그 대안으로 methotrexate의 근육내주사가 고려될 수 있으며, 상기 치료로도 반복적인 재발이 있다면 8주 간격의 infliximab 단독 치료를 시도할 수 있다. Infliximab 사용에도 치료 효과가 나타나지 않는 경우에는 1주 혹은 2주 간격으로 adalimumab을 피하 주사를 하는 것을 고려하여야 한다.

소아 및 청소년기 크론병 환자의 경우 성장기에 있는 중요한 시기이므로 성장장애를 고려한 치료적 접근이 필요하다. 이를 위해 앞서 설명한 질병의 관해를 유도 및 유지하여 장의 염증이 없는 상태를 만드는 것이 필요하다. 그리고 성장에 영향을 미치는 corticosteroid를 가능하면 최소한의 양을 격일로 사용하는 것이 권장되며, 성장장애의 중요한 원인이 되는 영양 섭취를 적절히 유지하는 것이 중요하다.

2) 노인[63)64)65)66)67)]

고령 환자에서의 약료는 일반적인 크론병 약료와 크게 다르지 않다. 하지만 고령의 환자들은 젊은 환자들에 비해 약물의 부작용이 더 쉽게 발생되므로 고령의 크론병 환자들에게 각 약제에 따른 부작용을 복약지도 시 알려 주어야 한다. 또한

63) Juneja M, Baidoo L, Schwartz MB et al. Geriatric inflammatory bowel disease: phenotypic presentation, treatment patterns, nutritional status, outcomes, and comorbidity. Dig Dis Sci 2012;57:2408-2415.

64) Stallmach A, Hagel S, Gharbi A, et al. Medical and surgical therapy of inflammatory bowel disease in the elderly – prospects and complications. J Crohns Colitis 2011; 5: 177-188.

65) Wells PS, Holbrook AM, Crowther NR, Hirsh J. Interactions of warfarin with drugs and food. Ann Intern Med 1994;121:676-683.

66) Thomas TP. The complications of systemic corticosteroid therapy in the elderly. A retrospective study. Gerontology 1984;30:60-65.

67) Gisbert JP, Chaparro M. Systematic review with meta-analysis: inflammatory bowel disease in the elderly. Aliment Pharmacol Ther. 2014;39:459-477.

고령 환자들의 경우 많은 종류의 약제를 복용하므로 복약 순응도가 낮은 편이며, 이로 인하여 크론병 증상의 재발과 약료실패가 나타날 확률이 높다. 따라서 가능한 한 복용하는 약의 개수를 줄여 고령 환자의 복약 순응도를 높여야 한다.

고령의 크론병 환자에게 5-ASA 약료를 시행할 때 주의하여야 할 사항은 다음과 같다. 크론병 치료를 위해 5-ASA를 복용하는 고령의 환자 중 심부전이나 심방세동으로 인해 디곡신을 복용할 때에는 약물의 혈중 모니터링을 수시로 받도록 하여 약물 상호작용을 피해야 한다. 항결핵약 isoniazid를 복용하고 있을 경우에도 약물 상호작용을 주의하여 5-ASA를 복용하도록 지도하여야 하고, warfarin을 복용 중인 경우에는 환자의 INR 수치가 증가될 수 있다는 점을 약사가 인지하고 이에 대한 사실을 환자에게 설명하여야 한다.

크론병 치료를 위해 corticosteroid를 복용하고 있는 고령의 환자의 경우엔 corticosteroid로 인한 부작용인 골다공증에 대해 환자에게 설명해주어야 한다. 이러한 부작용은 고령의 크론병 환자에서 vitamin D의 흡수가 잘 안되기 때문이다. 따라서 장기간의 corticosteroid를 처방받는 고령의 환자에게 약사는 골밀도 평가를 수시로 받도록 환자에게 권해야 하며, vitamin D와 calcium 보충제를 복용토록 해야 한다.

고령의 환자에 대한 methotrexate 부작용의 경우엔 특별한 연구가 되어 있지는 않으나, 건선이나 류마티스성 관절염을 같이 가지고 있는 크론병 환자에게 많이 투여된다. 위의 질환을 같이 앓고 있는 고령의 환자의 경우 크론병 치료에 methotrexate 약료를 시행함으로써 약의 불필요한 추가를 줄일 수 있다. 다만 신장배설 기능이 고령의 환자에서 저하되므로 신장에 문제가 발생할 수 있고, 장관이나 조혈계 독성이 젊은 층의 환자보다 더 자주 일어난다는 것을 복약지도 시 환자에게 알려 주어야 한다.

3) 임산부[68)69)70)71)72)73)74)75)76)77)78)]

임산부의 경우 methotrexate와 thalidomide는 금기이다. 그러나 대부분의 5-ASA, corticosteroid, 생물학적 제제와 같은 크론병 치료 약제는 임신기간 중 위험성이 낮은 편이다.

특히 5-ASA은 크론병의 치료에 가장 오랜 시간 사용되어온 약제로 임신과 수유 중 모두 안전한 약이다. Sulfasalazine을 투여할 때에는 엽산 2mg을 매일 함께 투여 하는 것이 권장되며, mesalamine 역시 1일 3g 투여는 안전한 것으로 보고되고 있다.

Corticosteroid는 태반을 통과하지만 빠르게 비 활동성 대사물로 전환되므로, 태아에 미치는 영향이 적다. 그러나 임신 중 corticosteroid를 경구 복용하는 경우 기형 확률이 증가한다는 연관성(OR 3.0, 95% CI 1.08-8.54)을 보고한 메타분석도 있으므로, corticosteroid 관장이나 좌약 형태가 더 추천된다. 이 경우 임신 3기에도 안전하다.

임신 중의 면역조절제 사용에 대한 근거는 주로 이식 및 류마티스 분야에서의 경험에 근거한다. Thiopurine은 이식 및 류마티스 분야의 환자들에서

68) Mogadam M, Dobbins WO 3rd, Korelitz BI, Ahmed SW. Pregnancy in inflammatory bowel disease: effect of sulfasalazine and corticosteroids on fetal outcome. Gastroenterology 1981;80:72-76.

69) Khan AK, Truelove SC. Placental and mammary transfer of sulphasalazine. Br Med J 1979;2:1553.

70) Alstead EM. Inflammatory bowel disease in pregnancy. Postgrad Med J 2002;78:23-26.

71) Marteau P, Devaux CB. Mesalazine during pregnancy. Lancet 1994;344:1708-1709.

72) Park-Wyllie L, Mazzotta P, Pastuszak A, et al. Birth defects after maternal exposure to corticosteroids: prospective cohort study and meta-analysis of epidemiological studies. Teratology 2000;62:385-392.

73) Ferrero S, Ragni N. Inflammatory bowel disease: management issues during pregnancy. Arch Gynecol Obstet 2004;270:79-85.

74) Bermas BL, Hill JA. Effects of immunosuppressive drugs during pregnancy. Arthritis Rheum 1995;38:1722-1732.

75) Nicholson HO. Cytotoxic drugs in pregnancy. Review of reported cases. J Obstet Gynaecol Br Commonw 1968;75:307-312.

76) Blatt J, Mulvihill JJ, Ziegler JL, Young RC, Poplack DG. Pregnancy outcome following cancer chemotherapy. Am J Med 1980;69:828-832.

77) Alstead EM, Ritchie JK, Lennard-Jones JE, Farthing MJ, Clark ML. Safety of azathioprine in pregnancy in inflammatory bowel disease. Gastroenterology 1990;99:443-446.

78) Francella A, Dyan A, Bodian C, Rubin P, Chapman M, Present DH. The safety of 6-mercaptopurine for childbearing patients with inflammatory bowel disease: a retrospective cohort study. Gastroenterology 2003;124:9-17.

수태율, 조산, 선천성 기형 등에 영향을 미치는 증거가 명확하지 않아 안전한 약으로 여겨지지만, 그럼에도 불구하고 thiopurine이 Food and Drug Administration(FDA) category D로 분류된 것은 높은 유산율이 보고되었다는 연구 결과 때문이다. 따라서 염증성 장질환 환자에서도 임신 중에도 적응증이 되는 경우에만 thiopurine을 사용할 것이 권장된다.

4) 수유부[79][80][81][82][83][84][85][86]

수유부의 경우에도 크론병에 의한 영양상태 악화와 더불어 모유의 양이 충분하지 않을 수 있어 수유에 안전한 약물을 통한 치료가 필요하다.

Sulfasalazine을 포함한 5-ASA의 안전성은 모유 수유에 안전하다는 연구 결과가 있었다. Corticosteroid 또한 적은 양만이 모유로 분비되므로 안전하다고 여겨지며, 사용하는 경우 모유로의 노출을 최소화하기 위해 경구 투여 4시간 정도 후 수유할 것을 권장한다. 면역 조절제인 thiopurine 대사물은 매우 적은 양이 모유에서 발견되므로, 수유 중 사용에 문제가 없을 것으로 생각된다. 반면 cyclosporin과 methotrexate는 수유 중에는 피해야 할 약물이다.

항-TNF제제인 infliximab은 모유에서 극소량만 검출되고 항-TNF제제를

79) Diav-Citrin O, Park YH, Veerasuntharam G, et al. The safety of mesalamine in human pregnancy: a prospective controlled cohort study. Gastroenterology 1998;114:23-28.

80) Habal FM, Hui G, Greenberg GR. Oral 5-aminosalicylic acid for inflammatory bowel disease in pregnancy: safety and clinical course. Gastroenterology 1993;105:1057-1060

81) Marteau P, Tennenbaum R, Elefant E, Lémann M, Cosnes J. Foetal outcome in women with inflammatory bowel disease treated during pregnancy with oral mesalazine microgranules. Aliment Pharmacol Ther 1998;12:1101-1108.

82) Esbjörner E, Järnerot G, Wranne L. Sulphasalazine and sulphapyridine serum levels in children to mothers treated with sulphasalazine during pregnancy and lactation. Acta Paediatr Scand 1987;76:137-142.

83) Bermas BL, Hill JA. Effects of immunosuppressive drugs during pregnancy. Arthritis Rheum 1995;38:1722-1732.

84) Van Assche G, Dignass A, Reinisch W, et al; European Crohn's and Colitis Organisation (ECCO). The second European evidence-based Consensus on the diagnosis and management of Crohn's disease: Special situations. J Crohns Colitis 2010; 4:63-101.

85) Lexi-Comp Inc. Drug information handbook 15th edit. 2008

86) Lexi-Comp Inc. Drug infomtion handbook 15th edit. 2007

투여받는 수유부의 영아에서 이상반응은 아직 보고된 바가 없으므로 수유 중에 투여가 가능할 것으로 생각된다.

5) 간 기능 장애환자[87][88][89]

대다수의 약의 경우 경구로 복용 시 간의 초회통과효과를 피할 수 없는데, 이 때문에 간 기능의 이상이 있는 환자는 약물복용 시 각별히 주의를 요한다.

5-ASA의 경우 중증의 간 기능 장애 환자에게는 복용을 금지하고 있으며, 일반적인 간 장애 환자의 경우는 반드시 주의가 필요하다. 간담도계에서는 매우 느물게 ALT와 AST가 증가할 수 있으며, 간염 및 담즙 울체성 간염을 악화 및 야기할 수 있다. 따라서 치료 전이나 치료기간 동안 ALT, AST와 같은 간 기능 수치들을 확인해야 하며, 약사는 환자에게 복약지도 시 이 약의 효능과 함께 부작용을 상기시켜 환자로 하여금 약물의 오남용을 줄이고 복약 순응도를 높여야 할 것이다.

생물학적 제제를 투여 받은 환자에서는 황달, 비감염성 간염(몇몇 경우는 자가 면역 감역의 양상을 나타냄) 담즙울체가 시판 후 드물게 보고되었다. 중증의 간 반응은 약물 투여 2주 후에서 1년 이상까지 나타났고, 많은 경우 ALT와 AST 수치는 간 손상이 발견되기 전까지 상승하였다. 따라서 간 기능 이상의 증상 또는 징후를 보인 환자는 간 손상에 대한 진단을 받아야하며 황달 그리고/또는 현저한 ALT의 상승(ex: 정상범위의 5배 이상)이 나타나는 경우, 이 약의 투여를 중간하고 철저한 검사를 실시해야한다.

Methylprednisolone은 지방간 환자에서 간의 지방 침착을 증가시켜 지방간을 악화시킬 수 있으므로 신중히 투여하며, 그 외에는 위와 동일하다.

---

87) 약학정보원 available at
http://www.health.kr/drug_info/basedrug/show_detail.asp?idx=47760(accessed on February 1, 2018)

88) 약학정보원 available at
http://www.health.kr/drug_info/basedrug/show_detail.asp?idx=10836(accessed on February 1, 2018)

89) 약학정보원 available at
http://www.health.kr/drug_info/basedrug/show_detail.asp?idx=52676(accessed on February 1, 2018)

6) 신 기능 장애환자[90][91][92]

크론병은 장관뿐 아니라 거의 모든 장기를 침범하는 전신 질환으로, 4~23%의 환자에서 신장 및 요로계 합병증이 발생한다. 크론병 치료 약물 중에서도 신독성이 있는 약물들이 있으므로, 신 기능 장애환자는 약물 사용에 주의가 필요하다.

Mesalamine을 비롯한 5-ASA를 사용하는 경우에 매우 드물게(발생률 0.26%/person/year) 신독성이 발생할 수 있다. 그러므로 이미 신질환을 가지고 있는 환자는 치료 초기부터 BUN, serum creatinine, 단백뇨 증가에 대한 신중한 모니터링이 필요하다. Steroid제제의 사용 시 신부전 환자에서 나트륨 저류작용으로 인한 신부전 악화가 발생할 수 있으므로 신중히 투여해야 한다.

면역억제제 역시 주의하여 투여해야 한다. 특히 methotrexate의 경우, 주로 신장경로로 배설되므로 신부전 환자에서 증가된 혈청 농도가 중증이상 반응을 유발할 수 있고, 신 기능 저하(혈중 creatinine과 BUN 상승, 소변량 감소)가 10% 이하의 환자에게 나타날 수 있다. Creatinine clearance가 20mL/min 이하인 환자는 투여 금기이다.

---

90) 이지명, 이강문, 김형욱 et al. IgA 신병증이 동반된 크론병 1예. 대한소화기학회지. 2008. 52:155-119

91) Shire US Inc., prescribing information: PENTASA. 2013

92) MICROMEDEX® Healthcare Series(2013), TRUVEN HEALTH ANALYTICS Inc

5. 결론

크론병은 그 병인이 명확하지 않을 뿐 아니라, 장기간에 걸쳐 여러 가지 합병증을 동반하는 난치성 질환이다. 따라서 전 세계적으로 크론병의 다양한 임상양상과 합병증에 대하여 여러 가지 치료법이 시도되고 있다. 우리나라는 2009년 대한장연구학회의 IBD 연구회에서 미국과 유럽의 크론병 진단 가이드라인을 기초로 하여 우리나라 크론병 진단 가이드라인을 발표하였고 현재 이를 바탕으로 크론병을 진료 하고 있다.

크론병은 수술적 치료뿐만 아니라 약료의 역할도 크므로 크론병 환자의 증상 완화를 위해서 약사는 적극적인 태도로 환자의 증상완화를 위하여 힘써야 할 것이다. 이 약료지침안은 크론병 약료의 일반적인 접근방법을 토대로 크론병 치료를 위한 5-ASA, corticosteroid, 면역조절제, 생물학적 제제의 치료효과, 용법, 금기, 부작용을 기술하였으며 크론병 약료에 도움이 되는 일반의약품 및 식이방법 또한 기술하였다. 그리고 기존 크론병 치료 가이드라인에서 수유부, 임산부로만 나뉘어 있던 특수상황을 소아 및 청소년기, 노인, 임산부, 수유부, 간기능 장애환자, 신기능 장애환자로 좀 더 세분화하여 보다 체계적인 약료에 도움이 되고자 하였다. 약사들은 이 약료지침안에서 언급한 일반적인 크론병과 특수상황별 크론병 약료를 숙지하여 체계적인 약료를 실천하여 환자에게 삶의 질이 향상될수 있도록 노력해주기 바란다.

PART

16

파킨슨병

파킨슨병
Parkinson's Disease

파킨슨병
Parkinson's Disease

1. 파킨슨병의 정의[1][2]

파킨슨병은 중추신경계 흑색질의 도파민 신경세포의 손실이나 퇴행으로 인해 휴지기의 진전(떨림), 강직, 운동완서(서동) 및 자세불안정(균형 불안정)을 보이는 만성 진행성 퇴행성 신경질환이다(Figure 1).

2. 파킨슨병의 약료

1) 약료의 목표[3]

파킨슨병의 약료 목표는 질환의 진행을 늦추며, 운동 및 운동 외의 증상들을 개선하여 삶의 질을 향상시키는 것이다. 구체적으로는 환자의 일상생활 수행 능력과 운동 기능의 유지, 운동성 향상, 약물치료 부작용 감소, 인지 장애나 우울증, 피로, 수면 장애와 같은 비운동적 증상들의 개선을 목표로 한다.

---

1) 약물치료학. 파킨슨병. p.1266, 신일북스(2015).

2) Patel T, Chang F. Parkinson's disease guidelines for pharmacists. Can Pharm J (Ott). 2014 May; 147(3):161-70.

3) 약물치료학. 파킨슨병. p.1271, 신일북스(2015).

Figure 1. Pathogenesis of Parkinson's disease

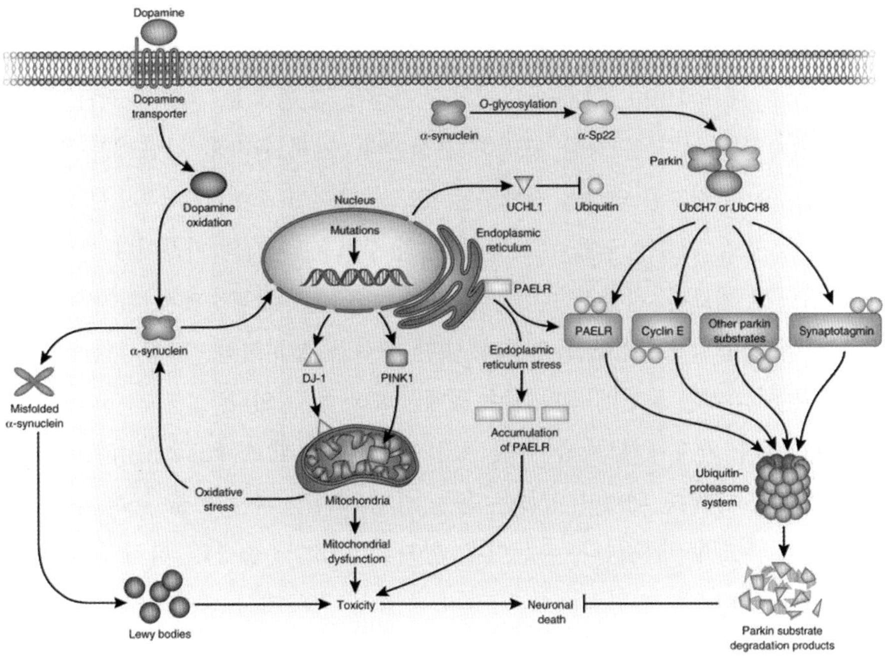

http://www.nature.com/nm/journal/v16/n6/abs/nm.2165.html
Schematic summary of established etiopathogenic mechanisms and interactions in the
dopaminergic cells of the substantia nigra in Parkinson's disease.

2) 약료의 일반적 접근[4)5)6)7)8)9)10)]

파킨슨병 환자의 치료는 약물 치료가 원칙이며, 수술 요법은 약물 치료가
실패하거나 운동 증상이 심화된 경우에 제한적으로 사용된다. 수술 외의

4) Patel T, Chang F. Parkinson's disease guidelines for pharmacists. Can Pharm J (Ott). 2014 May;
   147(3):161-70.

5) 약물치료학. 파킨슨병. p.1275, 신일북스(2015).

6) Parkinson's disease in over 20s: diagnosis and management. NICE guideline(2006).

7) Chen JJ. Implications for managed care for improving outcomes in Parkinson's disease: balancing
   aggressive treatment with appropriate care. Am J Manag Care. 2011 Oct;17 Suppl 12:S322-7.

8) Müller T, Russ H. Levodopa, motor fluctuations and dyskinesia in Parkinson's disease. Expert
   Opin Pharmacother. 2006 Sep;7(13):1715-30.

비약물요법으로서 약물요법과 병행하여 보조적인 운동요법이나 식이요법을 시행할 수 있다.

파킨슨병 환자에게 사용하는 1차 선택 약물은 rasagiline, 도파민 효능제, levodopa가 대표적이며, 환자의 나이와 건강상태 및 활동성, 약물의 작용 기전, 효과, 지속시간, 부작용 등을 고려해 결정한다. 이때 환자를 독립적인 생활이 오래 가능할 수 있게끔 약물을 선택하는 것도 중요한 요소이다. 이후로는 환자의 기능 손상 정도, 치료로 얻을 수 있는 장점과 부작용, 환자의 가정이나 사회생활 등을 반영해 치료를 개별화하는 것이 좋다. 약사는 이 과정에서 환자가 약물 치료에 잘 적응할 수 있도록 약물에 대한 교육을 실시하고, 일상생활에 대한 조언을 통해 환자가 불편에 적응할 수 있게끔 도와줄 수 있다.

파킨슨병 환자에게 처음 약물 치료를 시행할 때는 rasagiline 사용을 우선적으로 고려하는데, 이 약물은 운동 증상이 심화되는 것을 늦출 수 있는 것으로 알려졌기 때문이다.[11][12] 이후 환자의 연령과 증상에 따라 치료법이 나뉜다(Figure 2). 일반적으로 환자의 증상이 경도에서 중등도로 나타나면 도파민 효능 약물의 사용이 선호되고, 증상이 심각하게 나타나는 환자에서는 levodopa가 고려된다. 이때 levodopa는 증상을 개선하는 데 효과적이지만, 용량 의존적으로 운동동요나 운동실조 등 을 포함하는 운동 합병증이 발생할 수 있어 주의해야 한다. 반면 도파민 효능 약물은 증상을 개선하는 효과는 낮지만 운동 합병증이 덜 나타나는 것으로 나타났다. 이외에도 환자의 상황에 맞춰 항콜린제나 amantadine, COMT inhibitors를 사용할 수 있다.

9) PD Med Collaborative Group, Gray R, Ives N et al. Long-term effectiveness of dopamine agonists and monoamine oxidase B inhibitors compared with levodopa as initial treatment for Parkinson's disease (PD MED): a large, open-label, pragmatic randomised trial. Lancet. 2014 Sep 27;384(9949):1196-205.

10) 약물치료학. 파킨슨병. p.1271~4, 신일북스(2015).

11) Olanow CW, Rascol O, Hauser R et al. A double-blind, delayed-start trial of rasagiline in Parkinson's disease. N Engl J Med. 2009 Sep 24;361(13):1268-78.

12) Schapira AH. Monoamine oxidase B inhibitors for the treatment of Parkinson's disease: a review of symptomatic and potential disease-modifying effects. CNS Drugs. 2011 Dec 1;25(12):1061-71.

Figure 2. 파킨슨병 환자의 단계별 · 연령별 치료요법[13)14)]

Balancing Aggressive Treatment With Appropriate Care

■ **Figure.** General Approach to the Management of Parkinson's Disease[12]

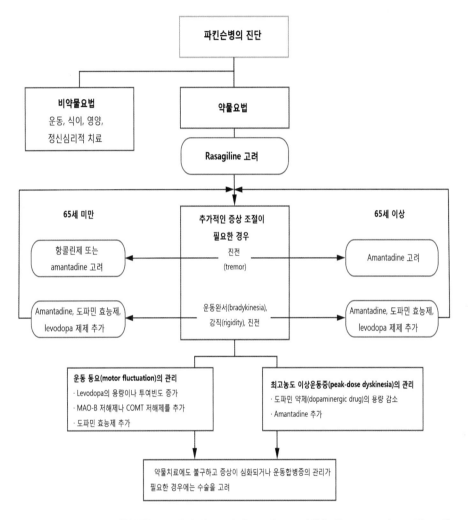

(COMT: catechol−O−methyltransferase, MAO−B: monoamine oxidase B)

13) Chen JJ, Nelson MV, Swope DM et al. Pharmacotherapy: A Pathophysiologic Approach. 8th ed. New York, NY: McGraw Hill; 2011:1033−1044.

14) Chen JJ. Implications for managed care for improving outcomes in Parkinson's disease: balancing aggressive treatment with appropriate care. Am J Manag Care. 2011 Oct;17 Suppl 12:S322−7.

3) 전문의약품

(1) MAO-B(monoamine oxidase B) 저해제[15]

뇌 내의 흑질선조체계(nigrostriatal system)에서 도파민(dopamine)의 분해를 억제하여 도파민의 활성을 연장한다. MAO-B 저해제는 산화적 스트레스(Oxidative stress)에 의해 신경세포가 손상되는 것을 막는 신경세포 보호작용을 한다. MAO-B를 선택적으로 저해하는 약물로는 rasagiline과 selegiline이 있다.

(2) 도파민 효능제 (dopamine agonists)[16]

도파민 효능제는 L-DOPA와 달리 도파민으로 전환되지 않고 도파민의 유사체로서 작용을 한다. Dopamine 효능제는 ergot 유래 효능제(bromocriptine)과 ergot 비유래 효능제(pramipexole, ropinirole)로 나눌 수 있다. Ergot 유래 효능제에 비해 ergot 비유래 효능제가 더 안전하고 효과적인 것으로 알려져 있다.

Dopamine 효능제는 하루에 여러 번 투여하며 심각한 부작용을 피하기 위해 낮은 용량으로 투여한다. 경증-중증도 증상을 보이는 환자에게 단독투여를 할 수 있으며, Dopamine 효능제가 L-DOPA에 비해 효과적이지는 않지만 L-DOPA의 투여시기를 늦추고 L-DOPA와 관련된 운동이상의 발생을 줄이는데 효과적인 것으로 알려져 있다.

(3) L-DOPA[17]

L-dopa는 dopamine의 직접적인 전구체이며, 초기 파킨슨병뿐만 아니라 중증의 파킨슨병 치료에도 가장 효과적인 약물이다. L-dopa는 말초에서

---

15) 약물치료학. 파킨슨병. p.1272~5, 신일북스(2015).

16) 약물치료학. 파킨슨병. p.1272~5, 신일북스(2015).

17) 약물치료학. 파킨슨병. p.1272, 신일북스(2015).

탈탄산효소에 의하여 dopamine으로 변환되는데, 말초에서 생성된 dopamine은 오심, 구토, 심장성 부정맥, 기립성 저혈압과 같은 부작용을 유발한다. 따라서 탈탄산효소 저해제인 carbidopa, benserazide를 병용 투여하면 L-dopa가 뇌로 이행하는 양을 증가시켜 말초에서 dopamine에 의한 부작용을 감소시킬 수 있다. L-dopa는 증상을 개선하는 데 효과적이지만 질병의 진행 정도와 심각도에 따라 용량 의존적으로 운동동요나 운동실조 등을 포함하는 지연성 증상이 발생할 수 있어 주의해야 한다.

따라서 나이는 파킨슨병의 초기 치료에 매우 중요한 요소이며 낮은 연령의 파킨슨병 환자는 도파민 효능약물 단독 요법으로, 70세 이상의 파킨슨병 환자는 L-dopa 단독 요법으로 주로 치료를 시작해야 한다.

(4) 항콜린제[18]

항콜린 약물은 muscarine 수용체의 차단으로 도파민의 작용을 증가시키는 역할을 한다. 그러나 CNS와 자율신경계 시스템에 영향을 미쳐 중추적 부작용 (흐린 시력, 혼돈, 인지감소, 진정, 졸음 등)과 말초적 부작용(변비, 구강건조증, 뇨 잔류, 빈맥)을 나타낸다.

이러한 부작용 때문에 처음에는 항콜린성 약물로 치료를 시작하였으나 현재는 L-dopa나 다른 항파킨슨병 약물과 병용 투여한다. 항콜린성 약물로 치료를 시작한 어린 환자들은 나이가 많은 환자들에 비해 항콜린 약물의 부작용에 내성을 보인다. 사용하던 약물에 내성을 보이는 경우 도파민 효능약물이나 L-dopa의 복합제에 추가하여 사용한다.

---

18) 약물치료학. 파킨슨병. p.1275, 신일북스(2015).

(5) COMT inhibitors[19]

COMT는 L-dopa를 3-O-methyldopa로 전환하는 효소이다. 따라서 COMT 저해제는 L-dopa의 중추 이행을 높여, 같은 용량에서 L-dopa의 효과를 연장한다. L-dopa의 효과를 연장시켜 dopamine성 자극을 지속시킬 수 있기 때문에 end-dose에 의한 wearing off를 보이는 환자들에게 현저한 증상 완화를 보인다.

현재 상용되는 COMT 저해제로 entacapone이 있다. Entacapone은 BBB를 통과하지 못해 CNS에 영향을 미치지 않으며 carbidopa/L-dopa에 의존적으로 작용을 나타낸다.

(6) Amantadine[20]

Amantadine의 작용기전은 아직 확실히 알려지지 않았지만, glutamatergic N-methyl-D-aspartate(NMDA) 수용체를 저해함으로써 항콜린성 작용을 나타내는 것으로 보인다. 따라서 최근에는 carbidopa/L-dopa의 투여로 인한 운동실조에 대해 항 glutamate 작용으로 운동실조를 극복하는데 사용한다. 항운동이상 효과(antidyskinetic effect)가 있는데 가장 흔히 나타나는 부작용은 혼돈, 어지럼증, 구강건조, 환각 등이 있으며 드물게 그물울혈반, 팔다리의 산재성 반점, 하지 부종 등을 동반하기도 한다.

항콜린제와 같이 일반적으로 치료를 시작할 때 단독 사용하지는 않고, 내성이 보이는 경우 도파민 효능약물이나 L-dopa 복합제와 병용하여 사용한다. 신장을 통해 배설되므로 신장 기능이 저하된 환자에게서는 주의하여 사용해야 한다.

---

19) 약물치료학. 파킨슨병. p.1282, 신일북스(2015).
20) 약물치료학. 파킨슨병. p.1275, 신일북스(2015).

3. 상황별 약료

1) 우울증[21)22)23)24)25)26)27)28)29)30)31)32)33)34)]

우울증은 파킨슨병 환자에게서 가장 흔하게 나타나는 비운동적 증상이며, 정상인보다 우울증으로 진단되는 비율은 2배 정도로 알려졌다. 파킨슨병 환자에서 우울증은 환자의 삶의 질을 악화시키고, 더 심각한 기능적 손상을 일으킬 수 있으며, 파킨슨병과 우울증의 병태 생리적 연관성은 아직까지 명확하게 밝혀지지 않은 상태다. 신경촬영법(neuroimaging)을 이용한

21) Becker C, Brobert GP, Johansson S et al. Risk of incident depression in patients with Parkinson disease in the UK. Eur J Neurol. 2011 Mar;18(3):448-53.

22) Dissanayaka NN, Sellbach A, Silburn PA et al. Factors associated with depression in Parkinson's disease. J Affect Disord. 2011 Jul;132(1-2):82-8.

23) Wen MC, Chan LL, Tan LC, Tan EK. Depression, anxiety, and apathy in Parkinson's disease: insights from neuroimaging studies. Eur J Neurol. 2016 Jun;23(6):1001-19.

24) Rod NH, Bordelon Y, Thompson A et al. Major life events and development of major depression in Parkinson's disease patients. Eur J Neurol. 2013 Apr;20(4):663-70.

25) Xie CL, Wang XD, Chen J et al. A systematic review and meta-analysis of cognitive behavioral and psychodynamic therapy for depression in Parkinson's disease patients. Neurol Sci. 2015 Jun;36(6):833-43.

26) Egan SJ, Laidlaw K, Starkstein S. Cognitive Behaviour Therapy for Depression and Anxiety in Parkinson's Disease. J Parkinsons Dis. 2015;5(3):443-51.

27) Menza M, Dobkin RD, Marin H et al.. A controlled trial of antidepressants in patients with Parkinson disease and depression. Neurology. 2009 Mar 10;72(10):886-92.

28) da Silva TM, Munhoz RP, Alvarez C et al. Depression in Parkinson's disease: a double-blind, randomized, placebo-controlled pilot study of omega-3 fatty-acid supplementation. J Affect Disord. 2008 Dec;111(2-3):351-9.

29) Marsh L. Depression and Parkinson's disease: current knowledge. Curr Neurol Neurosci Rep. 2013 Dec;13(12):409.

30) Skapinakis P, Bakola E, Salanti G et al. Efficacy and acceptability of selective serotonin reuptake inhibitors for the treatment of depression in Parkinson's disease: a systematic review and meta-analysis of randomized controlled trials. BMC Neurol. 2010 Jun 21;10:49.

31) Richard IH, McDermott MP, Kurlan R et al. A randomized, double-blind, placebo-controlled trial of antidepressants in Parkinson disease. Neurology. 2012 Apr 17;78(16):1229-36.

32) Menza M, Dobkin RD, Marin H et al. The impact of treatment of depression on quality of life, disability and relapse in patients with Parkinson's disease. Mov Disord. 2009 Jul 15;24(9):1325-32.

33) Leentjens AF. The role of dopamine agonists in the treatment of depression in patients with Parkinson's disease: a systematic review. Drugs. 2011 Feb 12;71(3):273-86.

34) Barone P, Scarzella L, Marconi R et al. Pramipexole versus sertraline in the treatment of depression in Parkinson's disease: a national multicenter parallel-group randomized study. J Neurol. 2006 May;253(5):601-7.

연구에서는 파킨슨병 환자의 우울증이 도파민 결핍에 따른 흑질선조체로 (nigrostriatal pathway)와 바깥흑질선조체로(extra-nigrostriatal pathway)의 조절기전 억제와 연관된 것으로 나타났다. 또한 파킨슨병 환자의 사회적 지원이나 대처 능력을 포함한 삶의 변화가 우울증의 발달에 영향을 미친다는 의견이 있다.

파킨슨병을 동반한 우울증 환자의 치료는 증상이 지속적이거나 기능 장애에 영향을 줄 때 시작하는 것이 바람직하며, 환자의 상황에 맞추어 개인화하고 다차원적으로 접근해야 한다. 비약물요법인 인지 행동 치료(cognitive behavioral therapy)로 기분 장애에 관한 교육, 행동 회피나 부정적 상황을 극복하는 환자의 적응 전략 촉진, 감정적 지원 등을 시행하는 것이 우울증 증상을 관리하는데 효과적인 것으로 나타났으며, 운동이나 적절한 수면 위생(sleep hygiene)을 취하는 것도 도움이 될 수 있다. 약물요법으로는 항우울제가 사용되며, 오메가3 지방산 보충요법도 파킨슨병 환자의 우울증을 개선하는데 도움이 된다.

일반적으로 파킨슨병을 동반한 우울증 환자에게는 대부분의 항우울제(삼환계 항우울제, SSRIs, SNRIs)가 사용될 수 있지만, 항우울효과의 시간 경과가 다르다는 점을 고려해 약물을 선택할 수 있다. 또한 항우울제가 불안 증상을 악화시킨다는 점을 고려해 초기 용량은 낮게 설정되는 것이 좋다. 1차적으로 추천하는 항우울제는 SSRI계이며, 약물 상호작용이나 부작용이 드물고, 운동 증상을 악화시키지 않는다는 장점이 있다. 참고로 파킨슨병을 치료하는 약물은 항우울 작용이 있는 도파민 효능제를 선택하는 것이 권장된다.

2) 치매[35)36)37)38)

파킨슨병 환자의 약 30%에서 치매가 발생하며, 특히 나이가 많거나 오랜 기간 동안 파킨슨병을 앓고 있는 환자에게서 잘 나타난다. 그 주된 원인은 파킨슨병의 병변이 흑질이 있는 중뇌에만 국한되지 않고 뇌의 피질부위 등에도 생김으로써 인지기능의 장애가 초래되는 것으로 생각되고 있다.

치매를 동반하지 않는 파킨슨병 환자에 비해 치매를 동반한 파킨슨병 환자의 삶의 질이 떨어지며 보호자의 부담이 증가하는 것으로 조사되었다. 따라서 치매를 동반한 파킨슨병 환자의 치료에 있어서 치매의 진행을 막는 것을 우선적으로 고려할 필요성이 있다.

파킨슨병의 운동 관련 증상을 치료하기 위해 사용되는 항콜린제, amantadine와 같은 항콜린성 약제들은 환자의 인지기능 저하와 치매를 심화시킬 수 있다고 여겨지고 있다. 따라서 항콜린제와 amantadine을 제외한 약물로 치료를 진행하여 파킨슨병의 제반 증상을 경감하여야 한다.

파킨슨병 치매의 치료제로써 허가된 약물은 rivastigmine으로, 임상시험 결과 파킨슨병 치매환자의 인지장애와 함께 파킨슨병의 특징적 증상인 근육 강직을 어느 정도 개선시킬 수 있다고 보고되었다. 다만 rivastigmine은 그 콜린성 작용으로 인하여 일부 파킨슨병 환자들에게 진전 증상을 유발하는 부작용을 동반하기도 하는데, 이는 파킨슨병 환자들의 전반적인 운동 증상의 악화에는 크게 영향을 미치지 않는 것으로 나타났다. 따라서 파킨슨병 치매 증상의 심각도 및 운동 증상의 악화 정도에 따라 rivastigmine의 사용을 고려해야 할 것이다.

35) Leroi I, McDonald K, Pantula H, Harbishettar V. Cognitive impairment in Parkinson disease: impact on quality of life, disability, and caregiver burden. J Geriatr Psychiatry Neurol. 2012 Dec;25(4):208-14.

36) Patel T, Chang F. Parkinson's disease guidelines for pharmacists. Can Pharm J (Ott). 2014 May;147(3):161-70.

37) Safarpour D, Willis AW. Clinical Epidemiology, Evaluation, and Management of Dementia in Parkinson Disease. Am J Alzheimers Dis Other Demen. 2016 Nov;31(7):585-594.

38) Martorelli, M. , Monteiro, L. and Melo, A. Effects of Cholinesterase Inhibitors in Cognition on Parkinson's Disease Dementia: A Systematic Review and Meta-Analysis. Advances in Parkinson's Disease, 2015;4;90-96.

3) 기립성 저혈압[39]

기립성 저혈압은 파킨슨병 환자에서 가장 불편한 자율신경 증상으로 약 20-50%의 환자들에서 보인다. 주로 장기간의 도파민 치료의 합병증으로써 나타나며, 진행된 파킨슨병에서 대부분 관찰된다. 기립성 저혈압의 증상은 전신 쇠약감, 어깨부위의 통증, 흉통, 몽롱함, 실신 등이 있으나 오랫동안 기립성 저혈압이 있는 경우에는 별다른 증상이 없을 수도 있다. 이러한 증상이 심해지면 실신이나 낙상, 주요 기관에의 관류저하로 인한 손상을 초래하게 된다.

많은 파킨슨병 환자에서는 기립성 저혈압이 있더라도 약물 치료를 할 정도로 심각하지는 않다. 따라서 대부분의 환자에서는 비약물적요법으로도 증상의 개선이 가능하나. 고염식 및 음주를 삼가고 수분을 충분히 섭취하는 것이 도움이 되며, 특히 식후에만 저혈압 증상이 나타나는 환자들은 과식하지 않고 소량의 음식을 섭취할 것을 권유해야 한다. 이뇨제나 항고혈압제와 같은 약제들은 기립성 저혈압을 유발할 수 있으므로 이들의 복용을 피해야 한다. 증상이 심한 경우에는 하지에 압박스타킹을 착용하여 30~40mmHg로 압박을 가하는 치료법이 도움이 되기도 한다. 기립성 저혈압의 치료에는 사용될 수 있는 약물로는 fludrocortisone, midodrine, pyridostigmine이 있으나, 부작용이 심하여 사용이 권장되지는 않는다.

4) 수면장애[40][41][42][43]

파킨슨병의 수면장애는 불면증, 주간 과다 졸림, 하지불안증후군 및 렘수면

39) Diagnosis and pharmacological management of parkinson's disease, Scottish intercollegiate guidelines network, January 2010.

40) S. You, YW Cho. Sleep Disorders in Patients with Parkinson's Disease. J Korean Sleep Res Soc 2014; 11(2): 45-49.

41) TB Ahn, BS. Jeon. Sleep Disturbance and Sleep-related Disorders in Parkinson'Disease. J Korean Neurol Assoc 2002;20(4): 365~372,

42) Patel T, Chang F. Parkinson's disease guidelines for pharmacists. Can Pharm J (Ott). 2014 May; 147(3):161-70.

43) S. You, YW Cho. Sleep Disorders in Patients with Parkinson's Disease. J Korean Sleep Res Soc 2014; 11(2): 45-49.

행동장애로 나눌 수 있다. 불면증은 수면의 시작이나 수면 유지의 어려움을 겪는 질환을 말하며, 주간 과다 졸림은 각성 상태가 기대되는 낮 시간의 일상생활 환경에서 졸음이 오는 질환이다. 하지불안증후군은 주로 밤 시간에 하지에 불편한 증상과 함께 다리를 움직이고 싶은 충동이 나타나 잠에 드는 것이 어려워지는 질환이다. 렘수면행동장애는 렘수면 중 꿈에 의한 행동을 보이는 질환이다.

파킨슨병 환자에서 이러한 수면장애가 나타나는 이유는 뇌간의 신경세포들이 파킨슨병이 진행하면서 손상을 받기 때문이다. 이들 신경세포의 손상은 수면-각성 주기에 이상을 초래하게 된다. 또한 파킨슨병의 중증도가 증가하면서 수면 중 움직임이 제한되고 진전이 심해지며, 근육 경직 등 여러 요인들이 복합적으로 작용하여 수면을 방해하고 수면의 질을 떨어뜨릴 수 있다고 알려져 있다.

파킨슨병을 동반한 수면 장애의 치료는 환자들에게 올바른 수면 습관을 지도하는 것이다. 예를 들어, 자기 전에 커피나 차와 같은 수면을 저해하는 식품의 절제 추천, 낮잠 제한 및 규칙적인 운동 권유 등이 있다. 또한 갑작스러운 수면 발생 시 운전과 같은 작업을 피하게 하는 것이 중요하다. 불면증의 약물 치료에는 서방정 levodopa, COMT inhibitors인 entacapone을 사용하는 방법이 제시되고 있다. 또한 주간 과다 졸림의 치료에는 modafinil의 사용이 도움이 될 수 있고, 하지불안증후군의 치료에는 도파민 효능제를 사용해 볼 수 있다.

이 외에도 clonazepam, gabapentin, opioid 등이 중등도 이상의 하지불안증후군 증상이 있을 경우에 치료 약제로 사용되고 있으나, 삼환계 항우울제나 선택적 세로토닌 재흡수 억제제 등은 오히려 증상을 악화시킬 수 있으므로 주의가 필요하다. 마지막으로, 렘수면행동장애의 약물 치료로는 clonazepam이 가장 효과가 탁월하다고 알려져 있으나 주간졸림증상을 동반할 수 있어 주의가 필요하다.

5) 정신증[44][45][46][47][48][49]

파킨슨 환자의 20-40%는 환각 및 망상 증상을 보이는 정신증을 동반한다. 현재 정확한 원인은 밝혀지지 않았지만 도파민성 요법에 의한 도파민 수치 증가가 뇌의 화학적, 물리적 변화를 일으킨다는 것과 약물의 복용여부와는 관계없이 파킨슨병이 진행됨에 따라 자연적으로 발생할 수 있다는 추측이 있다. 파킨슨병 환자들 중 누가 환각 또는 망상과 같은 증상을 경험하게 될지 확실히 예측할 수 없지만 일부 위험 요인들은 연령, 파킨슨병 기간과 중증도, 도파민 요법 투여 등이 있다.

정신증을 동반한 파킨슨 환자의 약료는 다음의 단계로 진행한다. ① 과거 정신병적 장애나 약물로 유발된 정신병의 병력을 알아본다. ② 현재 섬망이나 의식혼탁이 있다면 이의 원인 질환이나 약물을 조사하고 교정한다. 노인의 경우, 배설·호흡계 감염이나 대사·내분비계 불균형, 뇌 저관류 등으로 인해 정신과적 증상이 발현될 수 있다. ③ 다중요법은 정신증을 동반한 파킨슨 환자에서의 독립적 위험인자로 알려져 있다. 따라서 L-dopa 이외의 항파킨슨 약물을 점차적으로 중단하고, L-dopa의 용량을 감량한다. 이때 anticholinergics, selegiline, amantadine, 도파민 효능제, catechol-O-methyltransferase (COMT) inhibitors 순서대로 점차적으로 중단한다. 또한 L-dopa는 short acting formulation을 추천한다. ④ L-dopa의 투여를 중단하거나 휴약 기간을 둔다. ⑤ 비정형 항정신병약물을 사용한다. AAN(American Academy of Neurology)에서

44) Zahodne LB, Fernandez HH. Pathophysiology and treatment of psychosis in Parkinson's disease: a review. Drugs Aging. 2008;25(8):665-82.

45) Ravina B, Marder K, Fernandez HH et al. Diagnostic criteria for psychosis in Parkinson's disease: report of an NINDS, NIMH work group. Mov Disord. 2007 Jun 15;22(8):1061-8.

46) Forsaa EB, Larsen JP, Wentzel-Larsen T et al. A 12-year population-based study of psychosis in Parkinson disease. Arch Neurol. 2010 Aug;67(8):996-1001.

47) Miyasaki JM, Shannon K, Voon V et al. Practice Parameter: evaluation and treatment of depression, psychosis, and dementia in Parkinson disease (an evidence-based review): report of the Quality Standards Subcommittee of the American Academy of Neurology. Neurology. 2006 Apr 11;66(7):996-1002.

48) SW Kim, IS Shin, JS Yoon. Clozapine in the Treatment of Dopaminergic Psychosis in Patient with Parkinson's Disease. Korean J Psychopharmacol 1999;10(1):99-103.

49) Zahodne LB, Fernandez HH. Pathophysiology and treatment of psychosis in Parkinson's disease: a review. Drugs Aging. 2008;25(8):665-82.

권고하는 약물요법은 절대호중구수 모니터링을 하면서 clozapine을 6.25mg/day 사용하는 것이다. 혹은 quetiapine의 사용을 고려할 수 있다.

4. 결론[50]

파킨슨병은 만성 진행성 퇴행성 신경질환으로서 우리나라 65세 이상의 노인 인구에서 호발한다. 또한 고령화에 따라서 지속적으로 환자가 증가할 것으로 예상되어 약료서비스가 앞으로 더욱 중요해진 질병이다. 현재 항파킨슨 약물로는 L-DOPA, 도파민 효능제, MAO-B inhibitor 등이 쓰이고 있다.

이번 약료지침안에서는 병의 진행 정도와 연령에 따른 약료를 정리하여 제시하였으며 주요하게 쓰이는 항 파킨슨 약물을 다루었다. 또한 파킨슨병과 관련하여 중요하다고 판단되는 우울증, 치매, 기립성저혈압, 수면장애, 정신병 등의 특수한 상황의 약료에 대해서도 다루었다. 이러한 약물 요법 시행 과정에서 약사는 환자들에게 약료로 얻을 수 있는 장점을 잘 인지시켜 환자에게 삶의 질을 높이는 역할을 할 수 있을 것이다. 앞으로 이 약료지침안을 통해 약사들이 체계적인 약료서비스를 실천하는 데 도움이 되기를 바란다.

---

50) SB Koh, Diagnosis and Treatment of Parkinson's Disease, J Korean Acad Fam Med 2003;24:1059−1068.

PART
17

폐렴

폐렴
Pneumonia

1. 폐렴의 정의[1][2]

폐렴은 감염균에 의해 호흡기 세기관지 이하의 폐 실질에 염증을 일으키는 질환이다. 하기도 호흡기 감염 중 대표적인 질환으로 급성질환에 기인한 사망의 주요 원인 중 하나이다(Figure 1).

2. 폐렴의 분류[3][4][5]

폐렴은 병태기전, 임상증상(전형적, 비전형적), 해부학적(폐엽, 폐소엽 등) 특징 등 다양한 체계에 따라서 분류할 수 있다. 폐렴의 대표적인 분류는 역학적

---

1) National heart, lung, and blood institute. Pneumonia. available at https://www.nhlbi.nih.gov/health/health-topics/topics/pnu(accessed on Jan 24, 2017).

2) J. Anthony G. Scott, Chizoba Wonodi, Jennifer C. Moïsi et al. The Definition of Pneumonia, the Assessment of Severity, and Clinical Standardization in the Pneumonia Etiology Research for Child Health Study. Clin Infect Dis (2012) 54 (suppl_2): S109-S116.

3) Antoni Torres. Diagnosis and classification of Pneumonia. Clinical Management of Bacterial Pneumonia pp 39-56 15 October 2015.

4) Mark Woodhead. Pneumonia classification and healthcare-associated pneumonia: a new avenue or just a cul-de-sac? Woodhead M. Thorax November 2013 Vol 68 No 11.

5) Grant Mackenzie. The definition and classification of pneumonia. 10.1186/s41479-016-0012-z Pneumonia 2016.

Figure 1. Pneumonia

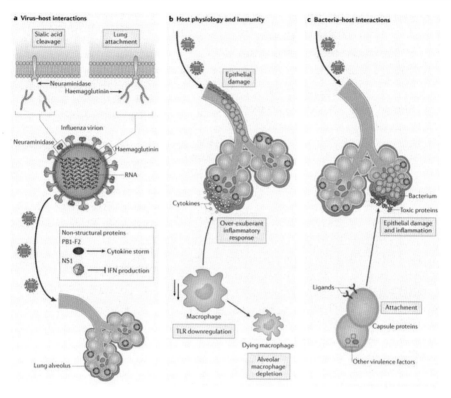

http://www.nature.com/nrmicro/journal/v12/n4/full
/nrmicro3231.html?message-global=remove
Figure 1. The interplay between virus, host and bacteria in co-infections

분류로, 지역사회획득성 폐렴(community-acquired pneumonia, CAP), 보건의료관련 폐렴(health care-associated pneumonia, HCAP), 병원 획득성 폐렴(hospital-acquired pneumonia, HAP), 기계환기관련 폐렴(ventilator-associated pneumonia, VAP)으로 나눈다. 본 약료지침안에서는 감염이 획득되는 장소에 따라 크게 지역사회 획득성 폐렴과 병원 획득성 폐렴으로 나누어 서술하였다.

Table 1. 폐렴의 분류

분류		정의
지역사회획득성 폐렴 (community-acquired pneumonia, CAP)		의료관련기관과 무관한 지역사회에서 얻은 감염으로 인해 발생한 급성폐렴
보건의료관련 폐렴 (Health Care-Associated Pneumonia, HCAP)		입원 후 48시간 이내 채취된 검체에서 호흡기계 배양 결과 양성을 나타낸 특정한 환자군*
병원획득성 폐렴 (Hospital-acquired pneumonia)	병원획득성 폐렴 (Hospital-Acquired Pneumonia, HAP)	입원 당시에는 폐렴이 없었으나, 입원 48시간 이후 발생한 폐렴
	기계환기성 폐렴 (Ventilator-Associated Pneumonia, VAP)	기관지 삽관을 시행한 지 48~72시간 이상이 지난 후 발생한 폐렴

* ① 폐렴이 발생되기 90일 내에 2일 이상 acute care hospital에 입원한 환자
　② 요양원(nursing home)이나 장기 요양시설(long-term care facility)에 거주하는 환자
　③ 폐렴감염 발생 30일 이전에 정맥으로 투여되는 항생제 치료, 항암치료, 상처치료를 받은 환자
　④ 병원이나 혈액투석 클리닉에 다니던 환자
　⑤ 가족 중에 다제내성균을 보유한 경우가 있는 환자

3. 폐렴의 약료

1) 약료의 목표[6]

　폐렴 약료의 목표는 원인균을 제거하고, 임상적 완치를 목적으로 하며, 패혈증 등 다른 합병증으로의 이환을 예방하는 것이다. 약사는 이 목표를 달성시킬 수 있도록 적절한 항균제를 선택하여 약료를 수행하여야 한다.

---

6) World health organization. Treatment and prevention of pneumonia. IXTY-THIRD WORLD HEALTH ASSEMBLY A63/26. Provisional agenda item 11.23 25 March 2010.

2) 약료의 일반적 접근 방법

(1) 지역사회 획득성 폐렴(Community Acquired Pneumonia; CAP)[7)8)9]

지역사회 획득성 폐렴은 의료관련기관과 무관한 지역 사회에서 얻은 감염으로 인해 발생한 급성 폐렴이다. 한국에서 지역사회폐렴의 가장 흔한 원인균은 폐렴구균이며, 다음으로 흔한 원인균으로는 Klebsiella pneumoniae, Pseudomonas aeruginosa, Staphylococcus aureus 등이 있다.

지역사회 폐렴 환자는 가능성 있는 원인균에 근거하여 경험적 치료를 시행 받아야 한다. 본 약료지침안에서는 외래치료 환자, 중환자실 입실이 필요하지 않은 입원환자, 중환자실 입실이 필요한 입원환자 등 총 3개의 환자군에 따른 경험적 치료 방법을 정리하였다.

• 외래치료 환자

외래에서 치료가 가능한 환자의 경우 β-lactam 단독요법이나 β-lactam/macrolide 병용요법, 또는 호흡기계 fluoroquinolone 단독요법으로 치료하여야 하며, 우리나라에서는 fluoroquinolone 단독요법을 주로 사용한다. Macrolide와 tetracycline은 S.pneumoniae에 대한 내성 발현률이 높으므로, 이들 항생제는 단독요법으로 투여하지 않는다.

7) Lionel A. Mandell,1,a Richard G. Wunderink,2,a Antonio Anzueto et al. Infectious Diseases Society of America/American Thoracic Society Consensus Guidelines on the Management of Community-Acquired Pneumonia in Adults. IDSA/ATS Guidelines for CAP in Adults • CID 2007:44 (Suppl 2)

8) Douwe F. Postma, M.D., Cornelis H. van Werkhoven et al. Antibiotic Treatment Strategies for Community-Acquired Pneumonia in Adults. N Engl J Med 2015; 372:1312-1323April 2, 2015DOI: 10.1056/NEJMoa1406330

9) Kaysin A1, Viera AJ1. Community-Acquired Pneumonia in Adults: Diagnosis and Management. Am Fam Physician. 2016 Nov 1;94(9):698-706.

Table 2. 외래치료 환자를 위한 경험적 항생제

원인균	추천 치료
폐렴구균 Mycoplasma pneumoniae Chlamydia pneumoniae Hemophophius influenzae 바이러스 기타(Legionella spp., Pseudomonas, 결핵균)	β−lactam + Macrolide(또는 doxycycline) or 호흡기계 fluoroquinolone 단독요법

*β−lactam: Amoxicillin, amoxicillin−clavulanate, cefpodoxime, cefditoren
*Macrolide: Azithromycin, clarithromycin, erythromycin, roxithromycin
*호흡기계 fluoroquinolone: Moxifloxacin, gemifloxacin, levofloxacin

• 중환자실 입실이 필요하지 않은 입원환자

입원환자들의 경우 외래환자들의 주된 원인균인 Legionella spp. 등을 함께 고려하여 약제를 선정한다. 일반적으로 호흡기계 fluoroquinolone 단독요법 또는 β−lactam/macrolide 병용요법이 권장된다. 특히 S.pneumoniae에 의한 폐렴 치료를 위한 β−lactam계 항생제의 선정에는 ampicillin/sulbactam, amoxicillin/clavulanate가 선호되며, 이는 H.influenzae, S.aureus, K.pneumoniae 등에도 효과가 있다.

Table 3. 일반병동 입원환자 치료를 위한 경험적 항생제

원인균	추천 치료
폐렴구균 Hemophophius influenzae Mycoplasma pneumoniae Chlamydia pneumoniae 혼합감염(세균+비정형 병인균) 장내 그람 음성 세균 흡인(혐기성 세균) 바이러스 기타(Legionella spp., Pseudomonas, 결핵균)	β−lactam + Macrolide(또는 doxycycline) or 호흡기계 fluoroquinolone 단독요법

*β−lactam: Cefotaxime, ceftriaxone, ampicillin/sulbactam, amoxicillin/clavulanate
*Macrolide: Azithromycin, clarithromycin, erythromycin, roxithromycin
*호흡기계 fluoroquinolone: Moxifloxacin, gemifloxacin, levofloxacin

• 중환자실 입실이 필요한 입원환자

중환자실에서 치료를 요하는 지역사회획득성 폐렴환자들의 경우 녹농균에 의한 폐렴의 가능성을 고려하여 경험적 항생제를 선택해야 한다. 녹농균 감염 위험성이 낮은 경우, β-lactam과 macrolide 혹은 호흡기계 fluoroquinolone의 병용요법으로 치료한다. 단, 페니실린 과민반응이 있는 경우에는 aztreonam과 호흡기계 fluoroquinolone을 함께 사용한다. 녹농균에 의한 폐렴이 의심되는 경우에는 항생제내성을 고려하여 항녹농균 제제를 2가지 이상 병용하는 것이 권장되며, 이 경우 β-lactam계 항생제의 선정 시 S.pneumoniae 등에도 효과적이면서 동시에 녹농균에 감수성이 우수한 cefepime, imipenem, meropenem, piperacillin/tazobactam을 주사제로 투여한다.

Table 4. 중환자실 입원환자 치료를 위한 경험적 항생제

A. Pseudomonas aeruginosa 감염 위험인자가 없는 환자

원인균	추천 치료
폐렴구균 Legionella spp. Pseudomonas Hemophophius influenzae 장내 그람 음성 세균 Staphylococcus aureus Mycoplasma pneumoniae 바이러스 기타(Chlamydia pneumoniae, 결핵균)	β-lactam(cefotaxime, ceftriaxone, ampicillin/ sulbactam, amoxicillin/clavulanate) + Azithromycin or 호흡기계 fluoroquinolone

*β-lactam: Cefepime, piperacillin/tazobactam, imipenem, meropenem
*Aminoglycoside: Gentamicin, tobramycin, amikacin

B. Pseudomonas aeruginosa 감염 위험인자가 있는 환자

원인균	추천 치료
(Table 4A) 에 해당하는 모든 균 & Pseudomonas aeruginosa	Antipneumococcal/antipseudomonal β-lactam + fluoroquinolone(ciprofloxacin, levofloxacin)
	Antipneumococcal/antipseudomonal β-lactam + Aminoglycoside + Azithromycin or 호흡기계 fluoroquionolone

*β-lactam: Cefepime, piperacillin/tazobactam, imipenem, meropenem
*Aminoglycoside: Gentamicin, tobramycin, amikacin

(2) 병원 획득 폐렴(Hospital-acquired pneumonia; HAP)[10][11][12][13]

병원 획득 폐렴이 의심되어 환자에게 항생제를 투여해야 하는 경우, 적절한 초기 항생제 투여는 경험적 항생제 요법을 따라야 한다. 항생제 종류의 선택은 다제내성균에 대한 위험인자를 평가하여야 한다(Table 5). 다제내성균에 의한 감염의 위험성이 높지 않은 경우에는 주요원인균에 대한 항균제를 사용한다(Table 6). 만약 다제내성균에 의한 폐렴이 의심되는 환자라면 광범위 항생제로 치료를 시작하고 이후 배양검사 및 감수성 검사 결과에 따라 항균제 범위를 좁혀 나가야한다(Table 7).

다제내성균의 정도와 빈도는 병원마다 가지고 있는 각각의 특성과 최근 항생제치료를 받았던 환자의 분포와 같은 지역적 특성에 영향을 받는다. 그러므로 치료에 있어 이러한 특정 감수성 패턴을 인지하여 이에 맞는 적절한 초기항균제를 선택하는 것이 매우 중요하다.

Table 5. 원내감염 폐렴을 유발하는 다제내성균에 대한 위험인자

① 90일 이내에 항생제를 투여 받은 경우
② 5일 이상 입원하고 있는 경우
③ 지역사회나 특정 병원에서 항생제내성의 빈도가 높은 경우
④ 여러 HCAP에 대한 위험인자를 가지고 있는 경우
   • 장기요양시설 수용자
   • 최근 90일 이내에 2일 이상 입원치료를 받은 경험이 있는 경우
⑤ 면역력이 저하된 자 혹은 면역억제치료를 받고 있는 경우

10) 이흥범, 한효진, 의료기관관련 폐렴, Tuberc Respir Dis 2011;70:105-112

11) American Thoracic Society; Infectious Diseases Society of America, Guidelines for the management of adults with hospital-acquired, ventilator-associated, and healthcare-associated pneumonia. Am J Respir Crit Care Med. 2005 Feb 15;171(4):388-416.

12) IDSA guideline. Management of Adults With Hospital-acquired and Ventilator-associated Pneumonia: 2016 Clinical Practice Guidelines by the Infectious Diseases Society of America and the American Thoracic Society. Clinical Infectious Diseases. The Author 2016. Published by Oxford University Press for the Infectious Diseases Society of America.

13) R. G. Masterton1*, A. Galloway2, G. French3 et al. Guidelines for the management of hospital-acquired pneumonia in the UK: Report of the Working Party on Hospital-Acquired Pneumonia of the British Society for Antimicrobial Chemotherapy. Journal of Antimicrobial Chemotherapy (2008) 62, 5 - 34

Table 6. 다제내성균에 대한 위험인자가 없는 환자에게 사용되는 초기 경험적 항생제 요법

감염 가능성이 있는 균주	추천되는 항생제
Streptococcus pneumoniae Haemophilus influenza Methicillin-sensitive Staphylococcus aureus Antibiotic-sensitive enteric gram-negative bacilli 　Escherichia coli 　Klebsiella pneumoniae 　Enterobacter species 　Proteus species 　Serratia marcescens	Ceftriaxone or levofloxacin moxifloxacin ciprofloxacin or Ampicillin/sulbactam or Ertapenem

Table 7. 다제내성균에 대한 위험인자를 가지고 있는 환자에게 사용되는 초기 경험적 항생제 요법

다제내성균의 가능성이 있는 균주	초기 광범위 항생제 복합요법
MDR gram negative bacilli 　Pseudomonas aeruginosa 　Klebsiella pneumoniae ESBL(+) K. pneumoniae 　Acinetobacter species MDR G(+) cocci 　Methicillin-resistent Staphylococcus aureus	Antipseudomonal cephalosporin (cefepime, ceftazidime) or Antipseudomonal carbepenem (imipenem, meropenem) or β-Lactam/ β-Lactamase inhibitor + Antipseudomonal fluoroquinolone (piperacillin-tazobactam + ciprofloxacin/levofloxacin) or Aminoglycoside (amikacin, gentamicin, tobramycin) + Linezolid/vancomycin

3) 비약물요법[14)15)16)]

　폐렴은 감염성 질환이므로 원인균을 제거하는 항생제 요법이 치료의 중심을
이룬다. 그러나 폐렴이 진행함에 따라 식사량이 감소하게 되므로 식이요법을
병행하여 체중 감소 및 체조직 소모를 방지할 수 있다. 폐렴환자는 충분한

14) 폐렴 식이요법, available at
　　http://www.amc.seoul.kr/asan/healthinfo/mealtherapy/mealTherapyDetail.do?mtId=112
　　(accessed on February 1, 2018)

15) Tambovtsev PD. Diet and vitamin therapy in chronic nonspecific pneumonia in children. Vopr
　　Pitan. 1969 Nov-Dec;28(6):78-80.

16) Tambovtsev PD. Diet and vitamin therapy in children with chronic aspecific pneumonia. Med
　　Sestra. 1969 Oct;28(10):18-21.

에너지와 단백질의 섭취를 위해 매끼 양질의 어육류나 두부, 계란 등을 챙겨서 섭취하는 것이 좋다. 또한 부드러운 식품을 이용하고 수분을 소량씩 자주 보충하는 것이 좋다. 권장하는 식품으로는 부드러운 살코기, 생선, 요구르트, 다양한 색상의 과일이나 채소가 있고 주의해야할 식품은 튀김, 육류의 기름이다. 그 밖에도 탈수를 예방하기 위하여 수시로 과일주스나 물 등으로 보충하는 것이 좋다.

4) 약물요법

(1) 해열제[17)18)19)]

폐렴은 감염성 질병이므로 원인균을 박멸하는 항생제 치료가 치료의 근간이다. 그러나 기침, 객담, 호흡곤란, 가슴통증 등의 동반된 증상을 치료하는 것도 중요하다. 따라서 폐렴이 완치되기까지 증상의 완화를 위해 해열제, 진해제, 거담제, 기관지확장제 등을 같이 투여할 수 있다.

폐렴으로 인한 고열에 주로 사용되는 것은 acetaminophen이고 그 외 해열효능을 갖고 있는 비스테로이드성 진통소염제(non-steroidal anti-inflammatory drugs, NSAIDs)가 있다.

소아가 해열제 중에서도 아스피린을 독감이나 수두와 같은 바이러스성 감염 이후에 복용할 경우 라이증후군(Reye syndrome)이 나타날 수 있으므로 사용을 지양해야 한다. 라이증후군은 대부분의 경우 4-12세 사이에서 나타나며 특히 간과 뇌에 손상을 초래하여 일부 사례에서는 지속적 간 장애와 행동문제, 습득지연을 일으킬 수 있다.

---

17) 폐렴 증상 및 진단기준 치료방법, 보건복지부, 대한의학회 대한 내과학회, 2013

18) MICROMEDEX CareNoteTMSystem, ThomsonHealthcareInc, 2011

19) 질병관리본부 희귀난치성질환센터 Helpline; 2011

(2) 수분보충제[20)21]

폐렴은 보통 고열에 의한 탈수 및 체내 나트륨의 손실, 가래로 인한 호흡 곤란을 동반한다. 따라서 폐렴 증상이 나타나는 경우 기본적으로 수분을 충분히 보충하여 탈수를 예방하고 가래를 묽게 만들어 환자가 객담을 배출할 수 있도록 해야 한다. 환자의 상태가 매우 심하여 경구 수분섭취가 어려운 경우에는 정맥으로 수분을 공급해야 하는데, 이 때 환자의 상태, 나트륨 손실 정도 및 체중을 고려하여 수액 제제를 선택한다.

Table 8. 폐렴 환자에게 사용되는 수액제제

	Na+ (mEq/L)	K+ (mEq/L)	Cl− (mEq/L)	Glucose (g/L)	Osm. (mOsm/kg)
Normal saline	154		154		308
D5 NS	154		154	50	586
0.45% Nacl (1/2 NS)	77		77		154
D5 1/2 NS	77		77	50	432
D5 NK2	77	20	97	50	432
SD 1:2 (0.3% 1/3 NS)	51.3		51.3	33.3	288
SD 1:3 (0.225% 1/4 NS)	38		38	37.5	284
SD 1:4 (0.18%, 1/5 NS)	31		31	40	284

NS, normal saline(생리 식염수); D5, 5% dextrose; 1/N NS, 생리식염수의 나트륨 154 mEq/L를 1/N 한 수액제; SD, dextrose solution; NK2, normal saline과 kcl;

(3) 진해거담제[22)23]

폐렴의 경우 대부분의 환자에서 기침이 나타날 수 있으며 객담을 동반하는

20) 신성현 등, 소아의 폐렴과 중추신경계 감염에서 급성 저나트륨혈증의 발생 양상. J Korean Soc Pediatr Nephrol 2012;16:89.

21) 배선준 등, 수액 요법: 수액의 종류와 특성. J Korean Med Assoc 2010;53:1103.

22) 대한 결핵 및 호흡기 학회, 기침 진료지침, 2014

23) Chang CC, Cheng AC, Chang AB. Over-the-counter (OTC) medications to reduce cough as an adjunct to antibiotics for acute pneumonia in children and adults. Cochrane Database Syst Rev. 2012 Feb 15;(2):CD006088.

경우도 있다. 기침은 인후나 기관지의 손상을 입힐 수 있으므로 진해제를 통한 증상완화가 필요하다. 이 때 사용되는 진해제는 benzonatate, benproperine 등이 있다. 기침이 심한 경우에는 codeine 유도체가 사용된다. 이 약물의 경우에는 연수에 있는 기침 중추를 직접 억제하여 강력한 진해작용을 나타낸다. 부작용으로는 졸림, 오심, 구토, 변비 등이 있으며, codeine의 경우 마약성 진해제이기 때문에 철저한 환자교육이 필요하다. 객담을 동반한 경우에는 고장성 식염수를 연무요법으로 사용하여 객담의 배출에 도움을 줄 수 있다.

(4) 항생제[24][25][26]

항생제(antibiotics)는 미생물을 죽이거나 성장을 억제하는 약물로서 계열에 따라 약물의 기전과 항균범위가 달라진다. 폐렴 치료에 사용될 수 있는 항생제를 계열별로 국내 허가사항에 따라 투여경로 및 특이사항과 함께 정리하였다(Table 9). 투여경로는 약어를 이용해 표기했으며, 특이사항에는 해당 약물에 대한 주요 부작용, 약물상호작용 등을 서술했다.

폐렴 환자의 원인균을 알지 못해 경험적 항생제를 투여하는 초기에는 환자의 연령, 동반질환의 유무, 폐렴의 중증도, 가장 가능성이 높은 원인균, 그 지역에서의 항생제 내성 현황 등을 고려하여 항생제를 선택한다. 이후 환자의 원인균이 확인되면 그 원인균의 항생제 감수성 양상에 따라 적절한 항생제를 사용한다.

---

24) 백경란. 지역사회획득 폐렴의 치료. J Korean Med Assoc 2007 Oct;50:886-893.

25) 킴스온라인. available at http://www.kimsonline.co.kr/ResCenter/medicalfocus/view/120?Keyword =항균제(accessed on February 1, 2018)

26) 대한결핵 및 호흡기학회 폐렴지침위원회. 성인 지역사회폐렴 진료 지침(2005). p.44~8

Table 9. 폐렴 치료에 사용되는 항생제

분류 · 항균범위	성분명 · 투여경로	특이사항
페니실린(penicillin)계		
천연 penicillin • 호기성 그람양성균 ↑ • 그람음성 간균 ↓	Penicillin G (IM, IV)	• β-Lactamase 저해제들 (clavulanate, tazobactam 등)은 페니실린계 항생제들의 불활성화를 막기 위해 병용될 수 있다. • Nafcillin이나 methicillin, oxacillin 등 포도상구균에 강한 항생제는 일반적으로 폐렴 치료에 사용되지 않는다. • 과민증이나 아나필락시스, 균교대증, 위장관계 부작용이 생길 수 있다. • Probenecid와 병용 투여하면 세뇨관 분비를 억제함으로써 항생제의 혈중 반감기 증가 효과가 있다.
Aminopenicillin • 광범위 penicillins • 천연 penicillin과 유사 • 일부 그람음성 간균 ↑	Ampicillin (PO, IM, IV), Amoxicillin (PO, IM, IV), Bacampicillin (PO), Ampicillin+clavulanate (IM, IV), Amoxicillin+clavulanate (PO)	
Antipseudomonal • Aminopenicllin 활성 • 그람음성균 ↑ (Klebsiella, Enterobacter, Pseudomonas)	Piperacillin (IM, IV, INF), Piperacillin+tazobactam (IV)	
세팔로스포린(cephalosporin)계		
3세대 • 광범위 항생제 • 그람양성균 • 그람음성균 ↑ (Pseudomonas)	Cefotaxime (IM, IV, INF), Ceftriaxone (IM, IV, INF), Ceftizoxime (IM, IV, INF), Cefixime (PO), Cefpodoxime (PO), Ceftibuten (PO), Cefdinir (PO), Cefditoren (PO), Ceftazidime (IM, IV, INF), Cefoperazone (IM, IV, INF)	• 일반적으로 1세대와 2세대 항생제들은 내성균이 많아 잘 사용되지 않는다. • 중증의 폐렴에는 3세대와 4세대 항생제들이 주로 이용된다. • Ceftriaxone은 가장 긴 반감기를 지니며, cefoperazone은 담즙 배설되는 약물이므로 신장애 환자에서 유용하다. • 페니실린계에 비해 부작용이 적은 편이지만, 과민증이 나타날 수 있으므로 기왕력이 있는 환자에게는 신중히 투여한다. • 1세대 항생제들은 신독성을 가지고 있으며, 2세대와 3세대로 갈수록 그 정도는 약해진다.
4세대 • 그람양성균 • 그람음성균 ↑	Cefepime (IM, IV, INF)	
카바페넴(carbapenem)계		
Carbapenems • 광범위 항균제 • 대부분의 호기성 · 혐기성 그람양성균, 그람음성균 • 제외: 일부 그람음성간균, E. faecium, Staphylococci 등	Imipenem+cilastatin (INF), Meropenem (INF), Ertapenem (IM, INF), Doripenem (INF)	• Imipenem의 불활성화를 막기 위해 dihydropeptidase-1 저해제인 cilastatin을 병용한다.
Monobactams • 일부 호기성 그람음성 간균 ↑ • 혐기성균 또는 그람음성 간균 ↓	Aztreonam (IM, IV, INF)	

분류 · 항균범위	성분명 · 투여경로	특이사항
새로운 퀴놀론 (Fluoroquinolone) 계		
• 대부분의 그람양성균 및 음성균 (Mycoplasma, Legionella, Chlamydia 포함)	ciprofloxacin (PO, INF) levofloxacin (PO, INF) gemifloxacin (PO, INF) moxifloxacin (PO, INF) gatifloxacin (PO)	• 오심, 중추신경계 장애, 뼈 · 성장 장애 • QTc를 연장시키는 다른 약제 (Class Ia, Class III 항부정맥약, erythromycin, cisapride, 항정신병약, cyclic 항우울제)와 병용시, torsade de pointes 부정맥 야기
아미노글리코사이드 (Aminoglycoside) 계		
• 주로 그람음성 간균 (Enterobacteriaceae, Pseudomonas, Acinetobacter 등) • 일부 그람양성균 (streptococci, staphylococci 등)	gentamicin (IM, IV, INF) tobramycin (IM, INF) amikacin (IM, INF) kanamycin (IM, INF) dibekacin (IM, INF) sisomicin (IM, IV, INF) netilmicin (IM, IV, INF)	• 신독성 (급성신부전) • 이독성 (난청, 전정장애) • 임신부 금기
마크로라이드 (Macrolide) 계		
• 주로 그람양성균 • 일부 그람음성균 (Neisseria, Legionella, Mycoplasma, Chlamydia 등)	erythromycin (PO) roxithromycin (PO) clarithromycin (PO, INF) azithromycin (PO, INF) telithromycin (PO) josamycin (PO) spiramycin (PO, IV)	• 오심, 복부경련, 간기능이상 • statin과의 병용 시 근육병증 • erythromycin, clarithromycin: QT 연장 효과, Tdp 유발 가능
테트라사이클린 (Tetracyclin) 계		
• 주로 그람양성균 • 일부 그람음성균 (Neisseria, Enterobacteriaceae, Mycoplasma, Chlamydia 등)	doxycycline (PO) tigecycline (PO)	• 오심, 광과민성 • 폐렴구균, H. influenzae, 비정형적 원인균 등에 대해 90–95% 효과적 • 소아 치아, 뼈 성장 저해 • 어린이 · 임산부 복용 금기 • tigecycline은 주로 MRSA 의심군 환자에 사용
Others		
• vancomycin, linezolid :MRSA 의심 군 환자에 사용	vancomycin (PO, IV, INF) linezolid (PO, INF)	• vancomycin trough 15– 20μg/ml • vancomycin: 홍조에 의한 저혈압

* 투여경로: IM=근육주사, IV=정맥주사 bolus, INF=정맥내주입 점적정맥주사, PO=경구투여

* 항생제 항균 범위: ↑=항균 효과 높음 , ↓=항균 효과 낮음

4. 결론[27]

폐렴은 사망의 주요 원인 중 하나이다. 특히 지역사회 획득 폐렴은 항생제 치료에도 불구하고 사망률이 높은 감염성 질환에 속한다. 고령층에서는 더 높은 사망률을 보이는데, 노인 인구의 급격한 증가로 인해 폐렴 유병률과 이로 인한 사망률은 계속해서 증가 추세를 보일 것으로 예상된다.

미국, 영국, 캐나다 등 주요 국가들은 물론 우리나라도 폐렴진단 가이드라인을 기초로 하여 진료지침을 발간하였다. 폐렴환자의 신속한 치료를 위해 약사들에게도 가이드라인이 필요한 것으로 사료되어 이 약료지침안을 만들었으며, 앞으로 이 안을 통해 체계적인 약료서비스를 실천하는 데 도움이 되기를 바란다.

---

27) 송재훈, 정기석, 지역사회획득 폐렴의 치료지침 권고안, Treatment guidelines for community-acquired pneumonia, 2009;67:281-302

PART

18

C형 간염

C형 간염
Hepatitis C

1. C형 간염의 정의[1]

C형 간염(hepatitis C)은 C형 간염 바이러스(hepatitis C virus, HCV)에 감염된 환자의 혈액이나 체액이 정상인의 상처 난 피부나 점막을 통하여 감염되어 간에 염증이 발생하는 일종의 전염병이다.

Figure 1. Current progress in development of hepatitis C virus vaccines, T Jake Liang, Nature Medicine 19, 869 – 878 (2013)

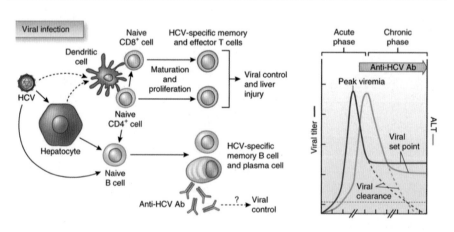

http://www.nature.com/nm/journal/v19/n7/full/nm.3183.html

1) 약물치료학. 바이러스성 간염, p.561, 신일북스(2014).

2. C형 간염의 분류[2][3]

C형 간염은 HCV 유전자형(genotype)에 따라 나눠진다. HCV 유전자형은 1형부터 6형까지 6가지가 있으며 유전자 아형(subtype)은 소문자로 1a, 1b 등으로 표시한다. HCV 유전자형 간에는 염기서열이 약 33% 이상 서로 차이가 나고, 유전자 아형 간에는 20-25% 차이가 난다. 동일 환자에서 HCV 유전자형은 재감염이 되지 않는 한 변하지 않는다. 우리나라에서 흔한 HCV 유전자형은 1b형(45-59%)과 2a형(26-51%)이지만 그 밖에도 1a형, 2b형, 3형, 4형, 6형 등도 보고되었다.

3. C형 간염의 약료[4]

1) 약료의 목표

치료 종료 시점과 치료 종료 후 12주 시점에서 혈청 중 C형 간염바이러스 RNA가 검출되지 않는 지속적 바이러스 반응(sustained virological response, SVR)을 달성하는 것이다.

2) 약료의 일반적 접근 방법[5]

C형 간염의 치료는 안정이나 고단백식이 같은 고식적 지지요법(supportive care)을 기본적으로 수행한다. 그러나 ALT 수치가 상승하고 간생검 시 염증이

---

2) C형 간염 진료 가이드라인, p.21, 대한간학회(2015). available at www.kasl.org/bbs/skin/guide/download.php?code=guide&number=9767(accessed on February 1, 2018)

3) C형 간염 진료 가이드라인. p.10, 대한간학회(2015). available at www.kasl.org/bbs/skin/guide/download.php?code=guide&number=9767(accessed on February 1, 2018)

4) C형 간염 진료 가이드라인. p.28, 대한간학회(2015). available at www.kasl.org/bbs/skin/guide/download.php?code=guide&number=9767(accessed on February 1, 2018)

발현되어 있는 HCV 양성 환자에 있어서는 약물치료가 요구된다.

C형 간염에 대한 기존의 표준치료법은 pegylated interferon-α와 ribavirin 병합요법이었으나, 이는 치료효과가 미흡하고 부작용이 심해서 그 효용성이 줄어들었으며, pegylated interferon-α와 ribavirin 및 1세대 N53/4A protease inhibitro(PI)인 boceprevir, telaprevir와의 병합요법도 높은 약제비, 약제 내성과 부작용 등으로 인하여 그 사용이 제한적이었다. 따라서 최근에는 새로 개발된 direct acting antivirals(DAA) 약제를 이용한 병합요법이 권장되고 있다.

DAA는 HCV 비구조(non-structure, NS) 단백의 특정 부위에 직접 작용하여 HCV 증식을 차단시킴으로써 치료효과를 나타내며, 작용기전과 표적 부위를 기준으로 NS3/4A PI, NS5A 억제제, NS5B 중합효소 억제제 등으로 분류된다. 약제들은 작용부위마다 각각 특징적인 장단점을 가지고 있어, 주로 작용부위가 다른 2가지 이상의 DAA를 병합하여 투여한다.

3) 예방요법[6)7)]

현재까지 HCV 대한 백신은 개발되지 않았으므로 HCV 감염의 위험요인과 관련된 표준 위생지침을 지키도록 교육하고 관리하는 것이 HCV의 주된 감염예방 전략이다. 일반적으로 C형 간염은 HCV에 오염된 혈액을 통해 전파되기 때문에 칫솔이나 구강위생용품, 면도기, 손톱깎이 등 피부에 상처를 줄 수 있는 도구의 공동사용을 피하고 출혈이 있는 상처의 경우 타인에게 접촉되지 않도록 해야 한다.

성접촉을 통해 HCV에 감염되는 경우도 있으나 이성간 단일 상대방과의 성접촉을 통한 전염위험은 매우 낮은 것으로 알려져 있다. 그러나 당사자가

---

5) Kelly FN, Angelo A, Cristiane V, Fernanda Q, et al. Impact of the pegylated-interferon and ribavirin therapy on the treatment-related mortality of patient with cirrhosis due to hepatitis C virus. Rev Inst Med Trop Sao Paulo. 2016;58:37.

6) Guidelines for the screening, care and treatment of persons with chronic hepatitis C infection, p.21,96, World Health Organization(2016).

7) C형 간염 진료 가이드라인. p.136, 대한간학회(2015). available at www.kasl.org/bbs/skin/guide/download. php?code=guide&number=9767(accessed on February 1, 2018)

원하는 경우 또는 성행위 상대방이 다수인 경우에는 감염예방을 위해 콘돔을 사용할 것을 권유한다.

HCV에 감염된 산모로부터 신생아로의 수직감염의 위험성은 낮으며 모유 수유를 통한 HCV 전염 가능성 또한 매우 낮아 유두에 상처가 있거나 출혈하는 경우가 아니라면 모유 수유를 제한할 필요는 없다.

병·의원 등의 보건의료시설에서도 HCV 전염을 차단하기 위해 일반적인 주의가 필요하다. 의료행위(주사) 및 문신, 피어싱, 침술을 포함한 침습적 시술을 시행할 경우 일회용 또는 적절히 소독된 재료를 사용하고 사용 후 도구들에 대한 적절한 세척과 소독이 필요하다.

4) 일반의약품 및 건강기능식품

(1) 일반의약품[8)9)10)]

C형 간염 환자의 간기능 개선에 도움을 줄 수 있는 일반의약품으로는 ursodeoxycholic acid와 silymarin이 있다.

• Ursodeoxycholic acid

Ursodeoxycholic acid는 소장에서 콜레스테롤의 흡수를 저해하고 간에서는 콜레스테롤의 합성을 억제하며 또한 그밖에도 콜레스테롤을 가용화시켜 담석이 용이하게 배출되도록 도와준다. C형 간염 환자에서 간세포가 담즙산으로 인해 손상된 경우 Ursodeoxycholic acid는 간세포를 보호하여 간기능 개선에 도움을 줄 수 있다.

---

8) Stephen J. Polyak, Peter Ferenci. Hepatoprotective and Antiviral Functions of Silymarin Components in HCV Infection. Hepatology. 2013 March;57(3):1262–1271.

9) 킴스온라인, ursodeoxycholic acid, available at http://www.kimsonline.co.kr/drugcenter/generic/geninfo/GURS0(accessed on February 1, 2018)

• Silymarin

Silymarin은 Silybum marianum L.의 종자에서 추출한 주성분으로써 화학물질과 환경독소로부터 간을 보호하는 작용을 하여 C형 간염 환자의 간기능 개선에 보조치료제로서 도움을 줄 수 있다.

(2) 건강기능식품

• 밀크씨슬[11][12]

밀크씨슬은 Silymarin이 함유된 Silybum 속 식물을 일컫는 일반명칭이다. 밀크씨슬 추출물은 간 건강에 도움을 줄 수 있는 물질로 식약처로부터 간염에 대한 기능성을 인정받은 성분이다. 밀크씨슬 추출물의 주된 기능은 항산화작용이며 간세포의 지질과산화를 억제하고 superoxide, peroxide anions 및 radiation에 의한 DNA 손상을 억제하는 기능을 한다. 또한 간염 바이러스에 대한 해독작용, 항염증작용 및 간세포 재생작용도 가지고 있다.

• 셀레늄[13][14]

셀레늄은 뛰어난 항산화효과를 갖는 것으로 알려져 세계보건기구(WHO)에서 필수 영양소로 지정되었다. 셀레늄은 항산화제인 glutathione을 만들어내는 효소인 glutathione peroxidase(GSH-Px)의 생성에 필요한 물질이며, GSH-Px는 항산화작용을 통해 지질과산화를 억제하고 간세포의 세포막을 산화적인 손상으로부터 보호한다.

연구결과에 의하면 C형간염의 간질환 환자들은 셀레늄의 혈중 농도가 정상인에 비해 낮았고 셀레늄이 결핍된 동물에서는 간 괴사가 유도되는 것이 발견되었다. 이밖에도 셀레늄은 항염증효과도 있으며 1일 권장량은 50~200 μg이다.

---

10) 킴스온라인, silymarin, available at http://www.kimsonline.co.kr/drugcenter/generic/geninfo/HFCM1 (accessed on February 1, 2018)

11) Bradly P Jacobs, Cathi Dennehy, Gilbert Ramirez, et al. Milk thistle for the treatment of liver disease, the american journal of medicine, 2002;113:506-15

12) Ludovico Abenavoli, Raffaele Capasso, Natasa Milic, et al. Milk thistle in liver diseases: past, present, future, phytotherapy research, 2010;24:1423-1432

5) 전문의약품[15)16)]

Pegylated interferon-α은 이 약이 개발된 이후 ribavirin과 병용요법으로 C형 간염의 치료에 있어서 기본이 되었다. 이후 새로운 경구용 항바이러스 치료제인 DAA가 다수 개발되었고 주사제인 pegylated interferon-α을 사용하지 않고 DAA를 이용한 약료에 대한 무작위 대조 임상시험 결과가 발표되었다. DAA는 pegylated interferon을 이용했을 때보다 부작용이 거의 없고 매우 높은 완치율을 보여주기 때문에 환자를 치료하는 데 크게 기대되고 있다.

• Pegylated interferon-α 및 ribavirin[17)]

Pegylated interferon-α의 경우 pegylated interferon α-2a와 pegylated interferon α-2b 두 가지가 있는데, 전자의 경우에는 몸무게에 상관없이 고정된 용량을 피하주사하며 후자의 경우에는 환자의 몸무게에 따라 투여 용량을 다르게 한다(Table 1). 최근에는 새로운 약제의 개발과 interferon과 ribavirin을 함께 사용하는 경우 부작용이 흔하게 발생하기 때문에 interferon의 사용이 감소하고 있다.

13) Czuczejko J, Zachara BA, Staubach-Topczewska E, et al. Selenium, glutathione and glutathione peroxidases in blood of patients with chronic liver diseases. Acta Biochimica Polonica 2003;50:1147-1154.

14) Klaus Schwarz, Calvin M. Foltz, SELENIUM AS AN INTEGRAL PART OF FACTOR 3 AGAINST DIETARY NECROTIC LIVER DEGENERATION, J. Am. Chem. Soc., 1957;79(12):3292-3293

15) C형 간염 진료 가이드라인, p.1, 대한간학회(2015).

16) 이혜원, 정규식, 안상훈, 연세대학교 의과대학 내과학교실, 경구 C형 간염 치료제를 이용한 만성 C형 간염의 치료, 2015

17) 전대원. 만성C형간염 치료. J Korean Med Assoc. 2012 Nov;55(11):1113-1120.

Table 1. Pegylated interferon α – 2a와 Pegylated interferon α – 2b의 비교

	Pegylated interferon α – 2a(Pegasys®)	Pegylated interferon α – 2b (PEG–intron®)
종류	α – 2a	α – 2b
PEG	40kDa	12kDa
체내 분포	8~12L; 간, 비장, 신장에 고농도로 분포	1L/kg; 전체에 골고루 분포
주요 대사경로	간	간
주요 배설경로	신장 배설	신장 배설
용량	180μg/wk 피하주사(고정용량)	1.5μg/kg/wk 피하주사(체중에 따른 용량)

• Direct Acting Antivirals[18][19][20][21][22][23]

DAA는 HCV 바이러스 증식 기전에 직접 작용하여 항바이러스 효과를 나타낸다. 약제의 작용 부위에 따라 HCV NS3/4A 단백분해효소억제제, NS5A 억제제, NS5B 중합효소억제제 등으로 나누어진다. NS3/4A PI는 HCV 증식에 필수적인 단백 분해과정을 차단하며, 약제로는 boceprevir, telaprevir, simeprevir, asunaprevir, paritaprevir 등이 있다. NS5A 억제제는 HCV 복제 및 조립을 억제하며, 약제로는 daclatasvir, ledipasvir, ombitasvir 등이 있다. NS5B 중합효소억제제는 구조에 따라 뉴클레오시드 중합효소억제제(sofosbuvir)와 비뉴클레오시드 중합효소억제제(dasabuvir, beclabuvir)로 구분된다. DAA는 단독으로 사용되기도 하지만 환자의 예후가 좋지 않을 경우, genotype에 따라서 ribavirin과 병용투여하기도 한다.

치료 경험이 없는 C형 간염 환자는 유전자형에 따라 daclatasvir, sofosbuvir, ledipasvir, ribavirin 중에서 치료적 유용성을 고려하여 선택하고 병용요법을 실시한다. 치료 경험이 없는 C형 간염환자에 대한 치료약제 및 치료기간을 간경화 동반 유무에 따라 표로 요약하여 Table 2와 Table 3에 나타내었다. 치료 경험이 있는 C형 간염 환자는 유전자형에 따라 daclatasvir, sofosbuvir,

---

18) C형 간염 진료 가이드라인. p.35~43. 대한간학회(2015). available at
www.kasl.org/bbs/skin/guide/download.php?code=guide&number=9767(accessed on February 1, 2018)

ledipasvir, ribavirin, simeprevir, ombitasvir, paritaprevir, ritonavir, dasabuvir 등 중에서 2가지 이상 약물을 선택한다. 이들 환자에 대한 치료약제 및 치료기간을 간경화 동반 유무에 따라 표로 요약하여 Table 4와 Table 5에 나타내었다.

Table 2. 치료 경험이 없는 C형 간염 환자 중 간경화를 동반하지 않은 환자의 치료 약제 및 치료 기간

	Dacla/Sofo	Ledi/Sofo	Sofo/Riba
Genotype 1	12주	12주	
Genotype 2			12주
Genotype 3	12주		24주
Genotype 4	12주	12주	
Genotype 5		12주	
Genotype 6		12주	

Dacla: Daclatasvir, Sofo: Sofosbuvir, Ledi: Ledipasvir, Riba: Ribavirin

Table 3. 치료 경험이 없는 C형 간염 환자 중 간경화를 동반한 환자의 치료 약제 및 치료 기간

	Dacla/Sofo	Dacla/Sofo/Riba	Ledi/Sofo	Ledi/Sofo/Riba	Sofo/Riba
Genotype 1	24주	12주	24주	12주	
Genotype 2					16주
Genotype 3		24주			
Genotype 4	24주	12주	24주	12주	
Genotype 5			24주	12주	
Genotype 6			24주	12주	

Dacla: Daclatasvir, Sofo: Sofosbuvir, Ledi: Ledipasvir, Riba: Ribavirin

---

19) Guidelines for the screening, care and treatment of persons with chronic hepatitis C infection, p.59–80, World Health Organization (2016), available at http://www.who.int/hepatitis/publications/hepatitis-c-guidelines-2016/en/(accessed on January 16, 2018)

20) Guidelines for the screening, care and treatment of persons with chronic hepatitis C infection, p.59–80, World Health Organization (2016), available at http://www.who.int/hepatitis/publications/hepatitis-c-guidelines-2016/en/(accessed on January 16, 2018)

Table 4. 치료 경험이 있는 C형 간염 환자 중 간경화를 동반하지 않은 환자의 치료 약제 및 치료 기간

	Sime/ Sofo	Dacla/ Sofo	Ombi/ Parita/ Rito/ Dasa	Ombi/ Parita/ Rito/ Riba	Sofo/ Pegylated inteferon/ Riba
Genotype 1	12주		12주		
Genotype 2		12주			
Genotype 3					
Genotype 4	12주			12주	
Genotype 5					12주
Genotype 6					12주

Dacla: Daclatasvir, Sofo: Sofosbuvir, Ledi: Ledipasvir, Riba: Ribavirin, Sime: Simeprevir, Ombi: Ombitasvir, Parita: Paritaprevir, Rito: Ritonavir, Dasa: Dasabuvir

Table 5. 치료 경험이 있는 C형 간염 환자 중 간경화를 동반한 환자의 치료 약제 및 치료 기간

	대상성 및 비 대상성 간경화 환자의 치료[a]	대상성 간경화 환자의 치료[b]				
	Dacla/ Sofo	Sime/ Sofo	Sime/ Sofo/ Riba	Ombi/ Parita/ Rito/ Dasa	Ombi/ Parita/ Rito/ Riba	Sofo/ Pegylated interferon/ Riba
Genotype 1		24주	12주	24주		
Genotype 2	12주					
Genotype 3						12주
Genotype 4		24주	12주		24주	
Genotype 5						12주
Genotype 6						12주

Dacla: Daclatasvir, Sofo: Sofosbuvir, Ledi: Ledipasvir, Riba: Ribavirin, Sime: Simeprevir, Ombi: Ombitasvir, Parita: Paritaprevir, Rito: Ritonavir, Dasa: Dasabuvir

a비대상성 간경화=복수, 정맥류 출혈, 황달, 간성뇌증이 나타나는 간경화; 대상성 간경화=비대상성 간경화의 증상이 없는 경우
b비대상성 환자에게 투약하는 경우 심각한 간부전 및 사망을 유발할 수 있음.

21) Guidelines for the screening, care and treatment of persons with chronic hepatitis C infection, p.59-80, World Health Organization (2016), available at http://www.who.int/hepatitis/publications/hepatitis-c-guidelines-2016/en/(accessed on February 1, 2018)

22) 간경변증 진료가이드라인 개정, p.9, 대한간학회(2011) available at www.kasl.org/bbs/skin/guide/download.php?code=guide&number=82(accessed on February 1, 2018)

23) Guidelines for the screening, care and treatment of persons with chronic hepatitis C infection, p.59-80, World Health Organization (2016), available at http://www.who.int/hepatitis/publications/hepatitis-c-guidelines-2016/en/(accessed on February 1, 2018)

6) 상황별 약료 전략

(1) 주사용 약물남용자[24][25][26][27][28][29][30]

정맥주사 약물남용은 HCV 전파의 주된 경로로서 HCV 감염을 증가시킨다. 향정신성 약품(metamphetamine 등), 대마, 마약(heroine, cocaine 등)이 주요한 약물로 보고되는데, 이 중 향정신성 약품이 81.3%를 차지하며 2011년 이후 지속적으로 증가 추세를 보이고 있다.

정맥주사 약물남용자들에게 C형 간염 치료는 합병증을 감소시키고 HCV 전파를 줄이는 데 중요한 역할을 하는 반면, 약물남용에 대한 적절한 개입이 이루어지지 않을 경우 치료 실패율이 높고 HCV 재감염 위험도 지속된다. 따라서 이들 환자의 재활 의지를 확인하고 정맥주사 약물 남용에 관한 정신과적인 상담과 민간 차원의 예방활동 및 치료, 재활프로그램 등이 병행되어야 항바이러스 치료의 순응도를 높일 수 있다.

정맥주사 약물남용 중인 환자의 약물 순응도는 비남용자와 유사하나, 일부 DAA 약제에 대해서는 약물상호작용을 주의해야 한다. Simeprevir, sofosbuvir 등 대부분의 DAA 약제들은 methadone, buprenorphine와 임상적으로 서로 유의한 약제 간 상호작용을 나타내지 않았다. 그러나 환자에게 opioid 대체 치료를 할 경우 항우울제, 항정신병제, 진정제 등도 같이 사용할 수 있는데, simeprevir은 midazolam의 혈중농도를 증가시키고 triazolam의 효과를 강화시키므로 병용요법 시에 주의를 요한다.

---

24) Williams IT, Bell BP, Kuhnert W, Alter MJ. Incidence and transmission patterns of acute hepatitis C in the United States, 1982-2006. Arch Intern Med 2011;171:242-248.

25) 마약류 범죄백서 제1장, p.38, 대검찰청(2014).

26) C형간염 진료 가이드라인, p.85, 대한간학회(2015).

27) C형간염 진료 가이드라인, p.86, 대한간학회(2015).

(2) HIV 중복 감염 환자

HIV와 HCV의 중복 감염자는 CD4 양성 림프구수가 낮고 면역기능의 장애가 심하여 단독 감염자에 비하여 간섬유화의 진행이 흔하고 사망률도 높다. 따라서 이들 환자들의 면역기능을 활성화시키고 염증반응을 감소시킴으로써 간 질환의 진행을 늦추기 위해 HIV 치료를 권유하지만, 치료 후 약제 간 상호작용과 간독성 발생위험이 높으므로 주의가 필요하다.

HIV 중복 감염자들도 HCV 단독 감염자와 마찬가지로 동일하게 pegylated interferon 기반 치료성적이 낮게 보고되었으므로 DAA 치료를 우선적으로 시도한다. 다만 이전 HIV 치료 경험이 없고 CD4 림프구 수가 > 500/mm^{3}인 경우 약제 간 상호작용을 피하기 위해 HCV 치료가 완료될 때 까지 HIV 치료를 연기할 수 있다. 그러나 CD4 림프구 수가 < 200/mm^{3}인 경우 HIV 치료는 즉시 시작하여야 하며, 환자가 HIV 치료에 안정화될 때 까지 HCV 치료는 연기될 수 있다. HIV 중복 감염 환자에게 사용 가능한 약제들의 종류와 각각의 병용주의 약물들을 아래의 표에 정리하였다(Table 6).

Table 6. HIV 중복 감염 환자에게 사용되는 HCV 치료 약물 및 주요 병용주의 약물

HCV 치료 약물	병용주의 HIV 치료 약물
sofosbuvir	tipranavir
ledipasvir/sofosbuvir	tipranavir, elvitegravir/emtricitabine/tenofovir disoproxil fumarate
daclatasvir	tipranavir
asunaprevir	atazanavir, darunavir, fosamprenavir, lopinavir, saquinavir, tipranavir, efavirenz, etravirine, nevirapine
simeprevir	atazanavir, darunavir, fosamprenavir, lopinavir, saquinavir, tipranavir, efavirenz, etravirine, nevirapine, elvitegravir/emtricitabine/tenofovir disoproxil fumarate
ombitasvir/paritaprevir/ritonavir/dasabuvir	darunavir, fosamprenavir, lopinavir, saquinavir, tipranavir, efavirenz, etravirine, nevirapine, rilpivirine, elvitegravir/emtricitabine/tenofovir disoproxil fumarate, maraviroc

28) Weber R, Sabin CA, Friis-Moller N, Reiss P, El-Sadr WM, Kirk O, et al. Liver-related deaths in persons infected with the human immunodeficiency virus:the D:A:D study. Arch Intern Med 2006;166:1632-1641.

29) Guidelines for the screening, care and treatment of persons with chronic hepatitis C infection, p.95, World Health Organization (2016).

30) C형간염 진료 가이드라인, p.90~92, 대한간학회(2015).

HCV 치료 약물	병용주의 HIV 치료 약물
pegylated interferon	zidovudine
ribavirin	zidovudine, didanosine

[병용 시 주의해야 할 이상반응]
- ribavirin과 병용 시
  - zidovudine: 빈혈
  - didanosine: 심한 젖산증, 지방증, 췌장염
- ledipasvir/sofosbuvir와 병용 시
  - efavirenz, tenofovir: 신독성
- ombitasvir/paritaprevir/ritonavir와 병용 시
  - dasabuvir: 빌리루빈 수치 증가
  - efavirenz, emcitricitabine, tenofovir: 위장관, 신경계 부작용, ALT 증가

(3) 소아 환자[31)32)33)34)35)36)]

소아에서의 HCV 감염은 주로 모자 간 수직감염에 의해 발생하며, 주사기 재사용으로 인해 병원에서 집단감염 사태가 일어나는 경우도 있으므로 주의해야 한다. HCV 감염 산모에서의 모유 수유로 전파된다는 근거는 없기에 모유 수유가 금지되지는 않으며, 소아에서 소아로의 수평감염도 드물기 때문에 학교생활이나 운동 등 일상적인 활동을 제한할 필요도 없다. HCV 감염이 의심되는 소아 환자의 진단과 평가는 성인과 동일하지만, 신생아는 상황에 따라 HCV RNA 검사를 시행하거나 생후 18개월 이상이 지났을 때 HCV 항체 검사를 실시해 감염 여부를 판단한다.

소아 환자는 무증상인 경우가 많으며, 성인에 비해 섬유화 진행 속도도 느리고 심한 간 손상을 보이는 경우도 드물다. 혈청 AST나 ALT가 지속적으로 높거나 간섬유화가 진행될 경우에는 치료를 적극적으로 진행하고, 그렇지 않고 경한 증상만 나타내더라도 치료를 고려할 수 있다. 이는 소아 환자에서 질병의 진행을 예측할 수 있는 수단이 충분하지 못하고, 소아 환자들이 성인에 비해 비교적 규칙적인 일상을 보내면서 치료순응도가 높은 경향을 보이기 때문이다.

---

31) Mohan P et al. Evaluating progression of liver disease from repeat liver biopsies in children with chronic hepatitis C: a retrospective study. Hepatology 2013;58:1580-1586.

32) C형간염 진료 가이드라인, p.152, 대한간학회(2015).

33) Mack CL, Gonzalez-Peralta RP, Gupta N, Leung D, Narkewicz MR, Roberts EA, et al. NASPGHAN practice guidelines: diagnosis and management of hepatitis C infection in in-fants, children, and adolescents. J Pediatr Gastroenterol Nutr 2012;54:838-855.

2016년 WHO 가이드라인에서는 소아 환자의 치료 약물로 pegylated interferon과 ribavirin을 추천하고 있으나, 이들 약물은 심한 부작용과 함께 제한적인 치료효과만 지니므로 사용 시의 이점을 파악해볼 필요가 있다. 새로운 C형 간염 치료제인 DAA 병합치료는 우수한 내약성으로 90% 이상에 달하는 SVR을 보여 대부분의 만성 C형 간염 환자들을 완치시킬 수 있게 됐으나, 아직까지는 소아 환자에서의 자료가 부족한 상황이다. 하지만 가까운 시일에 DAA 약제가 소아 환자에서도 널리 적용될 것이며, 성인 환자에서의 높은 효능과 안정성이 이를 보증할 것이다. 앞으로 더 깊이 있는 연구를 통해 소아 환자에 투여했을 시 발생할지도 모르는 부작용이나 약제 간 상호작용 등에 대해 더 많은 내용들이 알려질 것이므로, DAA 약제에 대한 최신 정보를 살펴보는 것을 권장한다.

(4) 만성 콩팥질환[37)38)39)40)41)]

HCV 감염자에게서는 만성 콩팥질환이 발생해 혈뇨, 단백뇨, 한랭글로불린혈증 등이 나타날 수 있으며, 혈액 투석을 요구하는 콩팥질환 환자에게서 C형 간염의 유병률이 일반인보다 높은 수치를 보여 HCV와 만성 콩팥질환 사이의 높은 연관성을 시사하고 있다. 이에 따라 혈액 투석이나 콩팥 이식 등 콩팥 대체 치료를 준비하는 만성 콩팥질환 환자에서는 향후 치료와 관리를 계획하기 위해 HCV 항체 검사를 시행하는 것을 권고한다. 또한 HCV 항체 양성이거나 음성이라도 원인 불명의 간질환을 가진 만성 콩팥질환 환자에서 HCV 감염을 확인하기 위해 혈중 HCV RNA를 검사함으로써 C형 간염 여부를 진단한다.

34) Guidelines for the screening, care and treatment of persons with chronic hepatitis C infection, p.96, World Health Organization (2016).

35) Jeong SH. New direct-acting antivirals for the treatment of chronic hepatitis C. J Korean Med Assoc. 2015 Dec;58(12):1154-1158.

36) El-Guindi MA. Hepatitis C Viral Infection in Children: Updated Review. Pediatr Gastroenterol Hepatol Nutr. 2016 Jun;19(2):83-95

37) European Association for Study of Liver. EASL Recommendations on Treatment of Hepatitis C 2015. J Hepatol 2015;63:199-236.

만성 콩팥질환 환자에서 C형 간염의 치료는 일반 환자처럼 간질환의 상태와 치료의 부작용을 고려해 결정한다. 하지만 기존에 널리 이용되던 peginterferon과 ribavirin은 콩팥 기능 부전에 의한 약물 배설 장애가 발생하므로 콩팥 기능의 장애 정도에 따라 용량조절이 필요하다. Ribavirin의 경우는 투석으로 제거되지 않기 때문에 심한 용혈성 빈혈까지 유발할 수 있어 사용 시에 주의해야 한다. 이에 따라 최근에는 인터페론 기반의 치료법을 시행하는 경우가 점차 드물어지고 있다.

DAA는 만성 콩팥질환 환자에서의 HCV 치료에 새로운 방향성을 제시하고 있으며, AASLD와 IDSA의 가이드라인에서는 인터페론 기반의 치료법 대신 이들 약제를 이용한 치료법을 권장하고 있다. 일반적으로 사구체 여과율이 30mL/min보다 클 경우에는 DAA의 선택이 제한되지 않으며, boceprevir나 asunaprevir, daclatasvir는 콩팥 장애에 따른 용량 조절이 필요하지 않다. 하지만 sofosbuvir는 주로 콩팥을 통해 배설되기에 사구체 여과율이 30mL/min 미만이거나 투석을 필요로 하는 말기 콩팥 질환 환자에서는 금기이다.

(5) HBV 중복 감염[42][43][44][45][46]

세계적으로 HBV와 HCV의 중복 감염 환자는 HCV 환자의 5~10% 수준으로 알려져 있다. HBV/HCV 중복 감염 환자는 섬유화 진행속도와 간세포암종의 발생 위험이 일반 환자에 비해 더 높게 나타난다. 이에 따라 HCV 치료를 시작하기 이전에는 HBV 감염 여부를 확인하고 간질환의 주된 바이러스가

38) Bruchfeld A et al. Pegylated interferon and ribavirin treatment for hepatitis C in haemodialysis patients. J Viral Hepat 2006;13:316-321.

39) Recommendations for testing, managing, and treating hepatitis C. p174, AASLD/IDSA (2016) available at http://hcvguidelines.org/sites/default/files/HCV-Guidance_October_2016_a.pdf (accessed on February 1, 2018)

40) Cacoub P et al. Hepatitis C virus infection and chronic kidney disease: Time for reappraisal. J Hepatol. 2016 Oct;65(1 Suppl):S82-94.

41) Chung WJ. Treatment of Special Populations with Hepatitis C Virus Infection: Chronic Kidney Disease. Korean J Med. 2015 Jun;88(6):647-650.

42) Jang JY, Park EJ. Occult Hepatitis B Virus Infection in Chronic Hepatitis C. Korean J Gastroenterol. 2013 Sep;62(3):154-159.

무엇인지를 확인하는 과정이 필요하다.

HBV/HCV 중복 감염 환자는 하나의 바이러스가 다른 바이러스의 복제에 간섭하는 과정인 바이러스 간섭(viral interference)에 민감하므로 HCV 치료 중이나 치료 완료 시점에서 HBV의 재활성화가 일어날 수 있다. 특히 DAA 약제만을 이용해 HCV를 치료할 때 HBV 복제가 증가하는 경향이 나타난다. 따라서 HBV DNA와 HCV RNA를 정기적으로 모니터링 해야 하며, HBV 바이러스혈증이 지속적으로 나타나면 항 HBV 치료를 신속하게 수행하는 것을 권장한다. 국내에서 HBV/HCV 중복 감염 환자에게 사용하는 치료약물과 그 상호작용을 정리하여 Table 7에 나타내었다.

Table 7. HBV/HCV 중복 감염 환자에게 사용하는 치료 약물과 약물 간 상호작용

HBV 치료 약물	adefovir, entecavir, lamivudine, telbivudine, tenofovir
HCV 치료 약물	asunaprevir, boceprevir, daclatasvir, ledipasvir/sofosbuvir, peginterferon alfa, ribavirin, sofosbuvir
주의해야 할 약물 간 상호작용	• lamivudine은 ribavirin과 상가적 독성을 일으켜 젖산 산증이나 간부전, 말초신경병증을 일으킬 수 있으므로 금기이다. • peginterferon alfa는 telbivudine으로 인한 신경병증 발생위험을 높일 수 있으므로 금기이다. • ledipasvir/sofosbuvir는 tenofovir의 혈중농도를 높여 신독성을 높일 수 있다.

(6) 결핵 중복 감염[47][48][49][50][51][52]

HCV 감염자는 결핵(tuberculosis, TB)에도 중복 감염될 위험이 증가하므로 HCV 치료에 있어서 활동성 결핵균을 모니터링하는 과정과 비활동성 결핵균을 탐지하는 것이 임상적으로 필요하다고 여겨진다. 2016년 WHO 가이드라인은

43) Sulkowski MS, Mehta SH, Chaisson RE, Thomas DL, Moore RD. Hepatotoxicity associated with protease inhibitor-based antiretroviral regimens with or without concurrent ritonavir. AIDS. 2004;18(17):2277-2284.

44) De Monte A et al. Direct-acting antiviral treatment in adults infected with hepatitis C virus: Reactivation of hepatitis B virus coinfection as a further challenge. J Clin Virol. 2016 May;78:27-30.

45) 킴스온라인, 약물-약물 상호작용, Available at http://www.kimsonline.co.kr/drugcenter/interaction/drugdrug(accessed on February 1, 2018)

46) Available at http://www.micromedexsolutions.com(accessed on February 1, 2018)

HCV 감염자가 4가지 증상(기침, 열, 체중 감소, 식은 땀) 중 한 가지라도 최근에 경험했다면, 결핵이나 다른 질병들에 대해 검사할 것을 권장하고 있다.

HCV 치료에 이용되는 DAA 약제는 대부분 간에서 대사되므로 rifabutin이나 rifampin처럼 1차 항결핵제와 동시 투여될 때는 그 농도가 영향을 받아 적절한 치료효과를 나타내지 못하게 된다. 이에 따라 HCV와 TB를 동시에 치료하는 것은 피해야 하며, 일반적으로 활동성 TB를 먼저 치료하는 것이 선호된다. 또한 결핵 중복 감염 환자는 단일 감염 환자에 비해 항생제 유발성 간독성의 위험이 증가할 수 있으므로 심각한 간독성이 발생하는지 모니터링을 한 후 약물 용량을 조절하는 것이 좋다.

이외에 다제내성 결핵 환자의 경우는 장기간 치료가 필요하며, 올바른 약물요법을 시행해 약물 상호작용으로 인한 상가적 독성을 줄일 수 있도록 유의해야 한다. 참고로 결핵 중복 감염 환자에게 인터페론 기반의 치료법을 사용하는 것은 활동성 결핵의 발생률을 높일 수 있으므로 피해야 한다. 향후 결핵 중복감염 환자의 치료와 관리에 대한 연구결과가 발표되면, 지금보다 좀 더 구체적이고 자세한 내용들이 추가될 것이므로 이를 살펴보고 임상에서 활용하길 바란다.

47) Guidelines for the screening, care and treatment of persons with chronic hepatitis C infection, p.99, World Health Organization (2016).

48) Hill L. Hepatitis C virus direct-acting antiviral drug interactions and use in renal and hepatic impairment. Top Antivir Med. 2015;23(2):92-96.

49) Dick TB et al. A clinician's guide to drug-drug interactions with direct-acting antiviral agents for the treatment of hepatitis C viral infection. Hepatology. 2016;63:634.

50) Lomtadze N et al. Hepatitis C virus co-infection increases the risk of antituberculosis drug-induced hepatotoxicity among patients with pulmonary tuberculosis. PLoS One. 2013;8(12):e83892.

51) Recommendations for testing, managing, and treating hepatitis C. p27, AASLD/IDSA (2016) available at http://hcvguidelines.org/sites/default/files/HCV-Guidance_October_2016_a.pdf (accessed on February 1, 2018)

52) Lin SY et al. Incidence rates of tuberculosis in chronic hepatitis C infected patients with or without interferon based therapy: a population-based cohort study in Taiwan. BMC Infect Dis. 2014;14:705.

4. 결론[53)54)]

    C형 간염 바이러스(HCV)는 우리나라에서 급·만성 간염, 간경변증 및 간세포암종의 주요 원인 중 하나이다. 2016년 현재 C형 간염은 우리나라 법정 감염병 분류에서 지정감염병에 속하며 유행 여부조사 및 감시가 요구되는 질병이다. C형 간염은 A형 간염이나 B형 간염과 달리 현재 예방 백신이 없기 때문에 감염 위험을 피하고 감염 시 적절한 치료를 하는 것이 중요하게 인식되고 있다.

    C형 간염 환자의 치료는 감염을 예방하는 동시에 환자의 치료를 통한 삶의 질 향상에도 도움을 줘야 한다. 이번 약료지침안은 약사들이 환자의 상황을 고려해 적절한 약료서비스를 제공할 수 있도록 WHO 가이드라인의 내용을 참고해 예방요법과 약물요법으로 나누어 기술했다. 특히 C형 간염에 관련하여 중요하게 다루어지는 정맥주사 약물남용자, HIV 감염자, 유아 및 청소년, 만성 신질환 등 약료의 중요성이 높다고 판단되는 특수 상황들을 다루었다. 앞으로 약사들이 C형 간염의 치료에 있어 약료서비스를 실천할 때 이 약료지침안이 도움이 되기를 바란다.

53) Suh DJ, Jeong SH. Current status of hepatitis C virus infection in Korea. Intervirology 2006; 49:70-75

54) 서울특별시 건강 식품위생, 법정 감염병 분류 및 종류, available at http://health.seoul.go.kr/archives/1471(accessed on February 1, 2018)

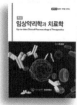
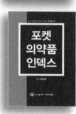

최신 임상약리학과 치료학

이 책은 2010년 이후 국내 및 해외에서 소개된 신약들을 위주로 약물에 대한 임상약리학과 치료학을 압축 정리하여 소개한 책이다. 책의 전반적인 내용은 크게 질병에 대한 이해, 약물치료 및 치료약제에 대해 설명하고 있다.

31개의 질병을 중심으로 약제 및 병리 기전을 이해하기 쉽도록 해설한 그림과, 약제간의 비교 가이드라인을 간단명료하게 표로 정리한 Table 등 150여 개의 그림과 도표로 구성되어 있다. 또 최근 이슈로 떠오르고 있는 '치료용 항체'와 '소분자 표적치료제'에 대해 각 31개를 특집으로 구성했다.

부록으로 제작된 '포켓 의약품 인덱스'는 현재 국내에 소개되어 있는 전문의약품을 21개 계통 별로 분류, 총 1,800여 품목의 핵심 의약품이 수록되어 있다.

최병철 지음 | 본책 328쪽, 부록 224쪽 | 47,000원

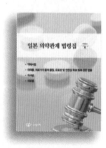

일본 의약관계 법령집

'일본 의약관련 법령집'은 국내 의약관련 업무에서 일본의 제도나 법률이 자주 인용, 참조되고 있음에도 불구하고 마땅한 자료가 없는 가운데 국내 최초로 출간되었다.

책의 구성은 크게 약제사법(藥劑師法), 의약품 · 의료기기 등의 품질 · 유효성 및 안전성 확보 등에 관한 법률(구 藥事法), 의사법(醫師法), 의료법(醫療法) 및 시행령, 시행규칙의 전문과 관련 서류 양식이 수록되어 있다.

도서출판 정다와 지음 | 368쪽 | 30,000원

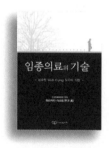

임종의료의 기술

임상의사로 20년간 1,500명이 넘는 환자들의 임종을 지켜본 저자 히라가타 마코토(平方 眞)에 의해 저술된 이 책은 크게 세 파트로 나뉘어져 있다. 첫 파트인 '왜 지금, 임종의료 기술이 필요한가'에서는 다사사회(多死社會)의 도래와 임종의료에 관한 의료인의 행동수칙을 소개하였고, 두 번째 파트에서는 이상적인 죽음의 형태인 '노쇠(老衰)'를 다루는 한편 노쇠와 다른 경위로 죽음에 이르는 패턴도 소개하였다. 그리고 세 번째 파트에서는 저자의 경험을 바탕으로 환자와 가족들에게 병세를 이해시키고 설명하는 방법 등을 다루고 있다.

뿐만 아니라 부록을 별첨하여 저자가 실제로 경험한 임상사례를 기재하였다.

히라카타 마코토 지음 | 212쪽 | 15,000원

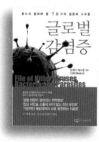

글로벌 감염증

'글로벌 감염증'은 일본경제신문 닛케이 메디컬에서 발간한 책을 도서출판 정다와에서 번역 출간한 것으로서 70가지 감염증에 대한 자료를 함축하고 있다.

이 책은 기존 학술서적으로서만 출판되던 감염증에 대한 정보를 어느 누가 읽어도 쉽게 이해 할 수 있도록 다양한 사례 중심으로 서술했으며, 감염증별 병원체, 치사율, 감염력, 감염경로, 잠복기간, 주요 서식지, 증상, 치료법 등을 서두에 요약해 한 눈에 이해할 수 있게 했다.

닛케이 메디컬 지음 | 380쪽 | 15,000원

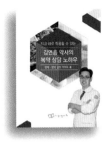

김연흥 약사의 복약 상담 노하우

이책은 김연흥 약사가 다년간 약국 임상에서 경험하고 연구했던 복약 상담 이론을 총 집대성한 것으로, 질환 이해를 위한 필수 이론부터 전문적인 복약 상담 노하우까지, 더 나아가 약국 실무에 바로 적용시킬 수 있는 정보들을 다양한 사례 중심으로 함축 설명하고 있다.

김연흥 지음 | 304쪽 | 18,000원

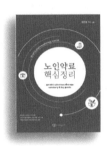

노인약료 핵심정리

국내에서 최초로 출간된 '노인약료 핵심정리'는 다중질환을 가지고 있는 노인들을 처방함에 앞서 약물의 상호작용과 부작용 그리고 연쇄처방 패턴으로 인해 발생하는 다약제 복용을 바로 잡기 위해 출간 됐다.
한국에서 노인약료는 아직 시작 단계이기 때문에 미국, 캐나다, 호주, 영국 등 이미 노인약료의 기반이 잘 갖추어진 나라의 가이드라인을 참고 분석하였으며, 약사로서의 경험과 수많은 강의 경력을 가진 저자에의해 우리나라의 실정에 맞게끔 필요한 정보만 간추려 쉽게 구성되었다.

엄준철 지음 | 396쪽 | 25,000원

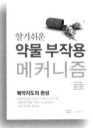

알기 쉬운 약물 부작용 매커니즘

"지금 환자들이 호소하는 증상, 혹시 약물에 따른 부작용이 아닐까?"
이 책은 환자가 호소하는 49개 부작용 증상을 10개의 챕터별로 정리하고, 각 장마다 해당 사례와 함께 표적장기에 대한 병태생리를 설명함으로써 부작용의 원인을 찾아가는 방식을 보여주고 있다. 또 각 장마다 부작용으로 해당 증상이 나타날 수 있는 메커니즘을 한 장의 일러스트로 정리함으로써 임상 약사들의 이해를 최대한 돕고 있다.

오오츠 후미코 지음 | 304쪽 | 22,000원

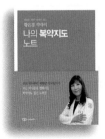

따라만 하면 달인이 되는 황은경 약사의 나의 복약지도 노트

개국약사가 약국에서 직접 경험하고 실천한 복약지도와 약국경영 노하우가 한권의 책에 집약됐다. '황은경 약사의 나의 복약지도 노트'는 황은경 약사가 지난 4년 동안 약국경영 전문저널 (주)비즈엠디 비즈앤이슈 파머시 저널에 연재한 복약지도 노하우를 한권의 책으로 묶은 것이다.

황은경지음 | 259쪽 | 19,000원

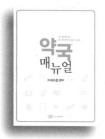

문 열기부터 문닫기까지 필수 실천 약국 매뉴얼

'약국매뉴얼'은 위드팜이 지난 14년 간 회원약국의 성공적인 운영을 위해 회원약사에게만 배포되어 오던 지침서를 최근 회원약사들과 함께 정리하여 집필한 것으로 개설약사는 물론 근무약사 및 약국 직원들에게도 반드시 필요한 실무지침서이다.

㈜위드팜 편저 | 248쪽 | 23,000원

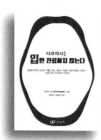

치과의사는 입만 진료하지 않는다

이 책의 핵심은 치과와 의과의 연계 치료가 필요하다는 것이다. 비록 일본의 경우지만 우리나라에도 중요한 실마리를 제공해주는 내용들로 가득하다. 의과와 치과의 연계가 왜 필요한가? 저자는 말한다. 인간의 장기는 하나로 연결되어 있고 그 시작은 입이기 때문에 의사도 입안을 진료할 필요가 있고, 치과의사도 전신의 상태를 알지 못하면 병의 뿌리를 뽑는 것이 불가능하다고. 저자는 더불어 치과의료를 단순히 충치와 치주병을 치료하는 것으로 받아들이지 않고, 구강 건강을 통한 전신 건강을 생각하는 메디코 덴탈 사이언스(의학적 치학부) 이념을 주장한다.

아이다 요시테루 지음 | 176쪽 | 15,000원

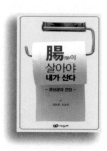

腸(장)이 살아야 내가 산다 – 유산균과 건강 –

이 책은 지난 30년간 유산균에 대해 연구하여 국내 최고의 유산균 권위자로 잘 알려진 경희대학교 약학대학 김동현 교수와 유산균 연구개발에 주력해온 CTC바이오 조호연 대표가 유산균의 인체 작용과 효능효과를 제대로 알리고 소비자들이 올바로 이용할 수 있도록 하기 위해 집필한 것으로써, 장과 관련된 환자와 자주 접촉하는 의사나 약사 간호사 등 전문인들이 알아두면 환자 상담에 크게 도움을 줄 수 있는 내용들이 많다. 부록으로 제공된 유산균 복용 다섯 가지 사례에서는 성별, 연령별, 질병별로 예를 들고 있어 우리들이 직접 체험해보지 못한 경험을 대신 체득할 수 있도록 도와주고 있다.

김동현 · 조호연 지음 | 192쪽 | 15,000원

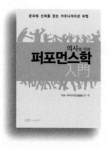

환자의 신뢰를 얻는 커뮤니케이션 비법, 의사를 위한 퍼포먼스학 입문

이 책은 일본대학예술학부교수이자 국제 퍼포먼스연구 대표 사토 아야코씨가 〈닛케이 메디컬〉에 연재하여 호평을 받은 '의사를 위한 퍼포먼스학 입문'을 베이스로 구성된 책으로서, 의사가 진찰실에서 환자를 상담할 때 반드시 필요한 구체적인 테크닉을 다루고 있다.
진찰실에서 전개되는 다양한 케이스를 통해 환자의 신뢰를 얻기 위한 태도, 표정, 말투, 환자의 이야기를 듣는 방법과 맞장구치는 기술 등 '메디컬 퍼포먼스'의 구체적인 테크닉을 배워볼 수 있다.

사토 아야코 지음 | 192쪽 | 12,000원

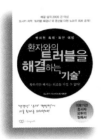

환자와의 트러블을 해결하는 기술

이 책은 일본 오사카지역에서 연간 400건 이상 병의원 트러블을 해결해 '트러블 해결사'로 불리는 오사카의사협회 사무국 직원 오노우치 야스코에 의해 서술되었다.

저자는 소위 '몬스터 페이션트'로 불리는 괴물 환자를 퇴치하기 위해서는 '선경성' '용기' '현장력' 등 3대 요소를 갖춰야 한다고 강조한다.

특히 저자가 직접 겪은 32가지 유형을 통해 해결 과정을 생생히 전달하고 있으며, 트러블을 해결하기 위해 지켜야 할 12가지 원칙과 해결의 기술 10가지를 중심으로 보건의료계 종사자들이 언제든지 바로 실무에 활용할 수 기술을 제시하고 있다.

오노우치 야스히코 | 231쪽 | 15,000원

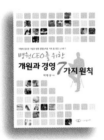

병원 CEO를 위한 개원과 경영 7가지 원칙

'병원 CEO를 위한 개원과 경영 7가지 원칙'은 개원에 필요한 자질과 병원 경영 능력을 키워줄 현장 노하우를 담은 책이다.

이 책은 성공하는 병원 CEO를 위해 개원을 구상할 때부터 염두에 두어야 할 7가지 키워드를 중심으로 기술하였다.

박병상 지음 | 363쪽 | 19,000원

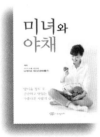

미녀와 야채

'미녀와 야채'는 일본 유명 여배우이자 시니어 야채 소믈리에인 나카무라 게이코(中村慧子)가 연구한 7가지 다이어트 비법이 축약된 건강 다이어트 바이블이다.

나카무라 게이코는 색깔 야채 속에 숨겨진 영양분을 분석하여 좋은 야채를 선별하는 방법을 제시하였으며, 야채를 먹는 방법에 따라 미와 건강을 동시에 획득할 수 있는 비법들을 이해하기 쉽게 풀어썼다.

나카무라 케이코 지음 | 208쪽 | 13,000원

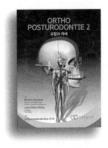

교합과 자세

자세와 교합, 자세와 치아 사이의 관계를 의미하는 '자세치의학(Orthoposturodontie)'이라는 개념은 저자 미셸 클로자드와 장피에르 마티가 함께 연구하여 만든 개념으로써, 자세학에서 치아교합이 핵심적인 역할을 지니고 있다는 사실을 보여준다.

'교합과 자세'는 우리가 임상에서 자주 접하는 TMD 관련 증상들의 원인에 대해 생리학적 관점보다 더 관심을 기울여 자세와 치아에 관한 간단한 질문들, 즉 치아 및 하악계가 자세감각의 수용기로 간주될 수 있는 무엇인가? 두 개 하악계 장애가 자세의 장애로 이어질 수 있는 이유는 무엇인가?에 대한 질문들에 답을 내놓고 있다.

Michel Clauzade Jean-Pierre Marty 지음 | 212쪽 | 120,000원

약료지침안

초판1쇄 인쇄 | 2018년 3월 22일
초판1쇄 발행 | 2018년 3월 26일

대표저자 | 유봉규·김태준
발행인 | 정동명
발행처 | (주)동명북미디어 도서출판 정다와
협력처 | 인천광역시 약사회

디자인 | 박수연
에디터 | 박진아
인쇄소 | (주)재능인쇄

도서출판 정다와

주　소 | 06565 서울시 서초구 동광로10길 2 덕원빌딩 3층 한국의약통신
전　화 | 02-3481-6801
팩　스 | 02-3481-6805
홈페이지 | https://jungdawabook.wixsite.com/dmbook

등　록 | 2008년 12월 30일(신고번호 2008-000161)
ISBN | 978-89-6991-019-6 (03510)
정　가 | 27,000원

이 도서의 국립중앙도서관 출판예정도서목록(CIP)은 서지정보유통지원시스템 홈페이지(http://seoji.nl.go.kr)와
국가자료공동목록시스템(http://www.nl.go.kr/kolisnet)에서 이용하실 수 있습니다.(CIP제어번호: CIP2018009008)